OXFORD
HANDBOOK OF
SLEEP MEDICINE

オックスフォード
睡眠医学ハンドブック

Guy Leschziner
編

立花　直子
監訳

丸善出版

OXFORD HANDBOOK OF SLEEP MEDICINE：
THE ESSENTIAL GUIDE TO SLEEP MEDICINE, FIRST EDITION

Edited by Guy Leschziner

© Oxford University Press 2022

All rights reserved. No part of this publication may be reproduced, stored in a retrieval system, or transmitted, in any form or by any means, without the prior permission in writing of Oxford University Press, or as expressly permitted by law, by licence or under terms agreed with the appropriate reprographics rights organization. Enquiries concerning reproduction outside the scope of the above should be sent to the Rights Department, Oxford University Press.

Oxford University Press makes no representation, express or implied, that the drug dosages in this book are correct. Readers must therefore always check the product information and clinical procedures with the most up- to- date published product information and data sheets provided by the manufacturers and the most recent codes of conduct and safety regulations. The authors and the publishers do not accept responsibility or legal liability for any errors in the text or for the misuse or misapplication of material in this work. Except where otherwise stated, drug dosages and recommendations are for the non- pregnant adult who is not breast- feeding.

オックスフォード大学出版局は，本書に記載されている薬剤投与量に関して，正確であることを明示的または黙示的に表明するものではありません．したがって，読者は製品情報および臨床手順を，製造元が提供する最新の製品情報およびデータシート，および最新の行動規範と安全規則をご確認のうえ，最新情報を参照し十分な注意を払われるようお願いいたします．著者および出版社は，本書のテキストの誤り，または本書資料の誤用について，一切の責任または法的責任を負いません．また，特に明記されていない限り，薬剤投与量および推奨事項は，授乳中・妊娠中以外の成人のためのものです．

"OXFORD HANDBOOK OF SLEEP MEDICINE：THE ESSENTIAL GUIDE TO SLEEP MEDICINE, FIRST EDITION" was originally published in English in 2022. This translation is published by arrangement with Oxford University Press. Maruzen Publishing is solely responsible for this translation from the original work and Oxford University Press shall have no liability for any errors, omissions or inaccuracies or ambiguities in such translation or for any losses caused by reliance thereon.

JAPANESE language edition published by Maruzen Publishing Co., Ltd., Tokyo, © 2024.
本書は Oxford University Press の正式翻訳許可を得たものである．

Printed in Japan

監訳者序文

　本書『OXFORD HANDBOOK OF SLEEP MEDICINE: THE ESSENTIAL GUIDE TO SLEEP MEDICINE, FIRST EDITION』はオックスフォード大学出版会がシリーズとして刊行している Oxford Medical Handbooks の中の一冊である．この本との出会いは全くの偶然であり，2022年秋に監訳者が主催していた輪読会で使う本をネットで探していたときにひっかかってきたものである．しかし，この本を翻訳しよう，いや，翻訳するべき，翻訳は自分たちの使命であるとまで思い詰めるに至るには16年の前史がある．この前史についてはかなり長くなるのであとがきで述べる．

　原書の序文にもあるように，睡眠医学は非常に若い学問分野であり，いろいろな既存の医学領域や疾患とつながっているが，睡眠が主要な脳機能の1つであることから，1953年の Kleitman と Aserinsky による REM 睡眠の発見以来，睡眠ポリグラフィ（PSG）を用いた生理学的研究が主流であった時代が長く続き，その手法を臨床に応用する形で睡眠医学が確立されていった．脳波抜きでてんかん診療が成り立つのか？心電図を取らないで循環器疾患を診療することができるのか？　と自問していただくと答えが明らかなように，専門的な睡眠診療には PSG が必須である．しかし，この手法は脳波や心電図に比べ，一晩の睡眠状態を観察し，記録し，7～8時間に及ぶ記録を解析する必要があり，すべての医療機関で取り扱えるものではない．このことが多数の医師に睡眠診療への取り組みを躊躇させ，本来，脳機能を扱う科とされている脳神経内科，精神科においても睡眠医学に取り組む医師は少数に留まっている．

　一方，世界中を見渡しても，医学部に睡眠医学としての講座がある国はごく少数であり，それも他の科に間借りしている場合が大部分で，明らかに睡眠医学はまだ医学の中で「必要なもの」として認知されていない．そのような状況のもと，睡眠関連疾患に罹患しているが，未診断に終わっている患者は多数あり，より多くの医療従事者に睡眠医学を知ってもらう必要がある．このジレンマの中，Oxford Handbook シリーズに Sleep Medicine が入ったということは，非常に大きな前進であり，少なくとも英国とその文化圏では，今後睡眠医学が独立して認知されていくのではないかというきざしを感じさせる一冊である．本書は学ぶべきことをコンパクトにまとめてあり，若手医師，プライマリケア従事者，睡眠を専門としない医師，産業医，メディカルスタッフや職場の健康管理従事者にも役立つ内容になっている．もちろん，すでに睡眠関連疾患を専門に診療されている医師にも新しい視点を得るための教科書として

十分機能するであろう.

　本書の翻訳内容にはいくつかの注意点がある.

　1つ目は, 当然だが原書は英国の医療制度に合わせて書かれていることである. 英国は, 社会保険方式ではなく, National Health Service (NHS) という税方式の健康サービス制度で運営されているため, 国の医療資源配置計画に基づいてプライマリケア医 (正確には general practitioner, GP) が配置され, 居住地に応じて担当GPが一義的に決まり, GPを通じてより専門的な医療が受けられる地域基幹病院に紹介される. 私的保険を基盤としていることでPSGを大量にルーチンで行えるスリープラボを核として成り立っている米国とは大きく事情が違い, 国民皆保険ではあるが, どの医療機関に対してもフリーアクセスである日本とも異なっている. できる限り訳注にて対応したが, 英国の医療事情が加味されていることで, 日本の実情に合わないところがある点について, ご了承いただきたい.

　2つ目はどの翻訳語を使うかということである. 睡眠医学は多数の領域とつながっており, 特に精神医学との接点は大きい. 近年, 精神医学ではICD-11やDSM-5-TRに準じて日本語の訳語の調整が進んでおり, 疾患名については最新のものにそろえるとともに, 他の専門分野の医師やメディカルスタッフにもわかりやすい翻訳語になるように努めた. その他の用語も, 各診療科の方針や現状に即した訳となるよう努めた. また, 日本では sleep disorders も sleep disruption も sleep disturbance もすべて「睡眠障害」と訳されてしまい, 逆に「睡眠障害」という単語が出てきたら, いったい何を指しているのかを文脈から絶えず解釈しなければならず, このことが学習の大きな妨げになっていると考え, 本書からは「睡眠障害」を排している.

　そして3つ目は, 食欲や睡眠覚醒にかかわる神経伝達物質として1998年に発見されたオレキシン/ヒポクレチンのダブルの呼び名である. この神経ペプチドは, 米国の2つの研究グループによって同定され (Sakurai T, et al. Cell. 1998; 92(4): 573-575. と de Lecea L, et al. Proc Natl Acad Sci USA. 1998; 95(1): 322-327.), 前者のグループは食欲を意味するギリシャ語 orexis からオレキシン (orexin) と, 後者のグループは視床下部 (hypothalamus) 由来であることからヒポクレチン (hypocretin) と命名した. ほぼ同時期に発表されたことから, どちらの名称も用いられ, 原書でも各章の担当者によって異なる語が用いられている. したがって, 原書の記載にならって翻訳している.

　本書の翻訳には多くの人たちがかかわっており, 何らかの形で監訳者とつながりがあり, 若手の多くは, 関西電力病院での定例睡眠勉強会やオンライン勉強会の構成員

である．睡眠診療に直接は携わっていない人たちも入っているが，自分の診療に睡眠を取り入れようという意欲に満ちており，今後，睡眠医学と各々の科の懸け橋となってくれることを期待している．同様に本書の読者の方々の多くは，睡眠診療に従事していないかもしれないが，日常臨床の中に睡眠医学を取り入れ，そのおもしろさを周囲の人々に伝えるための教材として本書を利用していただけたらと思う．

2024年9月吉日

立花　直子

原書序文
Foreword

　睡眠医学は非常に新しい分野です．1970年代初頭に睡眠関連疾患が登場したとき，それは非常に稀な病気であり，大学病院など学術研究を担う施設が担当するものと考えられていました．最もありふれた疾患である睡眠時無呼吸症候群は，1975年頃まで名前すらありませんでした．1990年代初頭まで，ほとんどの研究者が，睡眠時無呼吸症候群は女性には起こらないと信じていました．

　一世代後，まわりの誰かが睡眠関連疾患にかかっていることを誰もが知っていますが，ほとんどの国の医療制度は，診断と治療を必要とする非常に多くの症例に対応できるようになってはいません．何百万人もの睡眠関連疾患患者に対応できる専門家が不足しているのです．GP（general practitioner），看護師，呼吸療法士は，患者のマネージメントにおいて，ますます重要な役割を果たすようになっています．

　Guy Leschziner教授とその同僚は，私たちを睡眠医学の未来に導く素晴らしい本を執筆しました．そこでの専門家の役割は当然のことながら，複雑で稀な睡眠関連疾患の症例に対応することです．ほとんどの場合，最初に患者を診察する医療者はGPですが，睡眠関連疾患患者はあらゆる科の医師やメディカルスタッフのところにやってくるでしょう．たとえそれが主訴でなくても，医師は常に睡眠について患者に尋ねるべきです．本書によって，患者との関わり方や，重要な兆候や症状をどのように引き出すのかを学べるでしょう．そして本書は，専門医の診察が必要でないかもしれない患者の診断とマネージメントを一般医が自信をもって行う方法や，専門医の治療を受けるためにいつ紹介すべきかを知るのに役立ちます．

　睡眠関連疾患は80種類以上あります．一般的な睡眠関連疾患のほとんどは，本書で詳しく説明しています．本書は医師と患者の両方に役立ちます．おそらく，家庭医の診察室を訪れる患者の少なくとも10％は睡眠関連疾患を抱えています．医師が週に100人の患者を診察する場合，1年間に500人の睡眠関連疾患患者を診察することになります．どれほど多くの睡眠関連疾患が見逃され，治療されなかったのか想像してみてください．本書は，この臨床上の重要なニーズを満たすための重要な第一歩なのです．

Meir Kryger, MD, FRCPC
Professor, Yale School of Medicine
Co-Editor, Principles and Practice of Sleep Medicine
Author, Mystery of Sleep

はじめに

Introduction

　睡眠—その機能，その機能不全，そしてその起源が謎に包まれていたのは，それほど昔のことではない．死と隣り合わせの状態であり，形而上学的なプロセスであり，また精神世界とのつながりであり，おそらく私たちの深層無意識への窓であろう．つい最近まで，睡眠の世界は科学者だけでなく臨床医にとっても謎のままであった．私は医学部で睡眠と睡眠関連疾患について学んだ記憶がまったくない．

　しかしここ数年，科学技術と技法の進歩，そして世界中の学術研究者や臨床研究者の努力により，睡眠に対する私たちの理解は飛躍的に進歩した．睡眠と遺伝に関する大規模なコホート研究が可能となり，新たな画像技術を利用することで，単純な脳の構造ではなく脳機能を理解し，実験室環境では様々な研究方法が適用されている．

　睡眠関連疾患とそのマネージメントに関する知識の拡大に加え，私たちは，質の悪い睡眠，あるいは不十分な量の睡眠が神経，心血管，免疫，精神，呼吸，痛みなどの様々な健康上の問題に及ぼす影響も理解し始めている．理解が始まったばかりと言ってもよい段階である．また，不眠症とうつ病，パーキンソン病とREM睡眠行動異常症など，様々な疾患と睡眠の間に双方向の関係があることもますます認識されるようになっている．睡眠と睡眠関連疾患に関する知識は臨床医学の多くの分野の重要な教義であり，もはや睡眠ラボで患者を研究している少数の臨床医だけに関係するものではないことが明らかになりつつある．

　そしてもちろん，これらの症状は専門のクリニックでしか見られないような珍しいものではない．睡眠に関する訴えは，プライマリケアの現場で患者から提起される最も一般的な問題の1つだ．不眠症は，1年間で成人人口の約30％が罹患しており，慢性的には約10％が罹患している．閉塞性睡眠時無呼吸は，成人男性の約10人に1人，成人女性の20人に1人が罹患しており，胴回りの拡大に伴いその頻度が増加している．レストレスレッグズ症候群は，約20人に1人が罹患している．睡眠時遊行症は小児期に非常によく見られ，ほぼ当たり前のことと考えられており，成人になっても1〜2％が持続する．稀な神経疾患とみなされているナルコレプシーでさえ，約2,000人に1人の有病率である．多忙な医師であれば2〜3人のナルコレプシーの患者と遭遇する可能性は高く，ほとんどのプライマリケア診療では，この疾患をもつ患者1人か2人の面倒を見ることになるだろう．そして，医学界の睡眠への関心の高まりと並行して，睡眠と睡眠関連疾患の重要性に対する一般の人々の認識の高まりが意味するも

のは，医師にこの種の問題を訴える人がますます増えていくということである．したがって，医学関係者の間においてさらに広く睡眠医学の理解を深化させる必要があり，診断手順や治療戦略についても同様のことが必要とされている．

　このハンドブックが意図するところは，臨床医が日常の臨床で遭遇する可能性のある，広範な睡眠関連疾患に関する実践的な基礎知識を身につけることである．睡眠関連疾患をどのように認識して診断し，どのように治療し，いつ専門機関へ依頼するのか．この本は，最も権威のある参考書や教科書となることを目指しているわけではない．その目的をもったもっと重たい本はすでに存在している．私たちは睡眠関連疾患そのものと，ほかの様々な病態との相互作用の両者に関して，幅広い臨床医が，出自や専門分野にかかわらず，これは役に立つと感じる情報を要約しようと努めてきた．本書は，実践的な睡眠医学の全体像の紹介から始まり，不眠症，過眠症（過度の眠気を引き起こす状態），およびパラソムニア（異常または望ましくない行動）に見られる睡眠問題のタイプに応じて大きく分けており，その後，これらの疾患が身体面と心理面の健康と幸福にどのように関連しているか，範囲を広げて説明している．以降の章は，異質な経歴をもつ様々な医師や外科医によって執筆されているが，全員があらゆる形の睡眠に強い関心をもっている．睡眠は身体的，心理的，環境的，行動的要因の完璧な融合であり，だからこそ睡眠医学の診療は際限なく魅力的であり，ときに当惑させられ，イライラさせられるが，最終的にはやりがいのある探求となっているのだ．

Guy Leschziner　2021

訳者一覧
Translators

監訳者

立花　直子	関西電力病院 睡眠関連疾患センター	
	関西電力医学研究所 睡眠医学研究部	

訳　者

足立　浩祥	大阪大学 キャンパスライフ健康支援・相談センター	（16章）
植野　　司	京都大学医学部附属病院 総合臨床教育・研修センター	（6章）
上床　輝久	京都教育大学 保健管理センター	（5章）
江川　斉宏	京都大学大学院 医学研究科脳病態生理学講座（神経内科学）	
		（1，23章）
大倉　睦美	朝日大学 歯学部総合医科学講座内科学	
	朝日大学病院 睡眠医療センター	（13章）
小栗　卓也	公立陶生病院 脳神経内科	（18章）
河合　　真	スタンフォード大学 精神科睡眠医学部門	（21章）
紀戸　恵介	京都大学大学院 医学研究科脳病態生理学講座（精神医学）	
	関西電力医学研究所 睡眠医学研究部	（3章）
木村　　格	市立野洲病院 脳神経内科	（19章）
佐久間　悟	大阪公立大学大学院 医学研究科発達小児医学	（22章）
神　　一敬	東北大学大学院 医学系研究科てんかん学分野	（17章）
杉田　尚子	国立病院機構京都医療センター 精神科	（4，27，28章）
杉山　華子	富永病院 脳神経内科・頭痛センター	（24章）
高橋　正也	労働安全衛生総合研究所 過労死等防止調査研究センター	（29章）
立花　直子	関西電力病院 睡眠関連疾患センター	
	関西電力医学研究所 睡眠医学研究部	（15章）
茶谷　　裕	ちゃたに脳神経すいみんクリニック	
	関西電力医学研究所 睡眠医学研究部	（25章）
津田　緩子	九州大学病院 口腔総合診療科	（10，26章）

viii 訳者一覧

濱田恵理子 　奈良県立医科大学 呼吸器内科学講座
　　　　　　　ケース・ウェスタン・リザーブ大学 睡眠関連疾患研究センター
　　　　　　　　　　　　　　　　　　　　　　　　　　　　　　（7〜9，12章）

堀　　有行 　　金沢医科大学 医学教育学講座
　　　　　　　金沢医科大学病院 睡眠医学センター　　　　　　　　　　（2章）

三原　丈直 　　関西電力病院 睡眠関連疾患センター
　　　　　　　関西電力医学研究所 睡眠医学研究部　　　　　　　　　（11章）

矢﨑耕太郎 　　国立病院機構奈良医療センター 小児神経科　　　　　　（20章）

山内　基雄 　　奈良県立医科大学 医学部看護学科臨床病態医学
　　　　　　　奈良県立医科大学附属病院 呼吸器・アレルギー内科
　　　　　　　　　　　　　　　　　　　　　　　　　　　　　　（7〜9，12章）

和田　晋一 　　関西電力病院 睡眠関連疾患センター
　　　　　　　関西電力医学研究所 睡眠医学研究部　　　　　　　　　（14章）

五十音順　敬称略，2024年9月現在

原著者一覧
Contributors

Romola S. Bucks
Professor, School of Psychological Science,
Director, The Raine Study, School of Population and Global Health, University of
Western Australia, Perth, Australia

Grainne d'Ancona
Consultant Pharmacist, Sleep Disorders
Centre, Guy's and St Thomas' NHS Trust,
London, UK

Aditi Desai
President, British Society of Dental Sleep
Medicine, London, UK

Panagis Drakatos
Consultant Sleep and Respiratory Physician, Guy's and St Thomas' NHS Trust,
London, UK

Sofia Eriksson
Consultant Neurologist, National Hospital
for Neurology and Neurosurgery, University College London Hospitals NHS Foundation Trust, London, UK

Michael Farquhar
Consultant in Paediatric Sleep Medicine,
Evelina Children's Hospital, Guy's and St
Thomas' NHS Trust, London, UK

Valentina Gnoni
Consultant and Sleep Physician, King's
College London, London, UK

Paul Gringras
Professor of Paediatric Sleep Medicine,
Evelina Children's Hospital, Guy's and St
Thomas' NHS Trust, London, UK

Seán E. Higgins
Highly Specialist Sleep Technologist, Guy's
and St Thomas' NHS Trust, London, UK

Brian Kent
Consultant Sleep and Respiratory Physician, Guy's and St Thomas' NHS Trust,
London, UK

Bhik Kotecha
Consultant ENT Surgeon, Royal National
Throat, Nose & Ear Hospital, University
College London Hospitals NHS Foundation Trust; Honorary Clinical Professor,
Barts and The London School of Medicine
and Dentistry, London; Queens Hospital,
Romford, UK

Guy Leschziner
Consultant Neurologist and Sleep Physician, Guy's and St Thomas' NHS Trust;
Professor of Neurology and Sleep Medicine, Institute of Psychiatry, Psychology
and Neuroscience, King's College London,
London, UK

Elaine Lyons
Clinical Pharmacist, Sleep Disorders Centre, Guy's and St Thomas' NHS Trust, London, UK

Mary J. Morrell
Professor of Sleep and Respiratory Physiology, National Heart and Lung Institute, Imperial College, London, UK

Rexford Muza
Consultant Sleep and Respiratory Physician, Guy's and St Thomas' NHS Trust, London, UK

Alexander D. Nesbitt
Consultant Neurologist and Sleep Physician, Guy's and St Thomas' NHS Trust, London, UK

David O'Regan
Consultant Psychiatrist and Sleep Physician, Guy's and St Thomas' NHS Trust, Honorary Senior Lecturer, King's College, London, UK

Michelle Olaithe
Clinical Psychologist Honorary Research Fellow, School of Psychological Science, University of Western Australia, Perth, Australia

Ricardo S. Osorio
Associate Professor, Department of Psychiatry, Healthy Brain Aging and Sleep Center (HBASC), New York University

Grossman School of Medicine, New York, USA

Laura Pérez- Carbonell
Consultant Neurologist and Sleep Physician, Guy's and St Thomas' NHS Trust, London, UK

Ivana Rosenzweig
Consultant Neuropsychiatrist and Sleep Physician, Guy's and St Thomas' NHS Trust, London, UK

Hugh Selsick
Consultant Psychiatrist, Guy's and St Thomas' NHS Trust, University College London Hospitals, London, UK

Joerg Steier
Professor of Respiratory and Sleep Medicine, Guy's and St Thomas' NHS Foundation Trust and King's College London, UK

Charlie Tyack
Clinical Psychologist, Department of Clinical Psychology and Neuropsychology, Nottingham University Hospitals NHS Trust, Nottingham, UK; Highly Specialist Clinical Psychologist in Paediatric Sleep, Evelina Children's Hospital, Guy's and St Thomas' NHS Trust, London, UK

Adrian J. Williams
Professor of Sleep Medicine, Guy's and St Thomas' NHS Trust, London, UK

記号と略語一覧

Symbols and Abbreviations

➲	cross-reference	参照
ॐ	website	ウェブサイト
~	approximately	約
AASM	American Academy of Sleep Medicine	米国睡眠医学会
AD	Alzheimer's disease	アルツハイマー病
ADHD	attention deficit hyperactivity disorder	注意欠如多動症
AHI	apnoea hypopnoea index	無呼吸低呼吸指数
ASD	autism spectrum disorder	自閉スペクトラム症
ASWPD	advanced sleep-wake phase disorder	睡眠・覚醒相前進障害
BDI	Beck Depression Inventory	ベック抑うつ質問票
BIISS	behaviourally induced insufficient sleep syndrome	行動誘発性睡眠不足症候群
BMI	body mass index	BMI
BPAD	bipolar affective disorder	双極症
CBT	cognitive behavioural therapy	認知行動療法
CBT-I	cognitive behavioural therapy for insomnia	不眠に対する認知行動療法
CH	cluster headache	群発頭痛
CPAP	continuous positive airway pressure	持続陽圧呼吸療法
CRSWD	circadian rhythm sleep-wake disorder	概日リズム睡眠・覚醒障害
CSA	central sleep apnoea	中枢性睡眠時無呼吸
CSF	cerebrospinal fluid	脳脊髄液
DAT	dopamine transporter	ドパミントランスポーター
DLB	dementia with Lewy bodies	レビー小体型認知症
DSWPD	delayed sleep-wake phase disorder	睡眠・覚醒相後退障害
EDS	excessive daytime sleepiness	日中の過度な眠気
EEG	electroencephalography/electroencephalogram	脳波
EMG	electromyography/electromyogram	筋電図
ENT	ear nose and throat	耳鼻咽喉科
EOG	electro-oculography/electro-oculogram	眼電図
FOSQ	Functional Outcomes of Sleep Questionnaire	睡眠の機能的転帰に関する質問票
GABA	gamma-aminobutyric acid	GABA
GABA$_A$	gamma-aminobutyric acid type A	GABA$_A$
GAD	generalized anxiety disorder	全般性不安症
HbA1c	glycated haemoglobin	HbA1c

HLA	human leucocyte antigen	ヒト白血球抗原
ICSD-3	International Classification of Sleep Disorders third edition	睡眠関連疾患国際分類第3版
IRBD	idiopathic rapid eye movement sleep behaviour disorder	特発性REM睡眠行動異常症
IRBD	isolated rapid eye movement sleep behaviour disorder	孤発性REM睡眠行動異常症
ISWRD	irregular sleep-wake rhythm disorder	不規則睡眠・覚醒リズム障害
KLS	Kleine-Levin syndrome	Kleine-Levin症候群
MAD	mandibular advancement device	下顎前進装置
MCI	mild cognitive impairment	軽度認知障害
MDD	major depressive disorder	うつ病
MRI	magnetic resonance imaging	磁気共鳴画像法
MSA	multisystem atrophy	多系統萎縮症
MSL	mean sleep latency	平均睡眠潜時
MSLT	multiple sleep latency test	睡眠潜時反復測定検査
Mu2	μ-opioid receptor	Mu2受容体
MWT	maintenance of wakefulness test	覚醒維持検査
NICE	National Institute for Health and Care Excellence	英国国立医療技術評価機構
Non-24	non-24-hour sleep-wake rhythm disorder	非24時間睡眠・覚醒リズム障害
NREM	non-rapid eye movement	NREM
NT1	narcolepsy type 1	1型ナルコレプシー
NT2	narcolepsy type 2	2型ナルコレプシー
OA	oral appliance	口腔内装置
ODI	oxygen desaturation index	酸素飽和度低下指数
OSA	obstructive sleep apnoea	閉塞性睡眠時無呼吸
OSAHS	obstructive sleep apnoea/hypopnoea syndrome	閉塞性睡眠時無呼吸/低呼吸症候群
OSLER	Oxford Sleep Resistance Test	オスラー検査
PAP	positive airway pressure	陽圧呼吸
PD	Parkinson's disease	パーキンソン病
PLMD	periodic limb movement disorder	周期性四肢運動異常症
PLMS	periodic limb movements of sleep	周期性四肢運動
PLMW	periodic limb movements of wakefulness	覚醒時周期性四肢運動
PSG	polysomnography/polysomnogram	睡眠ポリグラフ
PSM	propriospinal myoclonus	脊髄固有ミオクローヌス
RBD	rapid eye movement sleep behaviour disorder	REM睡眠行動異常症
RDI	respiratory disturbance index	呼吸障害指数
REM	rapid eye movement	REM

RLS	restless legs syndrome	レストレスレッグズ症候群
SAQLI	Sleep Apnoea Quality of Life Index	睡眠時無呼吸QOL質問票
SCN	suprachiasmatic nucleus	視交叉上核
SDB	sleep-disordered breathing	睡眠呼吸障害
SHE	sleep-related hypermotor epilepsy	睡眠関連運動亢進てんかん
SNRI	serotonin and norepinephrine (noradrenaline) re-uptake inhibitor	セロトニン・ノルエピネフリン再取り込み阻害薬
SOREMP	sleep-onset rapid eye movement period	入眠直後のREM睡眠
SRRMD	sleep-related rhythmic movement disorder	睡眠関連律動性運動異常症
SSRI	selective serotonin reuptake inhibitor	選択的セロトニン再取り込み阻害薬
SWS	slow-wave sleep	徐波睡眠
TSC	tuberous sclerosis complex	結節性硬化症
UARS	upper airway resistance syndrome	上気道抵抗症候群
VLPO	ventrolateral preoptic nucleus	腹外側視索前野
vPSG	video polysomnography	ビデオ記録付き睡眠ポリグラフ検査

目　次
Contents

1章　睡眠の神経生物学 ··· 1
The neurobiological basis of sleep

　睡眠とは何か／2　睡眠にかかわる神経回路と神経伝達物質の基礎／3　睡眠，シナプスホメオスタシス，そして記憶／5　睡眠とグリンファティックシステム／6　おわりに／7

2章　睡眠関連疾患への診療アプローチ ··················· 9
General approach to sleep disorders

　はじめに／10　睡眠評価のまとめ／10　睡眠歴の聴取／11　便利な臨床ツール／20　睡眠医学における臨床判断／20　おわりに／22

3章　睡眠医学における診断のための検査 ··············· 23
Diagnostic tests in sleep medicine

　はじめに／24　パルスオキシメトリ／24　呼吸ポリグラフ検査／25　ビデオ記録付き睡眠ポリグラフ検査／25　睡眠潜時反復測定検査／28　覚醒維持検査／28　オスラー検査／29　アクチグラフィ／30　おわりに／32

4章　不眠症の臨床的側面 ······································· 33
Clinical aspects of insomnia

　はじめに／34　不眠症とは何か？／34　疫学／35　不眠症の影響／37　診断／41　治療／45

5章　不眠症の心理療法 ·· 47
Psychological therapies for insomnia

　はじめに／48　推奨される心理療法および行動療法／48　治療コンポーネントの概要／49　心理的および行動的介入の概要／50　心理的および行動的介入の有効性／53　新しい治療アプローチ／54　特別なニーズがある人々／55　不眠症と睡眠導入剤／56　禁忌事項／57　リスク／58　治療抵抗性／58　再発防止／59

目 次 xv

6章　不眠症の医学的マネージメント …………………………………… 61
Medical management of insomnia

はじめに／62　不眠症治療に関連する神経伝達物質／62　認可された睡眠薬の作用
機序／63　GABA$_A$受容体に作用する薬物／63　メラトニンおよびメラトニンアゴニ
スト／65　抗ヒスタミン薬／65　抗うつ薬／66　不眠症の処方に際しての実務上の
留意点／66　睡眠薬の中止／69

7章　睡眠呼吸障害 ………………………………………………………… 71
Sleep-disordered breathing

はじめに／72　分類／72　疫学／73　定義／73　臨床的特徴／74　閉塞性睡眠時無
呼吸／75　上気道抵抗症候群／76　中枢性睡眠時無呼吸／77　低換気／78　睡眠呼
吸障害の併存疾患／79

8章　睡眠呼吸障害と関連疾患 …………………………………………… 81
Sleep-disordered breathing and its associations

はじめに／82　閉塞性睡眠時無呼吸と心血管疾患／82　おわりに／87

9章　睡眠呼吸障害の内科的マネージメント …………………………… 89
Medical management of sleep-disordered breathing

はじめに／90　閉塞性睡眠時無呼吸に対する持続陽圧呼吸／90　閉塞性睡眠時無呼
吸の管理のためのさらなるオプション／94　中枢性睡眠時無呼吸と肥満低換気症候
群のマネージメント／95

10章　睡眠呼吸障害に対する歯科的アプローチ ……………………… 97
Dental approaches to the management of sleep-disordered breathing

はじめに／98　口腔内装置全般の歴史／98　OA療法／99　おわりに／104

11章　睡眠関連呼吸障害への外科的アプローチ ……………………… 105
Surgical approaches to the management of sleepdisordered breathing

はじめに／106　上気道の臨床評価／106　睡眠呼吸障害に対する外科的治療／109
睡眠呼吸障害手術における近年の進歩／111

12章　閉塞性睡眠時無呼吸の治療のための新しいアプローチ ……………… 113
Novel approaches for the treatment of obstructive sleep apnoea

はじめに／114　電気刺激／114　経皮的電気刺激：ランダム化比較試験／115　舌下神経刺激：ランダム化比較試験／116　進行中の研究および臨床試験／117　将来の研究／118　患者と一般市民の参加／119　NICE ガイダンス／119　その他の代替療法／120

13章　レストレスレッグズ症候群と周期性四肢運動異常症 ……………… 123
Restless legs syndrome and periodic limb movement disorder

はじめに／124　定義／124　疫学／125　臨床的特徴／126　病態生理／126　マネージメント／127

14章　ナルコレプシー ……………………………………………………… 131
Narcolepsy

はじめに／132　1型ナルコレプシー／132　2型ナルコレプシー／138

15章　その他の中枢性過眠症 ………………………………………………… 141
Other hypersomnias

特発性過眠症／142　Kleine-Levin 症候群（反復性過眠症）／146

16章　概日リズム睡眠・覚醒障害 …………………………………………… 151
Circadian rhythm sleep-wake disorders

はじめに／152　睡眠・覚醒相後退障害／152　睡眠・覚醒相前進障害／156　非24時間睡眠・覚醒リズム障害／158　不規則睡眠・覚醒リズム障害／160　交代勤務障害／161　時差障害／163

17章　睡眠時遊行症とその他のNREMパラソムニア …………………… 165
Sleep walking and other NREM parasomnias

定義／166　診断基準／166　病態生理／167　疫学／168　臨床的特徴／168　診断のための検査／171　マネージメント／171　おわりに／173

目次 xvii

18章　REM睡眠行動異常症 ……………………………………………… 175
REM sleep behaviour disorder

はじめに／176　臨床徴候／176　診断基準／177　RBDの臨床的意義／178　病態
生理／181　鑑別診断／181　マネージメント／182　おわりに／183

19章　その他のパラソムニア ………………………………………………… 185
Other parasomnias

はじめに／186　睡眠麻痺／186　睡眠関連幻覚／187　睡眠関連律動性運動異常
症／188　睡眠関連歯ぎしり／189　入眠時ひきつけ（入眠時ぴくつき）／190　交代
性下肢筋活動と入眠時足振戦／191　頭部爆発症候群／192　入眠時脊髄固有ミオク
ローヌス／193　過度の断片的ミオクローヌス／194　睡眠関連疼痛性陰茎勃起／195

20章　小児期の不眠症 ………………………………………………………… 197
Insomnia in childhood

はじめに／198　行動原理／198　入眠儀式と夜間覚醒／200　アセスメント／202
介入／203　スリープトレーニングの方法／203　思春期の不眠／208

21章　定型発達の小児における一次性睡眠問題 ………………………… 211
Primary sleep problems in the typically developing child

はじめに／212　睡眠関連呼吸障害／212　部分覚醒を伴うNREMパラソムニア／216
睡眠中の運動／220　過眠症／224　概日リズム睡眠・覚醒障害／229

22章　小児の神経障害と睡眠 ……………………………………………… 231
Paediatric neurodisability and sleep

はじめに／232　治療目標／232　一般的な治療アプローチ／234　特異的な神経障
害／239

23章　睡眠と認知 …………………………………………………………… 249
Sleep and cognition

はじめに／250　臨床的特徴／251　高齢期の睡眠／252　睡眠関連疾患と認知機
能／255　睡眠と認知症／255

xviii 目 次

24章　睡眠と頭痛性疾患 ···················· 261
Sleep and headache disorders

はじめに／262　片頭痛／262　群発頭痛／264　睡眠時頭痛／266　睡眠時無呼吸性頭痛／267　頭部爆発症候群／268　歯ぎしり／268　二次性頭痛／268

25章　睡眠とてんかん ···················· 271
Sleep and epilepsy

はじめに／272　皮質の興奮性と発作が生じる時間帯への概日リズムの影響／272　睡眠関連てんかん／273　てんかんを悪化させる睡眠関連疾患／275　睡眠関連疾患を悪化させるてんかんおよび抗てんかん治療／276　マネージメント／276　おわりに／277

26章　睡眠と痛み ···················· 279
Sleep and pain

はじめに／280　睡眠に影響を及ぼす薬物／280　睡眠を複雑化する併存症状／281　痛みを難治化させる睡眠／281　マネージメントとなりうる選択肢／282

27章　睡眠と精神疾患 ···················· 285
Sleep and Psychiatric Disorders

はじめに／286　臨床上の留意点／286

28章　睡眠に影響する薬物 ···················· 299
Medications influencing sleep

はじめに／300　眠気を生じる薬物／300　不眠を生じる薬物／302　睡眠関連疾患で使われる治療薬／304

29章　睡眠と職場，そして運転 ···················· 309
Sleep, the workplace, and driving

はじめに／310　交代勤務の長期的な影響／311　緩和策／313　眠気と運転／318　おわりに／323

第1章

睡眠の神経生物学

The neurobiological basis of sleep

Ivana Rosenzweig

睡眠とは何か　*2*
Definition

睡眠にかかわる神経回路と神経伝達物質の基礎　*3*
Neuroanatomical and neurotransmitter basis of sleep

睡眠，シナプスホメオスタシス，そして記憶　*5*
Sleep, synaptic homeostasis, and memory

睡眠とグリンファティックシステム　*6*
Sleep and the glymphatic system

おわりに　*7*
Conclusion

睡眠とは何か
Definition

　睡眠は，覚醒閾値が上がった条件の下で精神運動停止が起こっている行動上の状態であり，感覚が外界から遮断されることで促進される．Carskadon と Dement[1] らは，睡眠を外界からの感覚の相対的遮断と環境への無反応が，反復的かつ可逆的に起こる神経行動的状態と呼んだ．

　睡眠には，一般的に行動の静止，特定の姿勢と閉眼を伴う．つまり，睡眠は，中枢神経系と身体との間の複雑な一連の相互作用であることを意味しており，その詳細については解明されていない．ヒトとして，私たちはこの普遍的な行動に生涯の3分の1を費やしており，この行動はすべての動物種で観察されている．

　しかし，睡眠は，単に脳が静止している受動的な状態ではなく，むしろ，特徴的なパターンを繰り返す，動的で高度に制御された緻密な一連の脳の活動である．

　睡眠リズムを制御する分子メカニズムは，系統発生的に高度に保存されている．しかし，睡眠の周期的な構成は種内および種間で異なる．睡眠段階の周期は，種を超えて脳の大きさとともに増加し，各周期のNREM睡眠ステージの深度と割合は，種内で脳の成熟とともに増加する．

　健常人の睡眠は2つの主な状態—REM睡眠とNREM睡眠—から構成され，睡眠中に周期的に交互に現れる．

- NREM睡眠は，大脳皮質脳波の徐波化と高い同期化を示し，骨格筋の緊張が低く，認知活動が最小限になる．NREM睡眠は脳波により明らかになる同期の程度とその他の指標に応じて，以下の3つの段階に分けられる
  - ステージ1（N1）– 眠気や浅睡眠
  - ステージ2（N2）– 中等度の深さの睡眠（特定の脳波指標，例えば睡眠紡錘波やK複合などが出現する）
  - ステージ3（N3）– 深睡眠
- REM睡眠は，脳波が非同期であり，骨格筋が弛緩している（骨格筋緊張低下，眼球の動きを制御する筋を除く）により特徴づけられ，そして大部分の夢はこの睡眠段階で起こる
- 夜間の睡眠パターンは，一般的に以下のようないくつかの確実な特徴が含まれる
  - 睡眠はNREM睡眠N1から始まり，より深いNREM睡眠段階（N2およびN3）を経て，最初のREM睡眠期が約80〜100分後に現れる

- その後，NREM睡眠とREM睡眠が約90分の周期で交互に現れる
- 睡眠段階N3は早期のNREM睡眠周期にはかの周期よりも集中して出現するが，REM睡眠期は朝に向かうにつれて長くなっていく
- N3期の徐波睡眠（slow-wave sleep，SWS）は主に夜間の最初の3分の1に出現し，睡眠の開始と覚醒時間の長さに関連している
- REM睡眠は主に夜間の最後の3分の1に出現し，体温の概日リズムと関連している
- 睡眠中の覚醒は夜の5%以下である
- NREM睡眠は通常，睡眠の75〜80%を占める
- 一晩断眠したあとの睡眠には，回復過程の徐波睡眠が多く含まれる
- REM睡眠の反跳（リバウンド）をとらなかった夜の翌日の夜，もしくはそれに続く回復夜に出現する

ヒト睡眠における皮質，より最近では，侵襲的な皮質内研究により，睡眠の電気生理学についての理解が目覚ましく進歩した．NREMとREM睡眠中の記録で様々な睡眠律動が認識されており，その例として徐波，睡眠紡錘波，ガンマ波，リップル律動，非常に遅い神経活動の変動などが挙げられる．これらの異なる脳波における特徴の正確な本来の性質と機能は，まだ完全には明らかにされていない．

睡眠にかかわる神経回路と神経伝達物質の基礎
Neuroanatomical and neurotransmitter basis of sleep

21世紀には，分子生物学，ゲノミクス，イメージング，および神経生理学の技術的進歩により，睡眠の神経生物学の基盤に潜む細胞メカニズムや大脳皮質下の神経回路ネットワークについて，より完成されたイメージが得られるようになった．しかし，依然として有力な古典的睡眠モデルによると，睡眠開始のタイミングと質は，主にウルトラディアン（ultradian），恒常性（homeostatic），および概日（circadian）の複雑な結合と相互作用によって決定される．時間生物学では，ウルトラディアンリズムは，1日24時間中，繰り返される周期として定義され，概日リズムは1日1サイクル繰り返すリズムと定義される．

- 覚醒時間が長く続くと，脳内の内因性化学物質アデノシンが蓄積するが，これは睡眠圧を高める生理学的な源であり，「恒常性」と呼ばれる．つまり，起きている時間が長いほど，眠りへの駆動が強くなるということである．睡眠を駆動するこの

4 第1章 睡眠の神経生物学

「恒常性」のメカニズムは，Borbelyの睡眠傾向のtwo-process model※のうちの"プロセスS"と呼ばれる
● 睡眠に影響する2つ目のプロセスは，「概日リズム」であり，"プロセスC"と呼ばれる．これら2つのプロセスの相互作用が，与えられたどの時刻においても眠りに入る傾向に影響する

これらの2つのプロセス，「恒常性」そして「概日リズム」は，両方ともその多くを視床下部が制御している．

● 「恒常性」の睡眠開始スイッチは，視床下部前部の腹外側視索前野（ventrolateral pre-optic nucleus，VLPO）に存在している．この領域は睡眠中に活発になっており，抑制系の神経伝達物質であるGABAとガラニンを使って，脳内の覚醒経路を抑制することによって，睡眠を開始する
  • VLPOは，視床下部前部から概日リズムの入力と，覚醒時に徐々に蓄積するアデノシンなどの内因性化学物質からの睡眠覚醒の恒常性の情報を受けて，睡眠を開始する
  • VLPOは，脳幹や中脳に分布する上行覚醒経路を抑制する
  • すなわち，VLPOは脳幹部のコリン，ノルアドレナリン，セロトニン作動性覚醒経路を抑制することによって，睡眠を開始（そして，REM睡眠を抑制）させていると考えられる．また，VLPOは，視床下部後部のヒスタミン作動性覚醒経路と前脳基底部のコリン作動性回路にも同様に抑制的に働きかけている
  • この睡眠モデルによると，視床下部外側部にあるヒポクレチン（オレキシン）作動性神経はこの睡眠開始スイッチが容易に入らないように安定させているが，ヒポクレチン神経が失われた場合に，ナルコレプシーを発症すると考えられる
● 「概日リズム」は，内因性の体内リズムの一種であり，視床下部によって制御されている．このリズムは，視床下部の視交叉上核（suprachiasmatic nucleus，SCN）内で，遺伝子転写活性をコントロールするポジティブフィードバックとネガティブフィードバックの組み合わせに基づいて形成される．具体的には
  • 光が網膜の特定の細胞（網膜神経節細胞）を刺激すると，SCNから松果体へ，メラトニンの分泌を停止する信号が送られる

※：Borbelyのtwo-process modelは睡眠メカニズムを説明する概念モデルとして睡眠医学の根幹を担っており，英語のまま表記されることが多いため，訳さず原語表記とした．

- SCNは体内時計を24.2時間に設定しており，光刺激とほかの因子（Zeitgeberと呼ばれる）で24時間周期に同調させる
- SCNの細胞群は，視床下部前部に隣接する神経群に影響することを通して，睡眠，体温，内分泌・ホルモン放出などの生理的なリズムを制御するほかのプロセスを同調させる

　睡眠が開始されると，脳の中脳・橋境界部で形成されるウルトラディアン振動がNREM睡眠とREM睡眠とが規則正しく交代するリズムを制御する．この振動の実行制御を行っているのがREM-ON（コリン作動）とREM-OFF（GABA作動）細胞群であり，介在する興奮・抑制回路とその自己調節回路を通して，お互いに影響しあっている．これらの神経回路には，セロトニン，ノルアドレナリンやアセチルコリンと同様に，グルタミンなどのほかの化学物質・神経伝達物質がかかわっていることが知られている．

睡眠，シナプスホメオスタシス，そして記憶
Sleep, synaptic homeostasis, and memory

　睡眠時間不足が長期間持続すると，認知機能の低下，感情のもろさを引き起こし，精神疾患，神経変性疾患を発症しやすくなることが知られている．睡眠奪取と睡眠の断片化はほかの身体器官にも影響する．体温調節や代謝，免疫機能の制御を損なうのである．そして，究極的には，死に至るかもしれない．

　脳における睡眠がもつ重要な役割について，いまだに熱い議論が交わされている．最近では，2003年にCirelliとTononi[2]らが提唱したシナプスホメオスタシス仮説から，意識が活動している間に行われる脳の可塑性の形成過程が睡眠によって維持されると考えられている．

- この仮説によれば，覚醒中には，シナプスは覚醒時の適応学習と，常に変化する環境にさらされた結果，神経回路の強化（増強）を受ける．睡眠中には，ある一定の再正常化が起こる
- この脳の可塑性は生存に不可欠であり，この高代謝を必要とする過程を可能にするために，睡眠は脳を環境から切り離すという決定的に重要な状態に持ち込む．この状態において，神経回路は再活性化し，シナプスの強度は再正常化する
- この過程により，記憶の定着と新旧の記憶の結合が可能となり，余分なシナプスをなくすとともに，エネルギーと細胞供給の恒常性を回復させて，システムと細胞レ

6 第1章 睡眠の神経生物学

ベルの両方で有益な効果をもたらす

　もう1つ，睡眠には記憶の確立という重要な役割がある[3,4]．多くの研究から，学習後に睡眠をとることによって，記憶形成が改善することが示されており，睡眠は記憶の定着と再構成を促進していると考えられる．

- REM睡眠と徐波睡眠は，ともに記憶の過程を支えている
- 正確なメカニズムは不明だが，おそらく両者は，行動や学習時に誘発されて保存された脳活動パターンを再生させることにかかわり，これがシナプス可塑性の過程に結びついていると考えられる
- 海馬−皮質間の神経回路が対話する形で起こる記憶の再活性化は，深いNREM睡眠中に起こると考えられており，海馬が再活性化することによって，主要な記憶を大脳皮質回路へ再配分していると考えられている
- まだ議論の余地があるが，REM睡眠が高次の抽象的な記憶を定着させると同時に，おそらくエピソード記憶を捨て去る役割をもつとする文献もある

睡眠とグリンファティックシステム
Sleep and the glymphatic system

　近年，動物において，睡眠段階N3は，新たに発見された肉眼的に観察される脳内老廃物排出システムと関連していることが明らかになった．このシステムは，アストログリア細胞によって形成される特有の血管周囲腔で構成される．

　このいわゆる，グリンファティックシステム（glymphatic system）は，中枢神経から可溶性タンパク質や代謝物を効率的に排出することを促進する．また，グルコース，脂質，アミノ酸など，様々な化合物の脳内分布を促進し，一部の神経伝達物質の容積伝導を助けうると考えられている．

　しかし，ヒトの脳におけるグリンファティックシステムが，げっ歯類と同じように機能しているかどうかはまだ明らかでない．また，どのような睡眠段階で機能するのかについても不明である．

おわりに
Conclusion

　睡眠（その開始，制御，行動との相関）は神経学的な活動であるが，これまで得られたすべての根拠が示していることは，睡眠が脳機能を回復させ，感情と認知機能を下支えする重要な役割をもつということである．

さらに知りたい方のために

Dudai Y, Karni A, Born J. The consolidation and transformation of memory. Neuron. 2015; 88 (1) : 20-32.

Hobson JA. Sleep is of the brain, by the brain and for the brain. Nature. 2005; 437 (7063) : 1254-6.

Tononi G, Cirelli C. Sleep and the price of plasticity: from synaptic and cellular homeostasis to memory consolidation and integration. Neuron. 2014; 81 (1) : 12-34.

参考文献

1. Carskadon M, Dement W. Normal human sleep: An overview. In: Kryger MH, Roth T, Dement WC (Eds) Principles and Practice of Sleep Medicine, 4th ed. Philadelphia, PA: Elsevier Saunders; 2005.
2. Tononi G, Cirelli C. Sleep and synaptic homeostasis: A hypothesis. Brain Research Bulletin. 2003; 62 (2) : 143-50.
3. Diekelmann S, Born J. The memory function of sleep. Nature Reviews Neuroscience. 2010; 11: 114-126.
4. Stickgold R. Sleep-dependent memory consolidation. Nature 2005; 437: 1272-8.

第2章

睡眠関連疾患への
診療アプローチ

General approach to sleep disorders

Rexford Muza

はじめに　*10*
Introduction

睡眠評価のまとめ　*10*
Sleep assessment summary

睡眠歴の聴取　*11*
Taking a sleep history

便利な臨床ツール　*20*
Useful clinical tools

睡眠医学における臨床判断　*20*
Clinical decision-making in sleep medicine

おわりに　*22*
Conclusion

はじめに
Introduction

睡眠関連疾患の診療においては，睡眠歴を十分に聴取し，症状を適切に評価し，必要とされる診断能力を身につけることが必須である．ほかの医学的な問題に対処する場合と同様に，その診療プロセスは，病歴聴取，診察，暫定診断の順に行わなければならない．関連する検査はさらなる診断フォーミュレーションの助けとなり，治療計画を導入することができる．

睡眠評価のまとめ
Sleep assessment summary

確認すべき睡眠歴の内容

- 患者のプロフィール
- 主訴/現在困っていること
- 現病歴
- 睡眠歴の詳細（例：睡眠覚醒スケジュール，睡眠環境，睡眠衛生）
- 既往歴：一般的な診療と同様
- 精神科病歴：現在あるいは過去に，精神病状態，抑うつ，不安，またはパーソナリティ症の既往があるか？
- 家族歴：一部の睡眠関連疾患には家族性の素因がある〔例：睡眠時遊行症，ナルコレプシー，レストレスレッグズ症候群（restless legs syndrome，RLS）〕
- 社会歴：職業−交替勤務や夜勤のある仕事か？　タイムゾーンを頻繁に移動するか？　運転するか？　運転する場合，どのような種類の免許をもち，どのような移動をしなければならないか？　飛行や安全上重要な機械の操作など，失敗が重大な事故につながりうる仕事に従事しているか？
- 服薬：通常の処方薬，市販薬，ハーブ療法
- アレルギー：日常の適切なルーチンとして
- システムレビュー：通常のシステムレビューに準ずるが，睡眠に関連する問題に重点をおく
  - 循環呼吸器系症状（狭心症状，起座呼吸，発作性夜間呼吸困難など）
  - 消化器症状：胸やけ/胃液逆流症状について聴取−睡眠を妨げる可能性のある症状

- 夜間頻尿：睡眠を妨げることがある〔閉塞性睡眠時無呼吸（obstructive sleep apnoea, OSA）の1つの症状でもある〕
- 性欲減退：これはOSAが原因で出現しうるが，睡眠関連疾患に使用される薬物の重要な副作用である可能性もある
- 関節炎やその他の痛みを伴う病態は，睡眠に影響を与える

身体所見

主訴によって以下を重点的にチェックする．

- 体重/BMI
- ワイシャツのカラーのサイズ（もしくは首周囲径）
- 鼻咽頭-鼻咽頭浮腫，鼻甲介肥大，または鼻中隔弯曲がないかを視診
- 中咽頭-Mallampatiスコア，中咽頭の狭小化の評価・記録に有用である
  - 下顎後退があるか？
  - 巨舌があるか？
  - 扁桃肥大があるか？
- 循環器系，呼吸器系および神経学的診察（必要な診察の内容は症状によって異なる）

睡眠歴の聴取

Taking a sleep history

臨床的な観点から，日常診療でよく出会うのは以下の3つの睡眠問題である．

- 不眠-入眠できない，または睡眠を維持する（眠り続ける）ことができない
- 過眠-長時間の睡眠，日中の過度の眠気（excessive daytime sleepiness, EDS），または覚醒困難．EDSの原因として以下のようなものがある
  - OSAやその他の睡眠妨害事象がある場合の夜間睡眠の断片化によるEDS
  - 中枢性過眠症によるEDS
  - 内科疾患によるEDS
  - 精神疾患（うつ病など）によるEDS
  - 薬物によるEDS
  - 行動に起因する不十分な夜間睡眠
- パラソムニア-睡眠中または睡眠近傍の異常な行動

12　第2章　睡眠関連疾患への診療アプローチ

　睡眠関連疾患国際分類第3版(ICSD-3)では主要7カテゴリーの睡眠問題を同定している が，睡眠医は，このおおまかな分類を念頭におくべきである．

- 不眠症（➜4～6章）
- 睡眠関連呼吸障害（➜7および8章）
- 中枢性過眠症（➜14および15章）
- 概日リズム睡眠・覚醒障害（➜16章）
- 睡眠関連運動異常症（➜13および19章）
- パラソムニア（➜17～19章）
- その他の睡眠関連疾患

　病歴聴取は，症状を詳細に把握し，最終的に特定の睡眠関連疾患の診断に到達することを目的としている．最初に焦点をおくべきところは，受診に至った主訴に関する現病歴を，患者本人から，理想的にはベッドパートナーや親/介護者からも徹底的に聴きとることである．症状の持続期間と日常生活機能への影響を詳しく調べる必要がある．睡眠に関する主訴がどのカテゴリーの特徴をもつか把握する試みが有用であり，その後にさらに方向性をもった病歴聴取に進むべきである．

　以下は睡眠歴の重要なポイントである．

- **睡眠パターンの一般的聴取**
  - 通常の就床時刻と起床時刻
  - 推定睡眠潜時（入眠するまでにかかった時間）と推定睡眠時間
  - 中途覚醒回数
  - 起床時の症状
  - 昼寝の有無とその長さ
- **習慣**
  - カフェインの消費量−1日あたりの量と摂取時刻
  - アルコール摂取−飲酒量と飲酒から就床までの時間
  - 喫煙習慣−喫煙量と喫煙から就床までの時間
  - 大麻，コカインなどの嗜好用薬物の使用
- **就床前の行動**
  - 日中のスケジュール（生活状況），仕事，ストレス
  - 運動

- 夜間の日課
- 飲食物（例：就床前のチョコレートまたは大量の食事）
- 寝室内でのテレビ，スマートフォン，タブレットなどからの光暴露
- **夜間の睡眠の特徴**
  - 通常の平日の睡眠スケジュールと週末/休日の睡眠パターン
  - 中途覚醒の理由（例：トイレに行く，何らかの不快感，痛み，パラソムニア）
  - 中途覚醒から再び眠りにつくまでのおおよその時間
  - 関連する事象として，入眠前後および最終的な目覚めの前後のイベントについて確認する

病歴聴取では，臨床医は特に以下について質問すべきである．

- **睡眠前の症状**
  - 就床時のRLS症状またはその他の運動症状
  - 就床時の疲労感，興奮，不安，目がさえた状態
- **入眠時の症状**
  - 入眠時ひきつけ－正常な生理学的現象であるが，程度が強く病的な場合がある
  - ふわふわした感じ
  - 入眠時幻覚
- **睡眠中の症状**
  - いびき
  - 呼吸停止（無呼吸）
  - あえぎ呼吸
  - 窒息感
  - 発汗
  - 睡眠中の体動－繰り返す動き，四肢のばたつき，つかむ，殴る，蹴る，ジャンプする，足を引きずる
  - 発声－寝言，叫ぶ，悪態をつく
  - 夢や夢を見ているときのような状態
- **日中の症状**
  - 起床時のもうろう状態〔睡眠慣性（sleep inertia）が強い状態〕
  - 起床時の頭痛
  - 口渇/咽頭痛

- EDS
- 集中力低下/ブレインフォッグ
- イライラ
- 疲労感
- カタプレキシー（情動脱力発作）を疑わせる症状

主たる病状が不眠と考えられるか？

不眠は，夜間のどの時期に出現しているかによって分類できるが，複数のタイプが並存していることも多い．

- 睡眠開始不眠（入眠困難）は，精神科疾患の有無にかかわらず，精神生理性不眠が最多であるが，以下も原因となりうる
  - RLS−身体のどこか，特に脚を動かさずにはいられない衝動などがあるかを尋ねる
  - 睡眠相後退障害−通常の長さの睡眠時間をとっているものの，状況が許せば起床時刻が遅れていないかを尋ねる
  - 不安障害またはほかの精神科疾患−眠ることへの恐怖，睡眠をとりまく恐怖症，過去に寝室や睡眠に関連した何らかのトラウマがあるかどうか尋ねる
- 睡眠維持不眠（睡眠維持困難）−問題なく眠りにつけるが，いったん入眠したあと，何度も目が覚めるか？　これは単に精神生理性不眠かもしれないが，次の可能性がある．
  - OSAまたは中枢性睡眠時無呼吸（central sleep apnoea，CSA）
  - 周期性四肢運動異常症（periodic limb movement disorder，PMLD）
  - 不安/抑うつ
  - ナルコレプシーでは，夜間睡眠が断片化していることが多い
- 睡眠終了時不眠（早朝覚醒）は抑うつ・うつ病の生物学的特徴であるが，睡眠相前進障害の可能性もある．後者を疑った場合，もし何の制限もなく好きなように眠れるとしたら，早寝早起きではあるが，睡眠持続時間が正常範囲内かどうかを明確にすること．

重要な臨床的特徴は，不眠により日中に著しい眠気を生じているかいないかである．睡眠時無呼吸，PMLD，概日リズム障害などの睡眠関連疾患では，日中の眠気を生じることが多い．もちろん，EDSはナルコレプシーの主要症状である．一方，一次性の不眠の患者は，しばしば著しい日中の疲労感や倦怠感を訴えるが，多くの場合（常ではないが！）日中に眠ることはとても難しいと感じている．

不眠を引き起こす原因ではないかと患者自身が感じているはっきりとしたきっかけがなかったかを尋ねる.

睡眠中に何らかの症状や事象が生じているか？

呼吸器症状の有無を確認する.

- いびき
- 無呼吸
- 睡眠中のあえぎ呼吸または窒息感
- 呼気の音とは対照的な吸気の音, すなわち吸気性喘鳴 (声帯機能不全を示唆する)
- カタスレニア (睡眠時うなり※. 深い吸気とそれに続くうめき声を伴う長い呼気)
- 夜間喘鳴
- 発作性夜間呼吸困難 − 心原性の病態の可能性がある
- 口の中の酸味 − 胃食道逆流の可能性がある
- 睡眠時無呼吸として矛盾のない昼間の症状と, その他の症状について尋ねる
  - 起床時の口内乾燥感または咽頭痛
  - 早朝の頭痛
  - 最近の体重増加
  - 夜間頻尿
- 的を絞った病歴聴取においては, OSAに関連する身体疾患について尋ねる.
  - 高血圧
  - II型糖尿病 (type 2 diabetes, T2D)
  - 心房細動
  - 夜間不整脈

睡眠中の異常運動について尋ねる.

- 夜間に下肢の蹴飛ばす動作や下肢のピクつきがある場合はPMLDの可能性が高いが, RLSの可能性についてもさらに確認する必要がある
  - 四肢, 特に下肢を動かさずにはいられないという衝動で, 感覚症状を伴うこと

※：日本語訳として汎用されているがコンセンサスは得られておらず, 「カタスレニア」とカナ表記されることも多い

が多い
- この衝動は概日パターンをとり，夕方や夜に悪化する
- 該当する身体の部分を動かすことで，この衝動は一時的に改善する
- 動かないでいると，この衝動は悪化する
- 大声で叫んだり，話したり，激しく非難するなどの異常行動を示す場合は，さらに詳細に聴取する
  - 夜のどの時間帯に生じるか？　夜の前半に生じる場合はNREM睡眠中に起こる疾患，後半の場合はREM睡眠中の現象である可能性がより高い
  - どのくらいの頻度で生じるか？　NREMパラソムニアは通常，一晩に1〜2回生じるが，REMパラソムニアまたはてんかん発作は，一晩に数回発生することも多い
  - 発症年齢−NREMパラソムニアは小児期に始まることが多く，高齢で始まることは少ない
  - 症状は毎回非常に似かよっているか？　高度に定型化されたイベントはてんかん発作を示唆する
  - ベッドから出るか，あるいは周囲の環境に応じた反応をするか？　このような特徴はNREMパラソムニアを示唆している
  - 話す内容は完全な文章になっているか，もしくは理解できる内容か？　それとも単なるつぶやきや叫び声か？
  - これらのイベントは夢の内容に関連するか？　夢の内容と関係する場合，ストーリーがあるか，あるいは単に視覚的なイメージなのか？
  - 夜間の摂食行動や性行動について，感情的な内容がないか，そしてこれらのイベントを想起できるかどうかについて尋ねる
  - 起こされたときに患者が混乱していないかどうか？　あてはまる場合，NREMパラソムニアやてんかん発作の一症状としての錯乱覚醒を示唆している
  - 自分を傷つけたり，ベッドパートナーを傷つけることがこれまでなかったかどうか？

覚醒と睡眠の移行期に関連する症状を確認する.

- 眠りに落ちるときに反復する運動がないか？　これは律動性運動異常症を示唆する
- 睡眠の開始時または終了時に睡眠麻痺または幻覚がないか？　これはナルコレプシーを示唆する

ほかの診断を検討する.
- 歯ぎしりの証拠となる症状はないか？ 起床時の顎の痛み，歯の摩耗，あるいは
  ベッドパートナーからの指摘
- 痛みを伴う脚のこむら返りを経験していないか？

主たる病状が，日中の過度の眠気または睡眠時間の延長なのか？

　第一に，患者が疲労や疲れではなく眠気を訴えていることを確認することが重要である．眠気は，眠り込みやすかったり，眠気でぼーっとしたりする傾向が強いが，疲れや疲労は，全身で感じることが多く，エネルギーレベルが低くなっている状態である．疲労は休息や体を動かさないようにしていることで緩和されるが，眠気は強くなる．睡眠は疲れを和らげることもあればそうでないこともあり，疲労した患者は，実際に睡眠でリフレッシュできないとしばしば訴え，そのために睡眠専門外来への紹介につながっている．物覚えの悪さや集中力の低下は，疲労でも日中の過度の眠気でも同様に生じる．

　疲労している，疲れている人々の生産性は低下するが，周囲に注意を払うことはできる．一方，眠気やぼんやりした感じは，注意力，集中力，反応時間に影響するため危険をはらんでいる．眠気は入眠の直前に生じ，眠ってしまうと自分ではコントロールできなくなる．したがって，安全が最重要な状況では，眠気は疲労よりも危険を招きやすい．眠気と疲労の区別をすることは，診断フォーミュレーション，検査方法の選択，および治療や支援の優先順位においても重要となる．

　疲労の一般的な原因は次のとおりである．

- 貧血
- 悪性疾患
- 慢性感染症/炎症
- 糖尿病
- 慢性腎臓病
- 甲状腺機能低下症
- 抑うつ・うつ病
- 慢性疲労症候群
- 細胞毒性のある薬，ベータ遮断薬などの薬物

　もちろん，これは完全なリストではない．検査を始める前に，睡眠時無呼吸や

18　第2章　睡眠関連疾患への診療アプローチ

RLS/睡眠時周期性四肢運動 (PLMS) などの睡眠関連の原因を調べる前に，疲労が原因である可能性を除外することが重要である．

　エプワース眠気尺度 (Epworth Sleepiness Scale, ESS. Box 2.1) は，様々な状況での眠気の評価に有用であることが検証されているが，過度の眠気では次のような症状もある．

● 昼寝
● 抑えきれない睡眠発作，特に活動的な状況でも生じる場合
● 自動症 (例えば読書中に段落をスキップしてしまったり，書類作成中に無意味な文章を書いていたりする)

Box 2.1　エプワース眠気尺度 (ESS)

　以下の状況で，単なる疲れではなく，うとうとしてしまったり，眠ってしまう可能性はどのくらいありますか？　最近の日常生活のことを思い出して記入して下さい．質問の中には，最近行っておられないこともあるかもしれませんが，もしその状況にあったとしたらどうなるかを考えてご記入下さい．その程度について，当てはまる数字を選択してください．

0＝居眠りすることは絶対にない
1＝ときどき居眠りをすることがある
2＝居眠りすることがよくある
3＝だいたいいつも居眠りをしてしまう

状況	居眠りの可能性
座って読書しているとき	☐
テレビを見ているとき	☐
公共の場所 (劇場，映画館や会議室など) で動かないで座っているとき	☐
ほかの人が運転する車に1時間ぐらい休憩なしでずっと乗っているとき	☐
事情が許せば，午後に休息をとるために横になっているとき	☐
座って人とおしゃべりしているとき	☐
飲酒なしの昼食後，静かに座っているとき	☐
車の中にいて，渋滞などのために数分間止まっているとき	☐
合計 (正常は10以下)	☐

著しい眠気の最も多い原因は，行動誘発性睡眠不足症候群 (behaviourally induced

insufficient sleep syndrome，BIISS）と呼ばれる慢性的な睡眠の制限である．したがって，第1段階としては，患者が十分に睡眠をとる時間があるかを確認することが必要である．もし十分に睡眠をとる時間がないと答える場合は，その理由を明らかにすべきである．

BIISSの可能性が高い場合，睡眠衛生に関するアドバイスを行い，十分に睡眠をとる時間（8時間以上）を確保するようにした上で，眠気の原因を再度考えなくてはならない．

次の段階では，日中の眠気の原因となりうる睡眠関連疾患，または医学的問題の様相がないかを探すことである．

- OSA（本章の前半を参照）
- RLSまたはPLMD
- 概日リズム障害
- NREMパラソムニアとREMパラソムニアの患者は，リフレッシュできるような睡眠がとれていないことがある
- 服薬中の薬（➡28章）または嗜好用薬物/違法薬物を使用していることにより，日中の眠気を生じている可能性があり注意すべきである
- 甲状腺機能低下症，ヘモクロマトーシス，または自己免疫疾患などの内科的疾患は，眠気の原因となることがあるので除外する必要がある
- 精神科疾患，特に非定型うつ病

以上の原因が探索されたならば，次に中枢性過眠症の特徴があるかどうかを考慮する．

- ナルコレプシーが疑われるのは，日中の短時間の睡眠でリフレッシュし，睡眠麻痺，入眠時幻覚，生々しい夢，夜間睡眠の断片化などの特徴がある場合である．さらにカタプレキシーがあれば診断はほぼ確定する．カタプレキシーは，強い感情の変化によって誘発されることが多い（➡14章）．ナルコレプシー患者は，REM睡眠行動異常症の症状を述べることがある（➡18章）．ナルコレプシーの付け加えるべき症状として，立っているときや食事中でも睡眠発作が起こることがあり，感染またはワクチン接種後にナルコレプシーを発症する場合もある
- 特発性過眠症（idiopathic hypersomnia，IH）は，睡眠時間が非常に長く，一貫して熟睡感がなく，睡眠慣性または睡眠酩酊状態が著しく，そして長時間昼寝をしてもリフレッシュ感がない患者において疑うべきである

20　第2章　睡眠関連疾患への診療アプローチ

● 行動の変化を伴った著しい眠気のエピソードを繰り返す場合は，Kleine-Levin 症候群を考える

患者の生活のほかの状況に与えるEDSの影響を理解することもまた重要である．

● 運転（➔29章），および重機の操作
● 仕事，教育，および社会生活に従事するための能力

便利な臨床ツール
Useful clinical tools

睡眠関連疾患の評価に役立つ質問票が多くあり診断の一助となる．エプワース眠気尺度（ESS）（➔Box. 2.1，p.18）は，臨床現場でよく使用されているものの1つで，過去数週間の眠気の程度を数値化する．その他の有用な質問票としては以下のようなものがある．

● スタンフォード眠気尺度（Stanford Sleepiness Scale）特定の時点における眠気を測定する
● ピッツバーグ睡眠質問票（Pittsburgh Sleep Quality Index）一般的な質問票
● 睡眠日誌
● ベルリン質問票（Berlin Questionnaire）OSAのスクリーニング用
● 睡眠の機能的転帰に関する質問票（Functional Outcomes of Sleep Questionnaire, FOSQ）
● 睡眠時無呼吸QOL質問票（Sleep Apnoea Quality of Life Index, SAQLI）
● ベック抑うつ質問票（Beck Depression Inventory, BDI）

睡眠医学における臨床判断
Clinical decision-making in sleep medicine

睡眠外来に紹介される患者は，高額な精密検査や高額な薬を必要としない．ほとんどの患者は，基本的な睡眠衛生のアドバイスにより改善する．実際，すべての睡眠関連疾患の治療は睡眠衛生のアドバイスから始まる．

病歴を総括し，患者を診察したあと，どの検査を行い（➔3章）どのような治療を

行うかを判断すべきである.

以下の所見には十分気をつける必要がある.

- 過眠症
  - 睡眠発作が頻発する危険な眠気. これは睡眠時無呼吸や中枢性過眠などである可能性がある
  - 睡眠呼吸障害(sleep-disordered Breathing, SDB)を伴えば,重大な心臓リスクとなる
  - 職業運転手や,失敗が重大な事故につながりうる職業に就いている場合
- パラソムニア
  - 睡眠中の暴力行為,自分や他人を傷つけたかその危険性が考えられる病歴がある
  - 頻繁な睡眠時遊行やベッドを離れての行動
  - 何らかの睡眠中の行動が初めて生じた場合
  - てんかんなどのほかの重大な病態を除外する必要性
- 不眠
  - 日中の機能低下を伴う衰弱性の不眠

紹介される理由として,以下のような患者(またはベッドパートナー)の生活への深刻な影響がある.

- 日中の生活機能
- 学業,社交,職場での仕事遂行能力
- パートナーまたは,ほかの家族との関係
- 患者の罹患しているほかの疾患などによる健康状況の転帰,例えば,心血管疾患の併存
- ベッドパートナーやほかの家族への影響
- 妨害を受ける(大きないびき,パートナーの落ち着きのない睡眠による)

これらの症状は,治療の決定にも役立つ.

おわりに
Conclusion

- 正常な睡眠の基礎を理解することが必須である
- 病歴聴取から可能性のある睡眠関連疾患を考えるのが第1段階である
- 24時間全体の症状を評価する必要がある
- 睡眠と覚醒のパターンに注意を払うべきである
- パートナーから追加の病歴を聴取すべきである
- 次に，睡眠の問題の特徴を明らかにするように試みるべきである
- 患者の睡眠関連疾患が，患者とそのパートナー/家族に与えている影響を評価するのが第2段階となる
- 最初の評価が終了したら，鑑別診断にとりかかることが可能となる
- 考えられる診断に関する相対的診断確率に基づいて，適切な診断のための検査を実施する場合がある
- 診断が明らかなときでも，重症度を判断するために臨床検査が必要になる場合がある
- 適切な治療は，その後行われる

さらに知りたい方のために

Kushida CR, Littner MR, Morgenthaler T, et al. Practice parameters for the indications for polysomnography and related procedures：an update for 2005. Sleep. 2005；28（4）：499-521.

Sateia MJ. International classification of sleep disorders-third edition：highlights and modifications. Chest. 2014；146（5）：1387-94.

Sateia MJ, Thorpy MJ. Classification of sleep disorders. In：Kryger mh, Roth T, Dement WC（Eds）principles and practice of Sleep medicine, 6th ed. Philadelphia, PA：Elsevier；2015：618-26.

Silber MH. Diagnostic approach and investigation in sleep medicine. Continuum（Minneap Minn）. 2017；23（4）：973-88.

第3章

睡眠医学における
診断のための検査

Diagnostic tests in sleep medicine

Seán E. Higgins

はじめに　*24*
Introduction

パルスオキシメトリ　*24*
Pulse oximetry

呼吸ポリグラフ検査　*25*
Respiratory polygraphy studies

ビデオ記録付き睡眠ポリグラフ検査　*25*
Video polysomnography

睡眠潜時反復測定検査　*28*
Multiple sleep latency test（MSLT）

覚醒維持検査　*28*
Maintenance of wakefulness test（MWT）

オスラー検査　*29*
Oxford Sleep Resistance Test（OSLER）

アクチグラフィ　*30*
Actigraphy

おわりに　*32*
Conclusion

24 第3章 睡眠医学における診断のための検査

はじめに
Introduction

　臨床医が睡眠関連疾患を診断する助けとなる数多くの検査法が存在する．これらにはパルスオキシメトリのような簡易で比較的安価な検査から，病院で行われるビデオ記録付き睡眠ポリグラフ検査（video polysomnography，vPSG）のように費用と人員を要する検査が含まれる．本章で紹介する検査がどのような臨床目的で用いられるのか，さらにそれぞれの検査の限界について理解することで，患者の状況に合わせて睡眠関連疾患を正確に診断することが可能となり，と同時に限られた医療資源を有効に活用できる．診断のための検査は，トレーニングを受けた適切な有資格者が解釈し，従来の診療や臨床判断の補助として使用されるべきである．

パルスオキシメトリ
Pulse oximetry

　パルスオキシメトリは動脈血酸素飽和度を評価する簡便で非侵襲的な検査法である．オキシメータから既知の2波長が発光され，それらの吸光度を測定し酸素飽和度が計算される．本装置は睡眠中に使用され，1秒あたり1回のサンプリングを最小頻度とし3秒間の移動平均が算出される．記録データは機器に保存され，簡単に解析用のコンピュータへダウンロードできる．

● パルスオキシメトリは検査前確率が高いとされる閉塞性睡眠時無呼吸（obstructive sleep apnoea，OSA）疑いの患者にスクリーニングとして利用可能である
● 4%の酸素飽和度低下指数（oxygen desaturation index，ODI）は，睡眠時無呼吸の重症度のゴールドスタンダードである無呼吸低呼吸指数（apnoea hypopnoea index，AHI）を大まかに反映しているが，AHIとは異なり気流や脳波の記録を必要としない
  ・4% ODI 5～15は軽症の睡眠時無呼吸
  ・4% ODI 16～30は中等度の睡眠時無呼吸
  ・4% ODI 30以上は重症の睡眠時無呼吸
● 検査の信頼性は連続2夜の検査を実施することで改善しうる
● 結果が陰性であるということは，単に検査夜に眠らなかったことを反映しているだけかもしれない
● パルスオキシメトリは，臨床上重要である上気道抵抗症候群（upper airway resistance

syndrome, UARS) を検出できない. UARSの検出には呼吸イベントに伴う覚醒反応の評価を行うため脳波記録が必要である
- 臨床的にOSAを強く疑うがパルスオキシメトリの結果が陰性であった患者は, 呼吸ポリグラフ検査もしくは睡眠ポリグラフ検査を行うべきである

呼吸ポリグラフ検査
Respiratory polygraphy studies

呼吸ポリグラフ検査は, OSA患者のスクリーニングとして病院もしくは自宅で使用できる. 呼吸ポリグラフ検査用の様々な機器が入手可能である. 機種間で若干の違いがあるものの, 通常はどの機器でも以下の項目が測定される.

- パルスオキシメトリ
- 気流
  - 鼻カニューレ
  - 口・鼻サーミスタ
- いびき
- 呼吸努力 – ある機種では単独のセンサであるが, ほかの機種では胸部と腹部の呼吸努力について別個のセンサが使用される
- 体位 – 体位依存性の睡眠時無呼吸の同定に有用である
- 気流や呼吸努力ではなく末梢動脈圧測定法 (peripheral arterial tonometry) を用いた機器も使用可能であり, 患者にとってさらに簡便なものとなりうる

単純なパルスオキシメトリと同様に, 上記の呼吸ポリグラフ検査は睡眠を測定しておらず, 結果が陰性の場合, さらに詳細な検査が必要になることがある.

ビデオ記録付き睡眠ポリグラフ検査
Video polysomnography

ビデオ記録付き睡眠ポリグラフ検査 (vPSG) は睡眠関連疾患を調べるゴールドスタンダードの検査法である. 自宅で常時監視なしに検査が行われることがあるかもしれないが, 通常は睡眠ラボ内において常時監視下で検査が行われる. vPSGでは, 患者に機器を装着し, 常時監視を行い, 結果を解析して所見を報告するためのトレーニン

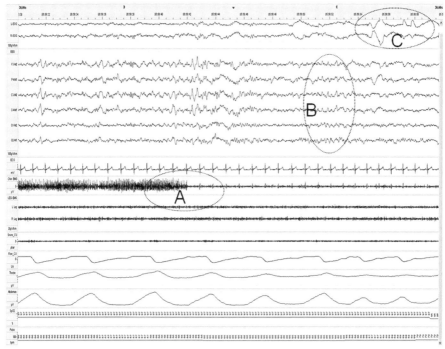

図3.1 30秒を「1エポック」とするN2からREM睡眠への移行を示した睡眠ポリグラフ検査の記録．Aでおとがい筋表面筋電図の筋緊張が消失していること，Bにて脳波に「鋸歯状波 (sawtooth waves)」が，Cにおいて眼電図に急速眼球運動が記録されている

グを受けた人員を必要とする（図3.1）．
　vPSGでは通常，以下の項目を記録する

- 眼電図（electro-oculogram，EOG）
  - まどろんでいる間や入眠時に緩徐眼球運動が記録される
  - REM睡眠期では急速眼球運動が記録される
- 脳波（electroencephalogram，EEG）
  - 覚醒状態とNREM睡眠，REM睡眠が区別される
  - 通常，6チャンネルが使用されるが，てんかん患者の検査では10-20のモンタージュが使用されることもある
- 筋電図（electromyogram，EMG）
  - 筋活動はREM睡眠中に減少する

- 歯ぎしり，周期性四肢運動，REM睡眠時筋緊張低下の消失といった病態を同定する
- 心電図 (electrocardiogram，ECG) は不整脈を検出する
- 呼吸ポリグラフ検査の項で述べたパラメータ
  - OSAと中枢性無呼吸 (CSA) を分別する
  - フローリミテーションのイベントを同定する
  - 睡眠時の低換気を検出するためにCO_2モニタリングが含まれることもある
- vPSGには，各チャンネルの信号に同期した音声と映像の記録が含まれている．これらの記録は以下の検査時に非常に重要である
  - NREMパラソムニア
  - 律動性運動異常症
  - 睡眠関連運動亢進てんかん

vPSGは，以下に示す疾患の検査に推奨される．

- ナルコレプシー：vPSG〔vPSGの翌日に行われる睡眠潜時反復測定検査 (multiple sleep latency test，MSLT；本章で後述) とともに〕はナルコレプシーが疑われる際にその評価のために適応される
- 夜間てんかん発作：臨床評価や通常の脳波で診断に至らない場合，脳波記録チャンネル数を増やしたvPSGの適応がある
- パラソムニア：非典型的な，もしくは通常では見られない睡眠時の行動の場合，vPSGが適応となり，NREMパラソムニアとREM関連パラソムニアの鑑別が可能となる
- 睡眠時の暴力的な行動：脳波記録チャンネル数を増やしデジタルビデオを用いたvPSGを行うことが望ましい〔例：REM睡眠行動異常症 (RBD)，睡眠時遊行症，法医学症例〕
- 周期性四肢運動異常症 (PLMD)

vPSGは以下に示す疾患の精査として推奨されない

- 概日リズム障害
- うつ病
- レストレスレッグズ症候群 (restless legs syndrome，RLS)

28　第3章　睡眠医学における診断のための検査

● 不眠症（ほかの睡眠関連疾患が疑われる場合を除く）

睡眠潜時反復測定検査
Multiple sleep latency test（MSLT）

　睡眠潜時反復測定検査（MSLT）は患者の入眠しやすさを客観的に測定する目的で開発された検査法である．本検査は，主としてナルコレプシーと特発性過眠症の診断に用いられる．

　MSLTでは眼電図，脳波，筋電図および心電図を記録する．

● MSLTは前日のvPSGに引き続いて合計4〜5回の昼寝を2時間おきに行う構成である
● それぞれのセッションでは患者が入眠するまで20分間の時間が設けてあり，
　● 入眠すれば，その時点から15分で当該のセッションは終了する
　● 患者はセッションとセッションの間は覚醒していなければならない
● 平均睡眠潜時（mean sleep latency，MSL）が8分以下であり，かつ2回の入眠直後のREM睡眠（sleep-onset REM period，SOREMP）が記録された場合，ナルコレプシーと診断してよい
● MSLが8分以下であるがSOREMPを認めない場合，特発性過眠症が示唆される
● 検査実施中に睡眠ステージの判定を行う必要があるため，トレーニングを受けた人員[※]が検査を実施しなければならない

　MSLTは前日の睡眠と薬物（例：REM睡眠を抑制する抗うつ薬）の影響を強く受けることがあり，偽陽性や偽陰性を生じうる

覚醒維持検査
Maintenance of wakefulness test（MWT）

　覚醒維持検査（maintenance of wakefulness test，MWT）は外界からの刺激がない環境下において覚醒を維持できうるかを調べる目的で開発された検査法である．記録されるパラメータはMSLTと同様であるが，本検査は，薄暗い部屋でベッド上にリクライニングの姿勢で座って行われる．40分間の検査が2時間ごとに4回実施される．

[※]：日本では，トレーニングを受けた医師，臨床検査技師，看護師などの資格をもった医療従事者

検査実施中，患者には以下のことが求められる．

● ベッド上で静かにしていること
● 開眼状態で，目覚めたままでいるようがんばること
● 身体をもぞもぞさせたり，もしくはほかの気を紛らわす方法は禁止

それぞれのセッションは以下の状態になると終了となる．

● 患者が40分間起き続けられていた場合
● N1の睡眠段階が3連続するエポック（1エポックは30秒とする），もしくは
● その他の睡眠段階が1エポック出現した場合

英国では，運転免許証を当局から返却してもらうための申請書類を裏付ける医学的証拠を患者が求めてきた際に実施されることがある．MWTの検査結果は，以下の理由で，臨床判断を単に支持することしかできない．

● 正常とされる範囲が広いこと
● 何をもってMWTをクリアしなかったのかのコンセンサスが存在しないこと
● 本検査は運転中の被験者の覚醒および注意集中維持能力を直接的に測定していない

オスラー検査
Oxford Sleep Resistance Test (OSLER)

オスラー検査（Oxford Sleep Resistance Test，OSLER）はMWTの変法として開発されたが，実施とその後の管理がMWTに比べて簡便である．記録電極類は必要としない．

● 40分を1セッションとして2時間おきに4回検査が行われる
● 被験者は薄暗い部屋のベッド上にリクライニングの姿勢で座る
● 被験者は3秒に1回光る暗赤色灯に反応してボタンを押すことが必要とされる
● 7回連続での押し忘れは入眠していると考えられ，その時点で検査は終了する
● セッション全体にわたる押し忘れの合計は，被験者の覚醒度に関連しているとされている
● ある研究グループは，本法よりも短い20分法が適切であるとする一方，ある研究

グループは4回法よりも少ない実施回数が適切であるとしており，実施方法のコンセンサスは得られていない

- OSLERの利点は，PSGが利用できない場所でも実施が可能である点である
- MWTと同様に，OSLERは運転中の被験者の覚醒，および注意集中維持能力を直接的に測定していない

アクチグラフィ
Actigraphy

アクチグラフィは，動きを測定し記録する加速度計を使った小型の機器(腕時計型)で構成されている．本機器は長期間にわたって測定が可能であり，患者の睡眠覚醒パターンを有用な図として示すことが可能である(図3.2)．本機器は睡眠研究および睡眠の臨床現場において広く利用されている．

- アクチグラフィは，以下に挙げる概日リズム障害の検査に推奨される
  - 睡眠相前進症候群
  - 睡眠相後退症候群
  - 交代勤務関連疾患
  - 非24時間睡眠覚醒症候群
- MSLTを行う数週間前から患者の睡眠覚醒パターンを評価するために本機器を使用することが臨床現場で増えてきている
- アクチグラフィは動きを測定しており，被験者によっては睡眠を過小評価もしくは過大評価する可能性がある
- 睡眠分断化指数といった追加ソフトによって算出されたパラメータはPSGで算出された覚醒反応指数の代用にはならず，解釈に注意を要する
- アクチグラフィは概日リズム障害の患者の治療反応性を判定する際に有用である
- 本項でのアドバイスはあくまで有効性が確認されたアクチグラフィに対してのものである．有効性が確認されていない数多くの商用デバイスが利用可能であり，一般向けに積極的に販売されている．これらの機器の測定結果は十分注意を払って取り扱われるべきであり，有効性が確認されたアクチグラフィに取って代わることはできない

アクチグラフィ 31

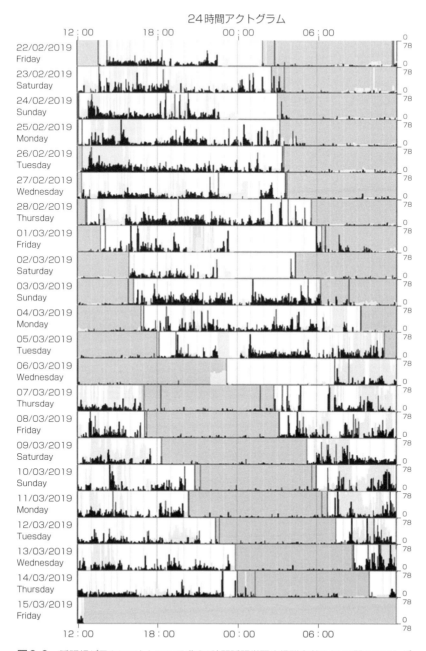

図 3.2 睡眠相が日々シフトしている非24時間睡眠覚醒症候群患者の21日間のアクトグラム (黒色は活動を,薄い灰色は光量を,濃い灰色は睡眠を示している.)

おわりに
Conclusion

　本章で述べた診断のための検査は，いずれもその感度および特異度が実証され，有効性が確認されている検査方法である．多くの機器やスマートフォンのアプリケーションが，睡眠の深さや質を測定していると謳って一般向けに販売されている．これらの機器の精度は一般的に承認された標準的手法を対照として検証されておらず，それらを臨床の場で用いることは避けなければならない．

　適切に診断のための検査が行われてこそ—はじめて正確に結果を解釈することができる—全体の臨床像を一連の流れとして考えることが重要である．診断のための検査は臨床的に直結する解を与えうる視点でオーダーされなければならない．

さらに知りたい方のために

Hirshkowitz M. Polysomnography and beyond. In: Kryger MH, Roth T, Dement WC (Eds) Principles and Practice of Sleep Medicine, 6th ed. Philadelphia, PA: Elsevier; 2017: 1564-66.

Kapur V, Auckley DH, Chowdhuri S, et al. Clinical practice guideline for diagnostic testing for adult obstructive sleep apnea: an American Academy of Sleep Medicine Clinical Practice Guideline. J Clin Sleep Med. 2017; 13 (3): 479-504.

Kushida C, Littner MR, Morgenthaler T, et al. Practice parameters for the indications for polysomnography and related procedures: an update for 2005. Sleep. 2005; 28 (4): 499-521.

Littner MR, Kushida C, Wise M, et al. Practice parameters for clinical use of the multiple sleep latency test and the Maintenance of Wakefulness Test. Sleep. 2005; 28 (1): 113-21.

Penzel T (2017). Home sleep testing. In Principles and Practice of Sleep Medicine, 6th ed. Philadelphia, PA: Elsevier Inc; 2017: 610-1614.

第4章

不眠症の臨床的側面

Clinical aspects of insomnia

Hugh Selsick and David O'Regan

はじめに　*34*
Introduction

不眠症とは何か？　*34*
What is insomnia?

疫学　*35*
Epidemiology

不眠症の影響　*37*
Consequences of insomnia

診断　*41*
Diagnosis

治療　*45*
Treatment

はじめに
Introduction

不眠症は睡眠関連疾患の中で最もよく知られ，ほかの身体医学的，精神医学的，睡眠の状態にしばしば併存する．不眠症は，個人にとっても社会経済的にも大きな負担となる．本章では，不眠症の臨床的特徴，評価方法，疫学，不眠症のもたらす影響，診断，鑑別診断，治療について述べる．不眠症の薬物療法および非薬物療法については，➲第5章および第6章で詳述する．

不眠症とは何か？
What is insomnia?

不眠症とは，
- 入眠が困難なことが続くこと
- 十分な長さの睡眠の維持が困難なことが続くこと
- まとまった量の睡眠がとれないことが続くこと

という状態のいずれかが，次の3つのすべてを満たす場合を言う．

- 十分な睡眠の機会が確保されていても生じること
- 日中の機能障害につながっていること
- ほかの睡眠関連疾患で説明がつかないこと

注意すべきこととして，以下は不眠症ではない．

- 睡眠時間が短くても日中の機能障害や苦痛を伴わなければ不眠症ではない．単にショートスリーパーと呼ばれ睡眠関連疾患ではない
- 睡眠機会が不十分であることによる短時間睡眠は不眠症ではない．これは，睡眠制限や睡眠奪取とも言われるが，睡眠時間不足症候群である．その影響や治療法は，不眠症とは全く異なる

診断カテゴリー（診断分類）

- 慢性不眠症：不眠症状が週3回以上ある状態が3カ月以上続く
- 短期不眠症性障害：症状の持続が3カ月未満
- その他の不眠症性障害：慢性不眠症，短期不眠症の基準を満たさない不眠症

サブタイプ（下位分類）

　不眠症には多くのサブタイプがあるが，原発性不眠症，二次性不眠症という概念は最近は使われなくなり，サブタイプや併存疾患に関係なく，すべての不眠症に対処する必要がある．しかし，サブタイプを特定することは治療介入の焦点を決めるのに役立つこともある．

- 不眠症は，ほかの内科的疾患，薬剤，ほかの物質や精神障害と関連することがある
- 心理生理学的不眠症－睡眠を妨げるものの関連性への誤った学習，覚醒の亢進，睡眠にまつわる過度の不安などがある場合
- 不適切な睡眠衛生－患者が非機能的な睡眠関連行動をとっている場合
- 小児期の行動性不眠症－子どもへの睡眠行動のトレーニングや親のリミットセッティングが不十分だった場合
- 逆説的不眠症とは，強い不眠を主訴とするが，客観的な所見がないものを言う．患者は実際に眠っていた時間の一部を主観的に起きていたと感じる．本当に眠れないと訴える患者の多くにこの睡眠誤認の要素があり，実際の睡眠時間を過少評価している

疫　学
Epidemiology

有病率

　不眠症の有病率に関する疫学研究は，症例の定義，評価方法，患者の特徴，評価期間のばらつきがネックとなり，報告されている有病率は5～50％と幅がある．

- 成人の少なくとも33％が，1つは夜間の不眠の症状を訴える
- この数字は，日中の症状（例：疲労感）があることを条件に加えると，10～15％に下がる

- 睡眠関連疾患国際分類第3版（ICSD-3）などの診断基準を用いると，不眠症の有病率は6～10％の間になる
  - このように有病率の数字が低くなったのは，新しい診断マニュアルで「非回復性睡眠」という非特異的な症状が削除されたことが一因と考えられる

　不眠の有病率は，次のような場合には一貫して高くなる．

- 女性（リスク比1.41：1）
- 中年および高齢者
- 交代制勤務者
- 身体的および精神的な障害が併存する患者（オッズ比4.0～6.0）
- 社会経済的地位の低い患者
- 独居の患者（例：独身，別居，寡婦）

民族と文化の役割

　民族や文化も不眠症の有病率に影響する．出身の文化圏によって健康問題の経験や捉え方が異なる（宗教的信念，スティグマ，症状の表出などの違いによる）．
　米国の全国規模での睡眠調査では不眠症の人種別の有病率は次のとおりであった．

- 白人　10％
- ヒスパニック　7％
- アジア人　4％
- アフリカ系アメリカ人　3％

　国際規模の不眠症の調査では，不眠症の有病率が特に高い地域は次のとおりである．

- ブラジル（約79％）
- 南アフリカ（約45％）
- 東ヨーロッパ（32％）
- アジア（28％）
- 西ヨーロッパ（約23％）

危険因子（リスクファクター）

不眠症の素因として，最も一般的に仮説が立てられているのは次のものである．

- 女性（特に更年期）
- 一親等に不眠症の家族歴があること．これが遺伝的なものか，後天的な学習行動によるものか，ほかの障害（精神疾患など）に随伴したものかは明らかではない
- 不眠症の既往歴
- 心理的脆弱性（不安傾向の強いパーソナリティなど）
- 生物学的脆弱性〔視床下部-下垂体-副腎（HPA）軸の活性亢進など〕

不眠症の軌跡

不眠症は長期に持続することが多いが，その持続率は評価の間隔によって大きく変わる．

- cardiovascular health studyで，1〜4年間の不眠症状の持続率は以下のとおりであった
  - 入眠困難：15.4%
  - 睡眠維持困難：22.7%
- ほとんどの研究で期間が1年に設定されているが，それでは不眠症の変動的な性質を過小評価する可能性がある．例えば，月単位で評価したある研究では，被験者の69%が12カ月以内に少なくとも1回は睡眠状態が変化した．つまり，もともと不眠症であった人が，6カ月後に回復し，12カ月後にはまた再燃するということがありうる
- 不眠症の持続性に関連する因子として次のようなものが挙げられる
  - 女性
  - 高齢
  - 医学的問題の併存
  - 精神疾患

不眠症の影響
Consequences of insomnia

不眠症の短期的な影響

不眠症の短期的な影響は，深刻で苦痛が大きく，生活のあらゆる側面に悪影響を及

ぼす．そのことが不眠症の人が助けを求める動機となることも多い．具体的には以下のようなものがある．

● 倦怠感
● 疲労感
● 不快感覚（例：眼が重い）
● 知覚過敏（例：音，光への感覚過敏）
● 気分の不調（例：苛立ち，感情的反応の亢進）
● 人間関係の悪化（例：子どもやパートナーとの関係の悪化）
● 自尊心，希望，自信の減退
● 生活の質（QOL）の低下
● 孤独で理解されていない感じがする
● 認知機能低下（例：注意力，集中力，能率の低下）

不眠症の長期的な影響

心理面の健康

不眠症は，メンタルヘルスの不調に強く関連しており，精神疾患発症の重要な危険因子であると言われている．

慢性的な不眠が関連するリスクに次のようなものがある．

● 将来の不安症の発症リスクが2倍高くなる
● 将来のうつ病の発症リスクが4倍高くなる
● 希死念慮，自殺企図，自殺既遂のリスクが増加する

既往歴，家族歴，ほかの精神疾患の有無とは無関係に，慢性的な不眠があるとこれらのリスクが上がることが小児，青年，成人において示されている．

不眠症と精神疾患の関係は双方向性で，不眠症は精神疾患の原因にも結果にもなりうる．

● 不眠症は精神疾患の経過に悪影響を及ぼす．例えば，うつ病患者は不眠症状があると，症状評価，減薬率，寛解率，治療反応の安定性のいずれもが不眠症状のない患者と比べて有意に低い
● 不眠症は統合失調症発症の独立した危険因子であり病的体験を悪化させる．統合失

調症患者の最大44％に不眠症が併存し，不眠はQOLの低下と独立して関連している
- 双極症では不眠が躁状態エピソードの引き金となることが多く，躁状態の重症化につれて不眠も悪化する．エピソードの間欠期にも最大で70％の患者が不眠症を呈し，そのことがさらに気分や日中の機能に悪影響を及ぼす
- 睡眠の問題は，心的外傷後ストレス症（post-traumatic stress disorder，PTSD）にも密接に関連する．PTSD自体の寛解後も不眠症が残存することがよくある
- アルコール依存では，断酒に成功した患者のうち最大で72％が慢性不眠を経験する．残存する不眠症はしばしば再飲酒の重大な要因になる

身体面の健康

不眠症と身体的な体調不良との関係は，それほど明確には示されていない．

- 不眠症と身体的不調の関連を示す多くの研究で，患者数が少なく，ほかの睡眠関連疾患〔例えば睡眠呼吸障害（SDB）〕の除外診断のための適切な検査が行われていないことが批判されている
- Penn State Adult Cohortの疫学研究は，そのような問題を克服し，睡眠ポリグラフ検査（polysomnography，PSG）を用いて不眠症の客観的な調査を行い，慢性不眠症の患者の中でも生理的過覚醒のある患者と，認知・情動的覚醒のある患者の違いが新たに示された
  - 生理的過覚醒－ストレス応答の亢進によって起こり，睡眠時間が短縮する（6時間以下）
  - 認知・情動的覚醒－正常なストレス応答活動によって起こり，睡眠時間は正常（6時間以上）
- 生理的過覚醒を伴う慢性不眠症は身体的問題と有意に関連するが，認知・情動覚醒を伴う（睡眠時間が短くない）慢性不眠症はそうではない（**表4.1**）

40 第4章 不眠症の臨床的側面

表4.1 慢性不眠が身体に及ぼす影響

影響	短時間睡眠	正常の睡眠時間
生理的過覚醒	✓	×
コルチゾール上昇	✓	×
心拍数変動の増加	✓	×
新陳代謝率の増加	✓	×
日中の覚醒の増加	✓	×
高血圧	✓ (5.1)	× (1.3)
糖尿病	✓ (2.95)	× (1.1)
死亡率（男性のみ）	✓ (4.0)	×

✓相関あり　×相関なし　（　）オッズ比
「短時間睡眠」睡眠時間が6時間以下　「正常の睡眠時間」睡眠時間が6時間以上

職場の健康

不眠症による日中の機能不全の影響が特に出やすいのが職場であり，キャリア目標の達成の大きな障害となることが知られている．

慢性的な不眠症は次のようなことに関連する．

● 生産性の低下
● 欠勤
● 遅刻
● 昇進や昇給などのキャリアアップの妨げになる
● 仕事の満足度の低下
● 対処能力（特に問題解決能力）の低下
● 達成感の低下
● 転職欲求の増強
● 永続的な労働力障害
● 個人的および業務関連のミスや事故（交通事故以外）のリスクが高まる

経済的影響

不眠症は，社会にとって非常に大きな直接的・間接的な経済的支出をもたらす．

- 直接的な支出としては，不眠症で受診した診察代，通院の交通費，処方薬，市販薬，睡眠の補助として飲用するアルコールなどが含まれる
- 間接的な支出としては，不眠による欠勤や生産性の低下などがある
- 米国では，不眠症に関連した年間支出は630億～900億ドル［約10兆～14.5兆円（2024年時点）］と推定されており，その負担の75％が間接的な支出に関連するという報告がある
- 英国では，不眠による支出額は算出されていないが，睡眠時間の減少（夜間の平均睡眠時間が6時間以下と定義）が年間400億ポンド［約8兆円（2024年時点）］の経済損失をもたらすという研究報告がある
- 不眠症の重症度と頻度は，直接的な医療費との用量反応効果を示す．例えば，米国では，中等症～重症の不眠症の人は，よく寝る人に比べて2倍の医療保険料を支払う可能性がある
- 間接的に，不眠の重症度と生産性低下は正の相関がある．例えば，不眠関連の障害のある被雇用者の間接雇用率は，不眠症状だけの被雇用者の4倍以上，不眠のない被雇用者の12倍以上である

診　断
Diagnosis

多くの場合，不眠症は病歴だけで診断される．検査を要することもあるが，普通それは病歴から疑われるほかの睡眠関連疾患の除外診断目的で行われる．

病　歴
病歴を聴取する目的は次のとおりである．

- 患者が不眠症の診断基準を満たすかどうかを判断する
- 不眠症の増悪因子を特定する
- 不眠症の持続因子を特定する
- 不眠症と紛らわしい，あるいは不眠症を増悪させうるほかの睡眠関連疾患，内科疾患，精神疾患の併存がないか検索し，除外診断する

患者は不眠症の基準を満たしているか？
患者に，就寝時刻と起床時刻を含め，普段の夜間睡眠について述べてもらう．不眠

症の原因となる非機能的な行動や認知があるかどうかの判断材料にもなる.

- 入眠困難があるか？
- 睡眠が分断しているか？
- 夜間に長く目が覚めている時間があるか？
- 早朝覚醒があるか？
- 自分はどのくらいの睡眠をとっていると思うか？
- 就寝前に何をするか？
- 就床したらまず何をするか？
- 夜間に目が覚めている時間に何をするか？

よく眠れないことの頻度や，どのぐらい前からその症状があるのかを訊ねる.

- それが週に何回あるか．週に3回以上か．「1週間のうちでも眠れる日と眠れない日がありますか．あるとすればその理由は何ですか」というような質問によっても，患者の不眠に何らかのパターンがあるのかがわかる
- 症状はいつからあるか．3カ月以上前からか
- 症状は経時的に悪化しているか．変動があるか．季節性の要素があるか

睡眠によって日中にどのような影響を受けているかを判断する

- 疲労感がないか？
- 認知機能低下はないか？
- 気分やイライラ感などに変化はないか？
- 人間関係に変化はないか？
- 仕事に影響がないか？
- 安全上の問題がないか？　（例：疲労による交通事故など）

不眠症の増悪因子

不眠症の増悪因子は無数にある．ストレス，環境要因，うつ病，不安症，物質乱用，疼痛，内科疾患，処方薬剤，妊娠などであるが，増悪因子が存在する場合は，それが除去されれば不眠も回復すると考えられるので，その増悪因子が解消されるまで不眠をコントロールすることが治療方針になる．しかし，慢性不眠症では，そのよう

な増悪因子は病院を受診する前に既に解消されていることが多い．その場合は元の増悪因子は不眠症の治療にはほとんど関係ないが，患者は不眠がどのように始まったかを説明したがることが多い．

不眠症の持続因子

次のような非機能的な習慣や認知が不眠症を持続させることがある．

● 睡眠への過度なこだわりや反芻
● 早過ぎる就床，遅過ぎる起床，ばらばらな起床時間，日中の仮眠（意図的であるにしろ，ないにしろ）などによる睡眠駆動の恒常性の低下
● 寝床でテレビやスマホを見たり，日中も寝室の中で過ごしたりすること．こうした行動により，寝床や寝室というものが睡眠よりも覚醒と関連付けて学習されてしまう
● 睡眠薬や精神刺激薬の不適切な使用
● 疲労による能率低下への懸念から日中の活動を回避してしまうこと
● 誤って学習された睡眠に関する不安．これは，就床前や就床後に徐々に不安感が増してくるという形で現れることが多い

これらの持続因子を特定すれば，それに対処する治療計画を立案できる．

ほかの睡眠関連疾患の検索と除外診断

ほかの睡眠関連疾患のほとんどが不眠を悪化させる可能性がある．不眠症のように見えて，そうでないものもある．特に次のものは検索したい．

● レストレスレッグズ症候群（restless legs syndrome，RLS）：患者自らがレストレスレッグズの症状を訴えることは驚くほど稀で，多くは入眠困難か，ときに中途覚醒を主訴に受診する．したがって，不眠を主訴とする患者全員にRLSの症状を尋ねるべきである
● 悪夢，夜驚症，その他のパラソムニア：パラソムニアのエピソードへの不安から眠ることへの恐怖感が助長してしまう人もいる
● OSA：一般に知られている症状は日中の過度の眠気であるが，不眠の原因となることも少なくない
● 概日リズム障害：睡眠と覚醒のタイミングだけが異常で，いったん入眠したあとの睡眠そのものは全般に正常である場合，リズム障害を疑う

日中を通しての過度の眠気は，不眠症単独でもありうる症状だが，たいていの不眠症患者は「しんどいけれど気は張っている」のように表現するので，日中の眠気の訴えがあれば器質的な睡眠関連疾患を疑う．

睡眠日誌と睡眠尺度

不眠の評価尺度は多数あるが，それらは臨床用途よりも監査や研究目的向きである．不眠症重症度指数（ISI）はよく検証され広く使用されている尺度で，治療反応性をモニターするのに有用である．エプワース眠気尺度（⊃Box 2.1，p.18）は，日中の過度の眠気の有無の判定に有用である．

より有用なのが睡眠日誌である．患者は，診察の場で睡眠の状況を尋ねられると，一番悪かったときのことだけを話し，期間内で睡眠がどう変化したか説明できないことが多い．睡眠日誌があると，経時的な睡眠の様子を把握でき，患者の睡眠のパターンや持続的な要因を見出すのにも役立つ．

検　査

不眠症の診断そのものに臨床検査が必要であることはほとんどないが，ほかの睡眠関連疾患や基礎疾患を疑う場合に次のような検査項目が必要になる．

● 甲状腺機能
● RLS や周期性四肢運動が疑われる場合に，フェリチン，葉酸，ビタミン B12，腎臓機能，血糖値
● 疲労の原因として感染症や貧血を疑う場合に，全血球検査
● QTc 延長の可能性のある薬剤を処方する場合は，心電図検査

患者が睡眠日誌をつけるのが苦手か，つけられない場合には，アクチグラフが有効である．また，アクチグラフは概日リズム障害を疑う場合にも有用である．

次のような場合は PSG を考慮する．

● 周期性四肢運動などのほかの睡眠関連疾患が疑われる場合，パラソムニア，睡眠時無呼吸症などほかの睡眠障害が疑われる場合
● 逆説性不眠を呈する場合．PSG によって自分が眠れていること，あるいは思っているより眠れていたことを示されると患者は納得しやすい
● 標準的な不眠症の治療が無効である場合

治 療
Treatment

- 痛み，不安，覚醒剤などの促進要因がある場合は，その要因を治療する
- ただし，促進要因を除去すれば必ず不眠症が治るとは限らない．多くの場合，促進要因が解決したあとも不眠症は持続する
- したがって，不眠症も積極的に治療する必要がある
- 治療には催眠術や心理的および行動的介入が含まれる場合がある．これらについては，➡第5章および第6章で詳述する

さらに知りたい方のために

American Academy of Sleep Medicine. International Classification of Sleep Disorders, 3rd ed. Darien, IL: American Academy of Sleep Medicine; 2014.

Fernandez-Mendoza J. The insomnia with short sleep duration phenotype: an update on its importance for health and prevention. Curr Opin Psychiatry. 2017; 30 (1) : 56-63.

Fernandez-Mendoza J, Vgontzas AN, Liao D, et al. Insomnia with objective short sleep duration and incident hypertension: the Penn State Cohort. Hypertension. 2012; 60 (4) : 929-35

Morin CM, Jarrin DC. Epidemiology of insomnia. Sleep Med Clin. 2013; 8 (3) : 281-97.

Selsick H. Insomnia assessment. In: Selsick H (Ed) Sleep Disorders in Psychiatric Patients: A Practical Guide. Berlin: Springer; 2018: 109-19.

Wilson SJ, Nutt DJ, Alford C, et al. British Association for Psychopharmacology consensus statement on evidence-based treatment of insomnia, parasomnias and circadian rhythm disorders. J Psychopharmacol. 2010; 24 (11) : 1577-601

第5章

不眠症の心理療法

Psychological therapies for insomnia

David O'Regan

はじめに　*48*
Introduction

推奨される心理療法および行動療法　*48*
Recommended psychological and behavioural therapies

治療コンポーネントの概要　*49*
Summary of treatment components

心理的および行動的介入の概要　*50*
Outline of psychological and behavioural interventions

心理的および行動的介入の有効性　*53*
Effectiveness of psychological and behavioural interventions

新しい治療アプローチ　*54*
Emerging treatment approaches

特別なニーズがある人々　*55*
Special populations

不眠症と睡眠導入剤　*56*
Insomnia and hypnotics

禁忌事項　*57*
Contraindications

リスク　*58*
Risks

治療抵抗性　*58*
Treatment resistance

再発防止　*59*
Relapse prevention

はじめに
Introduction

　不眠症は，睡眠の開始または維持が困難で，それに伴って日中の機能が損なわれる疾患と定義されている．不眠症は，最も多い睡眠関連疾患および精神疾患であり，成人人口の約10〜30％に見られる．不眠症は，健康問題，常習的な欠勤，生産性の低下，医療費の増加，自動車以外の事故に巻き込まれるリスクを増加させるなど，重大な影響を及ぼす．

　心理療法や行動療法は，不眠症の第一選択治療として推奨されており，不眠症治療におけるゴールドスタンダードとみなされている．本章では，一般的な非薬物療法のアプローチと，その使用を支持するエビデンスについて要約する．また，新しい治療の選択肢も紹介する．高齢者，子どもや10代の若者，併存症による不眠，睡眠導入剤使用者などの，特別な集団に対する治療について考慮すべきことや，禁忌事項，リスク，治療への抵抗，再発防止など，治療における実践的側面についても要約して解説する．

推奨される心理療法および行動療法
Recommended psychological and behavioural therapies

　米国睡眠医学会 (The American Academy of Sleep Medicine, AASM) は，以下の治療法を不眠症の標準治療に位置付けている．

- 刺激制御法
- リラクゼーショントレーニング
- 不眠に対する認知行動療法 (cognitive behavioural therapy for insomnia, CBT-I)

　以下の治療法についても，AASMは一定の支持をしている．

- 睡眠制限法
- 認知療法を含まない多要素療法
- 逆説志向法
- バイオフィードバック療法

以下の治療は，AASMは単独の実施を推奨していない．

- 睡眠衛生教育
- イメージトレーニング
- 認知療法

治療コンポーネントの概要
Summary of treatment components

治療	説明
刺激制御法	寝床/寝室と睡眠との間の，学習された関連付けを復元することを目的としている．患者に，睡眠，着替え，セックス以外のために寝床を使用しないように指導する．また，15分以上眠れないときは寝床/寝室を離れ，眠くなったらまた戻ることを指示する．昼寝は避け，規則的な起床時刻と就床時刻を設定する．
睡眠制限法	あらかじめ就床時刻と起床時刻を設定し，睡眠効率(sleep efficiency, SE)に応じて，これらを調整することによって，寝床で過ごす時間と実際の睡眠時間を近づけることを目指す．
睡眠圧縮法	睡眠制限法のバリエーションである．通常は週に15分単位で総睡眠時間を徐々に短縮させる．睡眠制限法が併存疾患(双極症，片頭痛，てんかん，慢性疲労症候群など)を悪化させる可能性がある患者に推奨される．
リラクゼーション	過覚醒を軽減するために実施される，身体的および精神的なテクニック．漸進的筋肉弛緩法，ガイド付きイメージ療法，瞑想などが含まれる．
認知療法	睡眠/不眠症に関する思い込みを解消し，代わりとなる説明を行う．患者が自らの不眠症について捉え直すことを可能にする．
CBT-I	治療パッケージであり，通常，睡眠衛生指導，刺激制御法，睡眠制限法，リラクゼーショントレーニング，および認知療法で構成される．

心理的および行動的介入の概要
Outline of psychological and behavioural interventions

刺激制御法

- 古典的条件付けに基づく不眠症の効果的な単独療法である
- よく眠れる人は，寝床/寝室にいるという条件刺激が，睡眠を誘発するきっかけとなる
- 多くの不眠症患者は過去に寝室でテレビを見る，食べる，悩む，読むなどの，睡眠を妨げる行動をとった経験がある
- 不眠症患者は，「寝床で過ごす時間が増えるとより眠れる可能性が高くなる」と考えがちである
- 実際には，これらの不適切な行動は，寝床に入ることと眠りにつくことの間に存在する，刺激と反応の関係を弱めてしまう
- 時間が経つにつれて，寝床/寝室にいる刺激が，眠りにつこうとする際に生じる不安や苛立ちのきっかけになってしまう
- 刺激制御の指示については，⮕治療コンポーネントの概要，p.49で説明した
- てんかん，パラソムニア，躁状態，および転倒の恐れ等の併存疾患がある患者には用いてはならない

睡眠制限法

- 就床時間を実際の睡眠時間と一致させることを目的とする
- 睡眠日誌の記録を基に，過去2週間の平均的な睡眠時間と総睡眠時間を決定する
- 睡眠効率は，平均睡眠時間を総睡眠時間で割り，この数値に100を掛けることで算出される
- よく眠れる人の睡眠効率は90％以上である
- 患者の睡眠効率を使用して，目標となる就床時間を設定する
- 通常，患者に基準時刻，つまり，睡眠の質に関係なく，週7日，毎朝起床時刻のリミットを設定する
- この基準時刻から平均睡眠時間を差し引いて，睡眠閾値，就床時刻のリミットを設定する
- 最短の総睡眠時間は5時間に設定するが，双極症の場合は6時間に設定する

心理的および行動的介入の概要　51

- その後数週間は，睡眠効率に応じて時間を増減することによって，適切な就床時間を設定する
- 通常は以下のように，睡眠閾値を15分単位で増減させることで総睡眠時間を調整する
  - 睡眠効率が90％以上の場合：最も早い就床時刻を15分早める
  - 睡眠効率が85〜89％の場合：変更しない
  - 睡眠効率が85％未満の場合：最も早い就床時刻を15分遅らせる
- この方法により，患者にはわずかな睡眠負債が蓄積される．これにより，患者はその後の夜に，より簡単に眠りにつくことができるようになり，睡眠が安定する
- 初期には，日中の疲労の増加が問題となるが，一時的なものである
- 双極症，てんかん，閉塞性睡眠時無呼吸（obstructive sleep apnea，OSA），職業運転手，慢性疲労症候群，片頭痛，その他睡眠時間不足によって併存疾患が悪化する患者には用いてはならない

睡眠圧縮法

- 総睡眠時間を徐々に短縮させる，睡眠制限法のバリエーションである
- 睡眠制限法が禁忌である患者，または睡眠を制限することに対する不安に圧倒されてしまうような患者に推奨される
- 患者は，納得できる就床時刻について同意した上で，睡眠効率が90％に達するまで毎週15分ずつ就床時刻を遅らせてゆく

リラクゼーション

- 不眠症患者の多くが経験する，寝る前や寝床での心身の緊張や過覚醒を軽減する
- 漸進的筋弛緩，ガイド付きイメージ療法，瞑想，自律神経訓練法などの技法が含まれる．自律神経訓練法は，呼吸法，特定の言語刺激，およびマインドフルネス瞑想による身体の自然なリラクゼーション反応を利用して，不快な精神症状および身体症状を解消する
- 患者は様々な技法を試し，それらを組み合わせて使用するように促される．例えば，漸進的筋肉弛緩法から始め，必要に応じてガイド付きイメージ療法を追加する
- これらの方法は効果が出るまでには時間がかかり，練習が重要であることを強調して説明することが必要である

逆説志向法

- 患者に，寝床に就く前の日課を通常どおり行うように指示する
- 次に，夜中に起きていることに集中するように伝える
- 起きていることに集中することで，眠ろうとして生じる苛立ちやストレスが軽減する

認知療法

- 患者が抱いている，睡眠に関する誤解を解消する
- 別の説明を与えられることによって，患者は自分の不眠症を異なった視点からとらえることができるようになる（以下の「**主な目的**」を参照）
- 「一日の疲れを癒す」手段として，前向きに悩む時間をもつことを勧める．患者に自分の悩みと解決策を書き出すことを促す．目的は，寝室に入る前に悩みを整理し，心の中を空にすることである
- 夜間の悩みに対処するためのテクニック（思考停止技法など）についての教育も行う

認知療法の主な目的

不眠症の原因に関する誤解の修正

　患者は不眠症を自分のコントロールが及ばないもの（例えばなんらかの外的な要因）と考えがちである．しかし，不眠症には必ず，患者が修正できるいくつかの心理的および行動的要因がある．患者に，これらの修正可能な内的な要因に集中するよう促す．

パフォーマンスへの不安の軽減

　患者はしばしば眠りにつくために「がんばろうとする」が，プレッシャーにさらされた状況では睡眠の改善は見込めない．ストレスや不安のレベルを下げる努力について患者を励まし，眠りにつくために「がんばろうとする」ことを勧めないことが重要である．

睡眠を促進する習慣についての誤った信念を明らかにする

　より長く寝床にいる，社会活動を減らす，または8時間睡眠の神話を追求することは，よりよい睡眠のための適切な目標にはならない．

非現実的な睡眠への期待を修正する

　睡眠の必要条件は人それぞれで，個人差や夜ごとの変動が大きい．患者に，そのばらつきを寛容に受け入れることを促し，自分の睡眠の必要性をほかの人の必要性と比較しないように指導する．

結果の誤った帰属への対処

　患者は，不眠症によって日中の困難を経験するが，それらを予期したり，恐れたりすることは，気づきによる弊害を増幅させるだけである．眠れないことについて悩むことが，不眠症そのものよりも問題になる可能性がある．患者に対しては，不眠症による客観的な結果について合理的に考えるように教育する．

CBT-I

- 不眠に対する認知行動療法 (cognitive behaviour therapy for insomnia，CBT-I) は多要素治療パッケージで，通常3つ以上の不眠症の技法が含まれる
- 正確なコンポーネントは異なる場合があるが，通常は次のものが含まれる
  - 睡眠教育
  - 睡眠衛生指導
  - 刺激制御法
  - 睡眠制限法
  - リラクゼーション法
  - 認知療法
- 治療は通常，週に4～8回，60～90分のセッションで行われるが，より簡易的なコース (つまり，1～2回のセッション) の効果を支持するエビデンスもある
- CBT-Iはオンラインまたは対面で，個人または2～15人のグループ形式で実施できる
- 睡眠教育と睡眠衛生指導は単独の治療法としては推奨されていないが，CBT-Iモデル内では有効である

心理的および行動的介入の有効性
Effectiveness of psychological and behavioural interventions

- 不眠症に対する非薬理学的介入の有効性を支持するメタ解析によるエビデンスがある

- これらのメタ解析により，以下の効果量が中程度以上であることが証明されている
  - 入眠潜時の減少
  - 入眠後の覚醒の減少
  - 総睡眠時間の増加
- 研究によると，臨床効果は平均で6～8カ月間持続することが示されている
- メタ解析研究には様々な介入が含まれており，各コンポーネントの相対的な有効性は明らかになっていない
- AASMは，ある単独療法がほかの治療法より推奨されるか，または，単独療法と多要素療法のどちらか一方を推奨するかについて，現時点では根拠が不十分であるとしている
- 簡易アプローチおよびグループアプローチのいずれについても，個人へのCBT-Iと同様の効果量をもつ
- CBT-Iと一般的なZ薬の睡眠指標に対する客観的効果と主観的効果の比較を表5.1に示す

表5.1 CBT-I，ゾルピデムおよびゾピクロンにおける睡眠指標の比較

治療	入眠潜時の短縮 (分)	総睡眠時間の延長 (分)	睡眠効率の増加 (%)
CBT-I	15.5[a]/33.8[b]	−14.4[a,c]/32.7[b,c]	6.5[a,c]/14.5[b,c]
ゾルピデム	6.1[a]/12.8[b]	−51.6[a]/69.2[b]	2.1[a]/2.1[b]
ゾピクロン	6.8[a]	−65.6[a]/34.6[b]	−0.8[a]/8.1[b]

[a] 睡眠ポリグラフで測定．[b] 睡眠日誌で測定．[c] 2つの臨床からの平均データ
CBT-Iとゾピクロン，およびCBT-Iとゾルピデムを比較した試験[1,2]．CBT-I (cognitive behavioural therapy for insomnia)：不眠に対する認知行動療法

新しい治療アプローチ
Emerging treatment approaches

新たな非薬理学的アプローチは数多くあるが，現在AASMの標準療法または推奨基準の閾値を満たしているものはない

- 公開されている例を次に挙げる
  - 光療法
  - CBT-Iによるマインドフルネス瞑想

- 鍼治療，指圧治療，電気鍼治療
- 集中的睡眠再訓練法
- バイオフィードバック療法

- 集中的睡眠再訓練法は，入眠潜時を短縮し，総睡眠時間を増加させる可能性を示している．このアプローチは一晩かけて行われ，患者は覚醒状態を継続する前に，短時間（最大3分間）のみ，睡眠を許される．この治療法の目的は不眠症による入眠時の過覚醒反応を減退させ，入眠潜時を短縮させることである
- バイオフィードバック法は，患者にフィードバックを与えることにより，覚醒の低下につながる生理学的反応を患者が制御できるようにする
例えば，EMG（筋電図によるバイオフィードバック療法）はリラクゼーショントレーニングと同様の不眠症の改善をもたらすことが示されている．AASMは，バイオフィードバック法は中程度の臨床的確度で使用できると結論付けている

特別なニーズがある人々

Special populations

高齢者

- 不眠症（特に睡眠の維持）は，男女ともに歳をとるごとに増加する
- 年齢が高いほど併存疾患が多い
- 睡眠導入剤の使用も，このグループでは最大5倍高い可能性がある
- メタ解析は，高齢者の不眠症に対して心理的介入の利用を支持している
- 多要素療法が推奨されている
- 若年成人向けに設定された90％の睡眠効率ではなく，85％の睡眠効率が目標となる

子どもと10代の若者

- 子どもの睡眠における障害を評価するときは，発達段階を考慮に入れる必要がある
- 日中の障害は，易怒性，チャレンジング行動，および神経心理学的な障害によって特徴付けられる可能性がある
- 子ども向けのCBT-Iは，大人向けの原則に基づいて実施する．ただし，親/保護者はCBT-Iの実施において欠かせない役割を果たす
- 特に子どもに使用される技法には次のものがある

- 消去法
- 予防的なペアレントトレーニング
- 消去法を用いる場合，親や保護者は子どもの就床時の癇癪を無視し，その後一定の時間をおいて子どもの様子を確認することが推奨される
- 詳細は，➡第20章を参照

併存する不眠症

- 不眠症の大部分（最大90％）は，ほかの精神疾患または身体疾患を併発している
- 不眠症を二次的な現象と見なすのではなく，不眠症自体を対象とすることで，不眠症だけでなく併存疾患も改善するというエビデンスの報告が増えている
- DSM-5 精神疾患の診断・統計マニュアルでは，これを反映して，原発性不眠症および二次性不眠症を不眠障害に置き換えた改訂を行なっている
- CBT-Iは，次のような併存疾患で有効であることが示されている
  - 慢性疼痛
  - 線維筋痛症
  - がん
  - アルコール依存（但し再発率には影響しない）
  - うつ病
  - PTSD（イメージリハーサル療法と併用した場合）
  - 精神病状態
  - 双極症（気分エピソードの寛解期にある患者が実施した場合）
- 併存疾患によっては，使用するCBT-Iのモデルを調整する必要がある．例えば，併存するうつ病に対するCBT-Iに影響を与える可能性があるため，抑うつ的な認知については，分けて対処する[3]
- あるメタ解析において，併存疾患全体を通したCBT-Iの正の効果量は，小〜中程度であることが証明されている

不眠症と睡眠導入剤
Insomnia and hypnotics

- 薬物療法は不眠症の第一選択治療であることが多いため，心理療法を受けようとす

る患者は，睡眠導入剤の使用歴があるか，または現在服用している可能性が高い
- CBT-Iと睡眠導入剤を併用すると，相乗効果が得られることがある
- CBT-Iを使用して最大85％の患者が睡眠導入剤からの離脱に成功したが，臨床医から中止するように言われた患者は14％以下であった
- 睡眠導入剤をいつ中止するかは，個々の患者によって大きく異なる
- 不眠症の一時的な悪化（すなわち，反跳性不眠）は強い苦痛を伴う可能性があるため，患者にはベンゾジアゼピンとZ薬（ゾピクロン，ゾルピデムなど）を突然中止しないように警告する必要がある．反跳性不眠の経験は，将来の離脱を困難にすることがある
- 睡眠日誌は，離脱への導入に役立つ．要するに，患者は睡眠導入剤をCBT-Iに置き換えていることになる．実施方法の例を以下に挙げる
  - 睡眠効率が90％に達するまで，睡眠導入剤の投与を継続する
  - 可能であれば，睡眠導入剤の投与を25％減量する
  - 次の週に睡眠効率が90％のままである場合は，さらに25％の減量を試みることができる
  - ただし，睡眠効率が低下した場合，患者には睡眠効率が90％に戻るまで現在の用量を内服し続けるように指示する．睡眠効率が90％に達したら，さらに減量を行う

禁忌事項
Contraindications

- 以下の症状を呈する患者は通常，CBT-Iから除外する
  - 自殺傾向
  - 身体疾患の終末期
  - 過度のアルコール/違法薬物の乱用
  - 認知機能の障害（MMSEで25点以下）
  - 別の積極的な心理療法を受けている人
- ただし，患者によっては介護者や家族が協力して治療の実施を支援する余地があるため，これらを絶対的な禁忌と見なすべきではない
- 同様に，CBT-Iをほかの治療法に取り入れることや，補完することも簡単である．例えば，うつ病に焦点を当てた心理療法を受けている患者に，CBT-Iの治療方針を

取り入れることは容易であり，有効である
- 睡眠制限法は，双極症，てんかん，OSA，職業運転手，慢性疲労症候群，片頭痛，または睡眠時間不足が併存疾患を悪化させるその他の状態にある患者に用いることはできず，代替技法として睡眠圧縮法を実施することが推奨される
- てんかん，パラソムニア，躁状態，および転倒のリスクがある患者には，刺激制御法は用いてはならない
- 睡眠制限法や刺激制御法は，子どもや10代の若者には推奨されない

リスク
Risks

- CBT-Iは比較的リスクが少ない
- 睡眠の減少と日中の疲労の増加が，睡眠制限法の初期に生じることが多いため，患者には，これらが生じ，そのうちに軽快することについて，事前に知らせておく必要がある
- 睡眠時にパニック発作を生じる患者は，リラクゼーションによって引き起こされる不安という逆説的な症状の影響を受けやすい（15%以下）
- 双極症の患者に睡眠制限法を実施する場合，就床時間を5時間未満に設定すると，躁状態を引き起こす可能性がある．睡眠圧縮法を用い，最低6時間の就床時間を設定することが推奨される

治療抵抗性
Treatment resistance

- 最大20%の患者がCBT-Iに反応しない可能性がある
- 治療への抵抗が生じる一般的な理由は次のとおりである
  - 併存する睡眠関連疾患の見逃し－この状況では夜間の睡眠ポリグラフ（polysomnography，PSG）が有益である
  - 深刻なストレスを生じるライフイベント
  - 治療の不一致
- CBT-Iを受けに来る患者は，しばしば疲れ果て，苛立ちを感じている－彼らは，そ

の日の夜，ぐっすり眠りたいのである．しかし，CBT-Iは効果が出るまでに時間がかかるうえに，初期段階では，治療により実質的に睡眠が減少し，日中の疲労が悪化する可能性すらある

- CBT-Iを実施する際には一貫してこの事実を知らせ，強調することが重要である．例えば，「私はこの治療法を行っているが，今夜の睡眠を改善するためではない．実際，今夜はよく眠れないかもしれない．私は数週間後によく眠れるようになるために，この治療法を行っているのだ」といったおまじないを患者に教えることは，強化を促す方法として役立つだろう
- 一部の患者は，CBT-Iを試みるのが恐怖であったり過度に悲観的だったりする．前向きに悩むプロセスは，現在のアプローチがうまくいっていないか，または持続可能ではないかを患者が気づくための作業として役立つ．患者はおそらく，自分が採用したものの，失敗した戦略の長いリストを挙げることができるだろう．「これらすべての努力の結果，睡眠は良くなりましたか，悪くなりましたか？」「生活の質は良くなりましたか，悪くなりましたか？」と尋ねてみるとよいだろう．彼らは彼らがやっていることを続けた場合にどうなるかについて，すでに知っているのだ．その結果，何か違うことをやってみようという気になるかもしれない

再発防止
Relapse prevention

- 不眠症はしばしば持続的であり，寛解と再発を繰り返す
- 患者が学んだ心理的および行動的技法に自信をもてるようになるまでには時間がかかる．最初の回復期には，患者はしばしば再発を恐れる
- 治療の最後にこの不安を扱うことが役立つ．「さらに知りたい方のために」を参照
- 再発に直面した場合，患者には次のように助言することが可能である
  - Detect（見つけましょう）：睡眠日誌と睡眠制限療法を再開する
  - Detach（切り離しましょう）：刺激制御法を再開する
  - Distract（気を逸らしましょう）：認知とリラクゼーションの技法を再開する

さらに知りたい方のために

ガイドライン

American Academy of Sleep Medicine. Psychological and pharmacological treatment of insomnia —— practice

60　第5章　不眠症の心理療法

guidelines. Available at: https://aasm.org/clinical-resources/practice-standards/practice-guidelines/

National Institute for Health and Care Excellence. Insomnia. 2021. Available at: ✎https://cks.nice. org.uk/insomnia

患者向け）

Espie CA. Overcoming Insomnia and Sleep Problems: A Self-Help Guide Using Cognitive Behavioral Techniques. London: Robinson; 2006.

Anderson KA. How to Beat Insomnia and Sleep Problems One Step at a Time: Using evidence-based low-intensity CBT; 2018.

臨床医向け）

Perlis ML. Cognitive Behavioral Treatment of Insomnia: A Session-by-Session Guide. New York: Springer; 2008.

Perlis ML, Aloia M, Kuhn BR. Behavioral treatments for sleep disorders: A Comprehensive Primer of Behavioral Sleep Medicine Interventions. Amsterdam: Academic; 2011.

参考文献

1. Sivertsen B, Omvik S, Pallesen S, et al. Cognitive behavioral therapy vs. zopiclone for treatment of chronic primary insomnia in older adults. JAMA. 2006; 295 (24) : 2851-8.
2. Mitchell MD, Gehrman P, Perlis M et al. Comparative effectiveness of cognitive behavioral therapy for insomnia: a systematic review. BMC Fam Pract. 2012; 13: 40.
3. O'Regan D. Cognitive behaviour therapy for insomnia in co-morbid psychiatric disorder. In: Selsick H (Ed) Sleep Disorders in Psychiatric Patients A Practical Guide. Berlin: Springer; 2018: 149-74.
4. Wu JQ, Appleman ER, Salazar RD, et al. Cognitive behavioral therapy for insomnia comorbid with psychiatric and medical conditions: a meta-analysis. JAMA Intern Med. 2015; 175 (9) : 1461-72.

第6章

不眠症の医学的マネージメント

Medical management of insomnia

Hugh Selsick

はじめに　*62*
Introduction

不眠症治療に関連する神経伝達物質　*62*
Neurotransmitters in insomnia treatment

認可された睡眠薬の作用機序　*63*
Mode of action of licensed hypnotics

GABA$_A$受容体に作用する薬物　*63*
Drugs that act on GABA$_A$ receptors

メラトニンおよびメラトニンアゴニスト　*65*
Melatonin and melatonin agonists

抗ヒスタミン薬　*65*
Antihistamines

抗うつ薬　*66*
Antidepressants

不眠症の処方に際しての実務上の留意点　*66*
Practical considerations when prescribing for insomnia

睡眠薬の中止　*69*
Stopping hypnotics

はじめに
Introduction

不眠症の治療には，しばしば薬物療法が必要となる．認可されている睡眠薬の範囲は国によって異なるが，一般的に不眠症に特化して認可されている薬剤は数種類のみである．そのため，認可されていない薬剤の使用は少なくない．不眠症における睡眠薬の長期使用や認可されていない薬剤の使用に関するエビデンスは乏しいが，臨床経験や基礎となる薬理学への理解によって，文献では十分ではない点をいくらか補うことができる．

不眠症治療に関連する神経伝達物質
Neurotransmitters in insomnia treatment

不眠症の医学的管理を十分に理解するためには，睡眠と覚醒の調節に影響を与える特定の重要な神経伝達物質とホルモンの役割を理解することが有用である．これらは次の2つのカテゴリーに分けられる（表6.1）．

- 覚醒を促進する神経伝達物質．この神経伝達物質を打ち消す薬で睡眠を促すことができる
- 睡眠を促進する神経伝達物質/ホルモン．これらの神経伝達物質の活性を増強した

表6.1　睡眠と覚醒の調節にかかわる神経伝達物質とホルモン

覚醒の促進	睡眠の促進
ノルアドレナリン	GABA
セロトニン	メラトニン
アセチルコリン	アデノシン[b]
ヒスタミン	
グルタミン	
オレキシン/ヒポクレチン	
ドパミン[a]	

[a] ドパミンの濃度上昇により覚醒が促進されるが，投薬を受けていない脳での役割は定かではない
[b] アデノシン促進剤は存在しないため，この神経伝達物質についてはこれ以上触れない

り，模倣したりする薬剤が睡眠を促進する

認可された睡眠薬の作用機序
Mode of action of licensed hypnotics

認可された睡眠薬は，主に以下の機序で作用する．

- GABA$_A$の陽性アロステリック調節因子（GABA機能を高める）[※1]
  例）ベンゾジアゼピン，ゾピクロン，ゾルピデムなど
- メラトニンおよびメラトニンアゴニスト
  例）ラメルテオン[*]（英国では入手不可），メラトニン徐放剤[**]
- ヒスタミン拮抗薬
  例）プロメタジン
- オレキシン拮抗薬
  例）スボレキサント[*]
- 抱水クロラール（作用機序不明），clomethiazole[**]（GABA模倣薬）
  臨床ではほとんど使用されないため，これ以上の説明は省略する

GABA$_A$受容体に作用する薬物
Drugs that act on GABA$_A$ receptors

これらの薬剤は睡眠薬の大部分を占め，ベンゾジアゼピン系と通称Z薬とに大別される．GABAの鎮静作用を増強し，睡眠を促進する．このクラスの薬剤は，その受容体特異性と薬物動態に違いがある．

表6.2にGABAタイプA（GABA$_A$）受容体に対する陽性アロステリック調節因子の薬物動態特性の概要を示す[1~4]．一部の薬剤には活性代謝物があり，薬物動態は年齢，肝・腎疾患，ほかの作用薬の存在により影響を受けるため，これらの数値には大

[※1]：アロステリック作用とは，酵素や受容体といった標的タンパク質の活性部位やリガンド結合部位とは異なる部位（アロステリック部位）に結合することで，標的タンパク質の活性や機能が調整される作用のこと．標的タンパク質へのリガンド結合による作用を増強するものが陽性，減弱するものが陰性で，このシグナル伝達に影響を与えない中性のものがある

[*]英国では入手不可

[**]日本では入手不可

64　第6章　不眠症の医学的マネージメント

表6.2　一般的に使用されるベンゾジアゼピン系薬剤とZ系薬剤の薬物動態

薬剤	吸収	半減期（時間）	代謝活性物半減期（時間）
ジアゼパム	急速	20〜100	30〜90
フルラゼパム	急速	2	30〜100
loprazolam**	緩徐	8	7
ロルメタゼパム	急速	13	—
ニトラゼパム	中間	24	30〜90
oxazepam**	急速	7	—
temazepam**	緩徐	10	—
zaleplon**	急速	1	—
ゾルピデム	急速	2	—
ゾピクロン	急速	4	3〜6

きな変動があることに注意する必要がある.

　これらの薬剤では，一般的に鎮静の程度は血中濃度と相関がある．このため，薬物動態の違いを理解することは，患者にとって最適な薬剤を選択する上で役立つ.

● 初期の入眠困難には吸収の早い薬剤が有効
● 吸収の遅い薬剤は，夜中の不眠症に有用である．鎮静効果のピークが夜間の覚醒期間と一致するように，就寝時に服用する必要がある
● 初期の入眠困難のみで，睡眠維持困難がない場合は，半減期の短い薬剤の選択がよいだろう
● 睡眠維持困難，または入眠困難と睡眠困難が両方ある場合は，半減期が長い薬剤のほうがよい場合がある
● 半減期の長い薬剤は，日中の過鎮静を引き起こす可能性があるため，こうした鎮静が望ましくない場合は避けるべきである
● 毎夜服用する患者では，半減期の長い薬剤が蓄積する危険がある．こうした患者では，短時間作用型の薬剤が望ましい．断続的にしか使用しない場合には，あまり問題にはならない
● 高齢者や，腎臓や肝臓の機能障害がある患者では，薬物の蓄積の危険があるため，短時間作用型の薬剤のほうが安全な場合がある

抗ヒスタミン薬　65

メラトニンおよびメラトニンアゴニスト

Melatonin and melatonin agonists

　メラトニンは2 mgのメラトニン徐放剤として，英国やほかのいくつかの国では処方箋制の医薬品であるが，多くの国では医薬品として分類されておらず，市販品として入手できる．安全性と有効性に関する長期的な研究はあまり行われていないが，広く入手できるものであるにもかかわらず，心強いことに既存の研究では重篤な有害事象の報告はない[5].

- ラメルテオンは，米国で不眠症治療薬として認可されているメラトニン作動薬で，長期間の使用が認められている．英国では未発売
- メラトニン徐放剤（Circadin®**日本では小児にのみ認可されている薬品としてメラトベル®がある※）は，55歳以上で13週間の使用が許可されている
- しかし，若年成人や小児では，認可外で広く使用されている（英国）
- 研究や臨床では，かなりの低用量と高用量での使用がしばしば見られる．メラトニンの投与量については，コンセンサスは得られていない
- メラトニンの半減期は45分，Circadin®**の半減期は3.5〜4時間である[6]．そのため，通常，朝の眠気は問題にならない

抗ヒスタミン薬

Antihistamines

- 市販の抗ヒスタミン薬は，睡眠薬として広く使用されているが，その有効性と安全性，特に長期使用に関する良好な証拠は少ない
- 中枢抑制作用の強い抗ヒスタミン薬は，鎮静，便秘，口渇などの短期的な副作用を引き起こす抗コリン作用が強い傾向にあり，長期的に使用すると，抗コリン作用によって認知症のリスクを高める可能性がある
- 中枢抑制作用のある抗うつ薬や抗精神病薬の多くは，鎮静効果に寄与する抗ヒスタミン作用をもつ．同様に抗コリン作用も有するものもあるが，その効果は抗ヒスタミン薬には及ばない

※：神経発達症の小児の不眠に対してのみ適応される

- 抗ヒスタミン薬は一般に長時間作用し，血漿中濃度がピークに達したあとしばらくして鎮静効果がピークに達することがある[7]．そのため，中途覚醒や早朝覚醒の治療にも有効である

抗うつ薬
Antidepressants

　すべての抗うつ薬が鎮静的であると誤解されやすい．実際には，選択的セロトニン再取り込み阻害薬（selective serotonin reuptake inhibitor，SSRI）やセロトニン・ノルアドレナリン再取り込み阻害薬などの新しい抗うつ薬のほとんどは，賦活作用が強く，不眠を悪化させる可能性がある．しかしながら，不眠症の治療に広く使われている（多くの場合，抗うつ薬としての閾値を下回る用量で）鎮静効果のある抗うつ薬も数多く存在する．一方，不眠症と抑うつ/不安が併存している場合，一剤で両方の症状を治療するために，抗うつ薬として使用する用量で鎮静効果のある抗うつ薬を使用することには強力な根拠がある．

- アミトリプチリンは，臨床では不眠症の治療に広く使用されている．有効性についてのエビデンスはあるが，日中に著しい過鎮静をもたらす可能性があり，抗コリン性による副作用もあるため，第一選択薬としての使用は推奨されない
- トラゾドンは不眠症に有用であり，賦活作用のある抗うつ薬と併用することで，それらの薬によって睡眠が断続的になるのを抑えることができる．また，悪夢を軽減するため，心的外傷後ストレス症に伴う不眠症に対する有効な選択肢となりうる
- ミルタザピンは不眠症の治療にしばしば有効であり，賦活効果のある抗うつ薬による睡眠への阻害作用を相殺するために使用される．しかし空腹感の増大によって体重増加を引き起こすことが一部の患者には問題となることがある[8]

不眠症の処方に際しての実務上の留意点
Practical considerations when prescribing for insomnia

睡眠薬はどのような場合に処方すべきか？

　睡眠薬の処方は，以下のような場合に考慮すべきである．

- 不眠症が短期間で治る可能性がある．例えば，近い将来解決しそうな明確なストレ

ス要因がある場合，あるいはSSRIなどの抗うつ薬を服用し始めた場合，一過性の不眠症の悪化を引き起こす可能性がある場合に睡眠薬が有用である

- 不眠症が慢性的であり，重大な苦痛を引き起こしている場合．慢性的な不眠症の管理には，常に認知行動療法（cognitive behavioural therapy，CBT）が第一選択として考慮されるべきであるが，そうした治療を受けるまでの待機期間中には，睡眠薬が奏功することもある
- 不眠症が患者の精神的な健康に悪影響を及ぼしている
- 患者がCBTに反応しないか，CBTが利用できない場合
- 不眠症の自己治療に明らかに不適切な物質が使用されている場合．患者が過剰に飲酒したり，鎮静剤によって自己投薬したりするよりは，睡眠薬を処方するほうが安全であろう．この場合，睡眠薬の使用開始にあたって，その不適切な物質の使用を中止したことを確認することが重要である
- 不眠症が散発的で，たまにしか薬を内服しないと思われる場合

薬の効果をいつ発揮させるか？

どの薬を選ぶかは，不眠が生じる時間帯によって大きく左右される．

入眠困難である場合．
- 純粋に睡眠導入の問題であれば，即効性のある短時間作用型薬剤を使用するのが最適である．これにより，患者は就寝前に過剰に薬を飲む必要がなくなり，朝への薬効の持ち越しが軽減される
- ゾルピデムとメラトニンの選択が賢明である
- 睡眠の開始と維持の両方に困難がある場合は，より長時間作用するゾピクロンやtemazepam**などの薬剤のほうが合理的な選択であろう

睡眠維持が困難な場合．
- 長時間作用する薬剤を就寝時に服用することが，現在利用できる唯一の選択肢である
- ゾピクロンやtemazepam**が有効であるが，早朝覚醒が問題になることがある
- 抗ヒスタミン薬は有効であることが多い

翌朝への睡眠薬の持ち越し効果を避けるためにどのようなことが必要なのか？

朝への睡眠薬の持ち越し効果を避けることが望ましい患者.

- 高齢者：朝の眠気は転倒のリスクを高める可能性がある
- 車の運転：作用時間の長い睡眠薬は運転能力を低下させる可能性がある
- 安全性を重視すべき職業：注意力が低下すると危険な状態になる可能性がある場合

このような患者には，メラトニンやゾルピデムのような短時間作用型の睡眠薬が望ましい．しかし，特定の薬剤を服用したあとにどのくらい鎮静作用を感じるかについては，患者によって大きなばらつきがあり，患者が必ずしも自分の覚醒度がどの程度低下しているかを適切に判断できない場合があることに注意すべきである.

併存疾患

併存疾患の有無が薬剤の選択を左右することがある．ほかの内科・精神疾患により，特定の薬剤を使用できない場合があり，睡眠薬とほかの薬剤の相互作用を考慮する必要がある．しかし，併存する疾患は，適切な薬剤の選択に役立つこともある．できるかぎり薬剤併用は避けるべきであり，不眠症と併存疾患の両方に有効な薬剤を選択するよう努めるべきである.

- 鎮静効果のある抗うつ薬を夜間に服用することで，うつ病と不眠症の両方を改善できる
- アミトリプチリンを痛みに使用することで不眠症状も改善できる場合がある
- 精神疾患のために抗精神病薬を服用している不眠症の患者には，鎮静作用が高い抗精神病薬を処方するという方法がある．これらの薬剤は，できるだけ遅い夜間に服用させるよう配慮する
- アレルギー症状があり，不眠に悩まされている場合には，夜間に鎮静作用のある抗ヒスタミン薬を投与することもできる

そのほかに考慮すべき点は以下のものがある.

- 自殺のリスクが高い精神科患者では，過量服薬のリスクを最小限にするために睡眠薬の処方を少量にすべきである

- 睡眠薬は，認可された用量で使用すれば，OSAを悪化させることはないと思われる．未治療の睡眠時の無呼吸に対しても，必ずしも使用禁忌ではない[9]
- 肝臓ないしは腎臓に疾患のある患者には，低用量から開始し，ゆっくりと慎重に漸増する

睡眠薬への依存

依存は睡眠薬の潜在的な問題だが，避けられないものではない．実際，睡眠薬を使用する患者のほとんどは，例え頻繁に使用する患者であっても，依存症とはならない．睡眠薬の長期使用は，必ずしも患者がその睡眠薬に依存していることを意味するわけではない．不眠症はしばしば長期にわたるため，長期間の投薬が必要になることがある．依存の危険性について患者や介護者と話し合うべきであり，依存を生じる危険性と不眠を未治療のままにしておくことによる危険性とを比較検討して使用について判断すべきである．

睡眠薬の中止
Stopping hypnotics

睡眠薬の使用を中止する場合，様々な状況が考えられる．

- 不眠が解消された，または不眠の原因となっているストレス要因が取り除かれた場合
- 不眠に対する認知行動療法や鎮静作用のある抗うつ薬など，代替治療が開始された場合
- 患者に許容できない副作用が出た場合
- 患者が薬を乱用している場合．例えば，認可された用量を超える使用や，日中の使用など

長期間使用した睡眠薬を中止する方法について，厳密なルールはないが，以下のガイドラインが役立つ．

- 徐々に服用量を減らせるように，できるだけ含有量の少ない錠剤で薬を処方する
- 1～2週間ごとに25％ずつ減量する
- 減量の目標日は設定するが，柔軟に対応する
- 不眠症が一時的に悪化すること（反跳性不眠）がある．これは，時間とともに改善

することを患者によく説明しておく

● 経過を注意深く観察し，必要に応じて減量のペースを調整する．睡眠薬を減量され
ている場合でも，状況に応じてもとの薬の量を服用してもよい

● 同様に，定期的な服用をしなくなっても，ときには夜間に服用を要することはありうる

参考文献

1. Anderson IM, McAllister-W illiams RH. Fundamentals of Clinical Psychopharmacology. 4th ed. Boca Raton, FL: CRC Press; 2016.
2. Breimer DD. Pharmacokinetics and metabolism of various benzodiazepines used as hypnotics. Br J Clin Pharmacol. 1979; 8 (1) : 7S-13S.
3. Clark BG, Jue SG, Dawson GW, et al. Loprazolam. A preliminary review of its pharmacodynamic and pharmacokinetic properties and therapeutic efficacy in insomnia. Drugs. 1986; 31 (6) : 500-16.
4. Hümpel M, Illi V, Milius W, et al. The pharmacokinetics and biotransformation of the new benzodiazepine lormetazepam in humans. I. Absorption, distribution, elimination and metabolism of lormetazepam-5-14C. Eur J Drug Metab Pharmacokinet. 1979; 4 (4) : 237-43.
5. Andersen LP, Gögenur I, Rosenberg J, et al. The safety of melatonin in humans. Clin Drug Investig. 2016; 36 (3) : 169-75.
6. Harpsøe NG, Andersen LP, Gögenur I, et al. Clinical pharmacokinetics of melatonin: a systematic review. Eur J Clin Pharmacol. 2015; 71 (8) : 901-9.
7. Krystal AD, Richelson E, Roth T. Review of the histamine system and the clinical effects of H1 antagonists: basis for a new model for understanding the effects of insomnia medications. Sleep Med Rev. 2013; 17 (4) : 263-72.
8. Aszalós Z. Effects of antidepressants on sleep. Orvosi Hetilap. 2006; 147 (17) : 773-83.
9. Mason M, Cates CJ, Smith I. Effects of opioid, hypnotic and sedating medications on sleepdisordered breathing in adults with obstructive sleep apnoea. Cochrane Database Syst Rev. 2015; 7: CD011090.

第**7**章

睡眠呼吸障害

Sleep-disordered breathing

Joerg Steier and Brian Kent

はじめに　*72*
Introduction

分類　*72*
Classification

疫学　*73*
Epidemiology

定義　*73*
Definition

臨床的特徴　*74*
Clinical features

閉塞性睡眠時無呼吸　*75*
Obstructive sleep apnoea

上気道抵抗症候群　*76*
Upper airway resistance syndrome

中枢性睡眠時無呼吸　*77*
Central sleep apnoea

低換気　*78*
Hypoventilation

睡眠呼吸障害の併存疾患　*79*
Comorbidities of sleep-disordered breathing

はじめに
Introduction

呼吸機能は睡眠によって大きく変化する．覚醒時には完全に正常な呼吸をしている人でも，睡眠時には非常に重大な呼吸障害を生じることがある．睡眠開始後，中枢運動ニューロンの出力は低下する．すなわち，上気道開大筋の機能が低下し，上気道が狭くなり，同時に吸気筋の活動が低下する結果，覚醒時に比べて浅い呼吸パターンになることを意味する．

睡眠開始時における呼吸生理学的変化には以下のようなものがある．

- 中枢運動ニューロンの出力低下
- 上気道が狭窄し，いびきや閉塞を引き起こす可能性がある
- 吸気筋の活動低下と呼吸数の低下により，浅い呼吸パターンが生じる
- 化学受容器の感受性低下
- 分時換気量の減少

これらの生理的変化は誰にでも起こるが，以下のような合併症が1つまたは複数組み合わさることで，問題が生じる場合がある．

- 肥満
- 首回りの太さの増大
- 上気道閉塞．例えば，扁桃腺肥大，アデノイド，ポリープの腫大など
- 気道の屈曲
- 下顎後退
- 慢性閉塞性または拘束性換気障害

症状や睡眠の問題，または長期的な合併症につながる夜間の異常呼吸は睡眠呼吸障害と呼ばれる．

分　類
Classification

病態生理や重症度によって，SDBには様々なタイプがある．

定　義　73

- いびき
- 上気道抵抗症候群（upper airway resistance syndrome，UARS）
- 閉塞性睡眠時無呼吸（obstructive sleep apnoea，OSA）
- 中枢性睡眠時無呼吸（central sleep apnoea，CSA）
- 混合性睡眠時無呼吸（complex sleep apnoea）
- 肥満低換気症候群（obesity hypoventilation syndrome，OHS）
- 慢性閉塞性肺疾患に伴う高CO_2血症性呼吸不全（Ⅱ型呼吸不全）[1]
- ほかの神経筋疾患による低換気症候群
- 稀な疾患，例えばオンディーヌの呪いなど

疫　学
Epidemiology

いびきは一般的なもので，中年男性の最大半数程度に見られる．肥満やアルコール，鎮静剤などによる中枢神経抑制にさらされるとさらによく起こる．

上気道虚脱が，強い吸気努力を引き起こす場合，UARSにつながる．上気道が完全に虚脱すると，これはOSAと呼ばれる．

- OSAは最も一般的なSDBである
- 現在の推定では，中年女性の最大23％と中年男性の最大49％が少なくとも中等症のOSAに罹患している可能性がある
- 肥満の蔓延により，OSAの割合は世界中で上昇している

SDBに含まれるほかの睡眠呼吸障害はあまり一般的ではない．OHSは，世界人口が肥満化するにつれて，有病率が増加しており，一般人口では約0.4％の有病率である．

定　義
Definition

SDBは睡眠の質と量に様々な影響を与える可能性がある．

---

[1]：原文では「高CO_2血症」を用いているが，後出の「Ⅱ型呼吸不全」と同義であり，また日本では「Ⅱ型呼吸不全」を用いるため併記とする．

- 睡眠の断片化
- 間欠的低酸素血症
- 胸腔内圧の変動
- 高 CO_2 血症

SDBの重症度は，通常，呼吸イベントの頻度によって定義される．無呼吸低呼吸指数（apnoea hypopnoea index, AHI）は呼吸イベントの回数を睡眠時間（時間単位）で割ったものである．呼吸努力によって引き起こされる覚醒反応も含まれる呼吸障害指数（respiratory disturbance index, RDI）は，UARSの診断に使用される．図7.1参照.

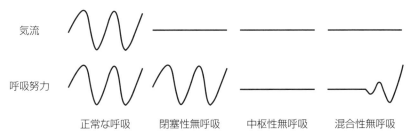

図7.1　閉塞がないときの気流と，異なる種類の無呼吸で見られる気流と吸気努力が示されている.

AHIとRDIの閾値は次のようになる．
- 0〜5回/h：正常な呼吸
- 5〜15回/h：軽度のSDB
- 15〜30回/h：中等度のSDB
- >30回/h：重度のSDB

臨床的特徴
Clinical features

SDBの患者は，夜間および日中の様々な症状を呈する場合がある．
- いびき
- 無呼吸または低呼吸が観察される
- 十分に休めず眠った感覚のない睡眠
- 窒息やあえぎでの覚醒

- 夜間頻尿
- 夜間の胃食道逆流
- 口渇（特に朝に）
- 朝の頭痛
- 日中の眠気
- 記憶障害，集中力低下
- 抑うつなどの気分の異常
- 治療抵抗性高血圧，性欲の問題など，その他の生理学的機能障害

睡眠に問題のある患者では，ベッドパートナーによる観察は病歴聴取において重要である．SDBのスクリーニングに，質問票（例：エプワース眠気尺度，STOP-BANG質問票）や睡眠検査を用いることがあるが，これにはまだ議論の余地がある．ただし，肥満患者などのリスクのある集団では，最も有用である可能性がある．

閉塞性睡眠時無呼吸
Obstructive sleep apnoea (OSA)

閉塞性睡眠時無呼吸（OSA）は，睡眠中に上気道の閉塞を生じるが，呼吸努力は保たれることを特徴とする（●図7.1，p.74参照）．OSAは医学的に懸念されるSDBの最も一般的なタイプである．ここ数十年で，肥満の割合に比例してOSAの有病率が増加しており，現在では中年男性の約10%，中年女性の約3%が罹患していると考えられている．

重症度
- 軽症OSA：AHI 5〜15/h
- 中等症OSA：AHI 15〜30/h
- 重症OSA：AHI >30/h

無呼吸および低呼吸は酸素飽和度の低下を引き起こし，夜間のパルスオキシメトリで記録された酸素飽和度低下指数（oxygen desaturation index，ODI）はAHIの代用マーカーとして使用できる．OSAに日中の過度の眠気を伴った場合，閉塞性睡眠時無呼吸症候群（OSAS）として分類される．ただし，症状とAHIの重症度との間にはほとんど相関関係がない．

OSAは以下の疾患と強く関連し，それらの状態を悪化させる可能性がある（→第8章および第23章参照）.

- 心血管疾患，特に高血圧症
- 2型糖尿病
- 認知機能障害
- 気分症群
- 喘息や間質性肺疾患などの呼吸器疾患
- 胃食道逆流症

一般的な治療の推奨事項は次のとおりである.
- 必要に応じた減量
- 仰臥位での睡眠を避ける
- 鎮静剤，中枢神経抑制薬，アルコールの摂取を避ける

これらに加えて，睡眠中の上気道の開存性を制御するために特別な治療が適応となる場合がある.

- 持続陽圧呼吸療法（continuous positive airway pressure, CPAP），（→第9章参照）
- 下顎前方移動装置（→第10章参照）
- 上気道開存性を最適化するための耳鼻咽喉科（ENT）による検討
  例：扁桃腺肥大，ポリープ，アデノイドの摘出など（→第11章参照）
- その他，非侵襲的換気，手術，新しい治療など特別な治療法が必要な場合もある（→第12章参照）

上気道抵抗症候群
Upper airway resistance syndrome (UARS)

眠ると上気道開大筋の神経筋活動が低下し，上気道が狭窄する. これが気道抵抗を著しく上昇させると，吸気努力が増加し，一過性の脳波上覚醒が起こる. しかし，UARSでは無呼吸，低呼吸，酸素飽和度低下は生じない. この睡眠の断片化が過度の眠気の原因となる.

UARSでは，患者は呼吸を続け，酸素飽和度は低下しない. そのため，AHIやODI

は，UARSを特徴づけるための十分な指標にはならない．呼吸努力関連覚醒を同定するためには，RDLにて脳波上の覚醒を評価することになり，結果としてPSGがUARSの確定診断のために必須となる．UARSの治療はOSAの治療と類似している．（➡閉塞性睡眠時無呼吸を参照，p.75）．

中枢性睡眠時無呼吸
Central sleep apnoea (CSA)

中枢性睡眠時無呼吸（CSA）は，OSAとは異なり，中枢性の吸気努力は存在せず，上気道は必ずしも閉塞するわけではない．CSAは通常，以下の状態と関連している．

- 心不全（ニューヨーク心臓協会分類III〜IVの心不全患者の50%以上がCSAを有する）
- 脳幹機能に影響を及ぼす急性または慢性の神経疾患（脳卒中，後頭蓋窩内の占拠病変など）
- 薬物使用
  - オピオイド
  - 鎮静剤（ベンゾジアゼピンなど）
  - ガバペンチノイド
- アルコール摂取
- 高地

心不全において，CSAは特に臨床的な関連性が深い．CSAのサブタイプの1つであるCheyne-Stokes呼吸は，漸増漸減パターンの呼吸様式で特徴付けられるが，漸減相では，一時的に呼吸が停止するまで呼吸は減弱する．CSA/Cheyne-Stokes呼吸は通常，十分にコントロールされていない心不全や重症心不全で見られ，予後悪化リスクの予測因子である．

CSAの治療にはCPAPが使用されることがあるが，長期的な転帰の改善に関する十分なエビデンスはほとんどない．CSAを制御する治療法としては，呼吸の変化に応じて圧力と流量を調整する適応補助換気（adaptive servo ventilation，ASV）がある．ASVはCSAを効果的に抑制するが，重度の心不全患者においては死亡率の減少をもたらさず，逆に悪化させる可能性がある．

したがって，CSAの治療には通常，心不全や薬物使用に関連する原因を改善または除去することを試みることも含まれる．

CPAP治療を受けている際にCSAが出現してくる患者は，complex sleep apnoeaと呼ばれる．complex sleep apnoeaは，長期間のOSAが換気の不安定性を引き起こし，CO_2感受性を著しく変化させ，この結果反復するCSAのエピソードがCPAP使用中に引き起こされる．complex sleep apnoeaは通常，特別な介入なしで解消するが，ASVやほかのより高度な陽圧換気療法（PAP療法）による治療が必要な場合がある．

低換気
Hypoventilation

夜間低換気は，睡眠時の不十分な分時換気（呼吸が減弱し，それに伴うガス交換も減少する）によって引き起こされる．これにより夜間の長く持続する酸素飽和度低下とCO_2の上昇が起こり，急性および慢性の呼吸不全に寄与し，患者のリスクを高める．低換気の患者では肺高血圧症および心不全のリスクが高まる．

低換気は通常，次のいずれかの原因によって引き起こされる．

- 呼吸筋ポンプへの負荷増加（例：肥満低換気症候群）または，気道抵抗の増加（慢性閉塞性肺疾患）
- 呼吸筋ポンプの能力低下（例：ミオパチー，ジストロフィー，重症筋無力症，脊髄損傷/外傷，脳卒中）
- 睡眠時に十分な中枢神経系の呼吸ドライブを維持できない（例：オンディーヌの呪い，脳卒中）

ある種の修飾因子が夜間の低換気を伴う時間帯の発生に影響を与える場合がある．

- 体位：仰臥位で眠ると，腹腔内圧が横隔膜を圧迫し，吸気筋に閾値負荷をかける．一方，側臥位や腹臥位は，SDBの影響を軽減するのに適している
- 睡眠段階：REM睡眠中には，横隔膜や外眼筋以外の骨格筋の生理的な緊張低下が生じ，呼吸補助筋に依存して適切な呼吸努力を維持する患者は，顕著な低換気に至る可能性がある

低換気は「ポンプの不全」によって引き起こされるため，治療には，通常，呼吸筋ポンプの外的なサポートがしばしば必要である．そのため，単に上気道開存を保持するCPAP療法では十分でなく，適切な夜間換気を提供するためには二相性陽圧換気

モードによる非侵襲的換気が必要な場合がある.

夜間低換気を引き起こす原因が覚醒時にも継続する場合, 患者は昼間の高CO_2血症性呼吸不全（Ⅱ型呼吸不全）を発症する. 静脈血中重炭酸イオン（HCO_3^-）の測定は, 進行性の低換気の有用なスクリーニングツールであるとされている. 血清HCO_3^-の上昇は, 日中の酸素分圧（PO_2）と二酸化炭素分圧（PCO_2）に有意な変化が現れる前に認められる.

睡眠呼吸障害の併存疾患
Comorbidities of sleep-disordered breathing

睡眠呼吸障害（SDB）は, 多くの合併要因と密接な関係をもっている. これらのいくつかはSDBを引き起こしたり悪化させたりする一方, SDBはほかの疾患の発症や進行に寄与する可能性がある.

- 肥満：体重増加はいびき, OSA, OHSの発症に寄与する
- 神経疾患または心不全によるCSA
- アシドーシスまたはアルカローシスを引き起こす代謝異常, および代償機序による過換気または無呼吸を伴う低換気
- 特定の種類の薬物の使用, 例えばアルコール, オピオイド, 鎮静剤は通常, 低換気とCSAを引き起こす
- SDBは交感神経を刺激し, 血圧や心不全に悪影響を与える（➡第8章参照）
- SDBは糖尿病発症リスクおよび糖尿病のコントロール悪化に関連する（➡第8章参照）
- 妊娠中には, 体液量の増加によって睡眠中に上気道が狭くなる結果, OSAが引き起こされることがある. これは, 子癇前症や周産期合併症のリスクの増加に関連している可能性がある

さらに知りたい方のために

Hosselet J, Ayappa I, Norman RG, et al. Classification of sleep-disordered breathing. Am J Respir Crit Care Med. 2001; 163 (2) : 398-405.

Muza RT. Central sleep apnoea—a clinical review. J Thorac Dis. 2015; 7 (5) : 930-37.

Veasey SC, Rosen IM. Obstructive sleep apnea in adults. N Engl J Med. 2019; 380 (15) : 1442-49

第8章

睡眠呼吸障害と関連疾患

Sleep-disordered breathing and its associations

Brian Kent

はじめに　*82*
Introduction

閉塞性睡眠時無呼吸と心血管疾患　*82*
Obstructive sleep apnoea and cardiovascular disease

おわりに　*87*
Conclusion

はじめに
Introduction

　閉塞性睡眠時無呼吸（obstructive sleep apnoea, OSA）の患者は，崩れた睡眠構築や夜尿症から日中のあらがうことのできない強い眠気や気分の落ち込みまで，広範囲にわたる様々な症状に苦しむ可能性がある．また，交通事故に巻き込まれる可能性が高く，集中力や日中の機能が著しく損なわれる．しかし，眠気，認知的または心理的な症状，全体的な経済生産性の漸減が組み合わさったとしても，社会的あるいは科学的興奮を引き起こすほどのものではない．OSAがポピュレーションヘルスの観点で重要な意味をもつのは，心血管疾患および代謝性疾患の発症に対する明らかな影響や，がん発症リスクに関連する可能性を介した，長期的な罹患や死亡との関連性である．縦断的な観察研究により，肥満などの交絡因子を考慮しても，OSAの重症度が合併症罹患率と生命予後に関連していることが一貫して示されている．

閉塞性睡眠時無呼吸と心血管疾患
Obstructive sleep apnoea and cardiovascular disease

OSAにおける心血管疾患のメカニズム

　閉塞性睡眠時無呼吸（OSA）の患者は，睡眠の断片化と間欠的低酸素血症を体験している．これらの要素はいずれも心血管リスクの増加に関与する可能性があるが，最近のデータでは，間欠的低酸素血症がより重要な要素である可能性が示唆されている．このリスクは，いくつかの病態生理学的メカニズムによって媒介されると考えられている．

- 一過性の低酸素血症や高炭酸ガス血症が中枢および末梢化学受容器を刺激することによって実質的に起こってくる交感神経の過活動
- 慢性的な全身性炎症
- 活性酸素の生成による酸化ストレス
- 代謝機能不全

　これらの要素が組み合わさって，内皮機能障害，動脈硬化を進行させ，そしてそれに続くアテローム性動脈硬化症や臨床的に明らかな心血管疾患を引き起こす．
　さらに，局所的な低酸素血症や閉塞した上気道に対して空気を吸おうとすることが

以下のような多数の局所的かつ機械的な要因となり，これらによって高血圧症および肺高血圧症が発症しやすくなる可能性がある．

- 胸腔内圧の陰圧化による右室前負荷の増大
- 低酸素性肺血管攣縮による右室後負荷の増大
- 右室拡大と中隔偏位による左室拡張障害
- 左室壁内外圧差の上昇による左室後負荷の増大

これらの機械的な影響は，心不全とOSAを合併した患者において特に関連している．

OSA患者における心血管アウトカム

中等症から重症のOSAの診断は，心血管疾患リスクを増加させているように見える．

- 高血圧のリスクは約3倍に増加する
- 症候性冠動脈疾患のリスクは，睡眠クリニックの重症OSA患者群では約4倍，重症OSAの中年男性の患者群では約70%増加する
- 重症OSAの男性では，脳卒中リスクが約300%増加するが，女性ではこの関連性は見られない
- 重症OSAの男性では，心不全の発症リスクが約60%増加するが，女性ではこの関連性は非常に弱い
- OSA患者では心房細動の発症リスクが約2倍になる

OSAの診断は，既存の冠動脈疾患や心不全の患者においても死亡率の増加に関連しており，脳卒中患者の機能的な転帰の悪化につながる可能性がある．

一方，OSAは一部の患者群において直接的に理解しにくいが，生体防御的な効果をもたらす可能性もある．これは，虚血に対するプレコンディショニングと呼ばれる現象によると考えられている．心筋や脳組織において，間欠的低酸素血症により局所の虚血に対する適応メカニズムを発達させ，虚血に対処できるようになるという説である．これは，軽症OSAや高齢者のOSA患者では特に当てはまる可能性がある．しかし，この仮説を支持する決定的なデータはまだない．

OSAの治療および心血管アウトカム

持続陽圧呼吸(continuous positive airway pressure, CPAP)によるOSAの治療は，複

84 第8章 睡眠呼吸障害と関連疾患

数の無作為化比較試験において，高血圧に対する強固で一貫した効果が報告されている．

- CPAPは収縮期血圧を約3 mmHg低下させる．これは個人のレベルでは重要性に疑問があるが，集団レベルでは重要と言えるかもしれない
- CPAP単独では高血圧の治療効果はそれほど高くない．バルサルタンなどの降圧薬と比較した研究では，血圧降下作用は薬物療法のほうがはるかに高いことが示唆されている
- OSAは特に治療抵抗性高血圧を有する患者に多く，CPAPは有用な補助療法となりうる

　後方視的研究では，OSAの治療が長期的な心血管リスクに非常に大きな効果をもたらす可能性が示唆されている．スペインの大規模な睡眠クリニックの患者群において，未治療の重症OSAは，12年間の追跡期間中に心臓死のリスクが3倍に増加する関連性が見られたが，CPAPを処方された患者ではこの関連性は見られなかった．もちろん，後方視的研究は，様々なバイアスの影響を受けやすく，最近の前方視的無作為化比較試験では，CPAPが既存の心血管疾患を有する患者において中期的な心血管リスクを減らす効果は見られなかった．しかし，これらの無作為化比較試験の知見の一般化にはいくつかの注意点がある．

- 眠気のある患者は除外されていた
- 比較的軽症のOSA患者が含まれていた
- 心血管疾患の予防におけるCPAPの有用性が検討されたが，一次予防ではなく二次予防の観点での研究であった
- これらの研究におけるCPAPアドヒアランスは比較的低く，1晩あたり平均約3時間であった

　要約すると，OSAは心血管リスクを増加させる多くの生理学的な影響を有しており，OSA患者は実際に心血管疾患の発症リスクが高いようである．ただし，現時点では，OSAの治療が比較的緩やかな血圧低下以外の心血管アウトカムの改善につながるかどうかは明確ではない．

OSAと代謝性疾患

　前述のように，OSAが心血管系に長期的に悪影響を及ぼしうる原因の1つは，代謝

性疾患との関連性である．OSAは特にインスリン抵抗性と2型糖尿病（type 2 diabetes mellitus，T2D）に密接な関係がある．

- OSAはT2D患者の15〜30％に認められる
- 糖尿病患者の23〜86％にOSAが認められる
- 肥満やその他の交絡因子を調整すると，重症OSA患者は，無呼吸がない人々と比較して，T2Dや糖尿病予備軍になる可能性が2倍高い
- 重症OSAの診断は，T2D発症リスクを約30％増加させる
- 糖尿病を合併したOSA患者はコントロール不良のT2Dになる可能性が2倍高い
- 糖尿病を合併したOSA患者は網膜症の発症リスクが高い

OSAとT2Dとのどの関連性をとっても，その基礎となるメカニズムは前述した心血管系疾患との関連とかなり類似している．白色脂肪組織は特に重要である可能性があり，肥満患者において白色脂肪組織はグルコース代謝を仲介する重要な内分泌器官として機能する．交感神経の過活動と局所組織の低酸素状態により白色脂肪組織は炎症を起こし，インスリンシグナルに対する抵抗性が生じる．間欠的低酸素血症は特に悪影響を及ぼす可能性がある．OSAは，肝臓のグルコース代謝にも悪影響を及ぼし，膵β細胞の機能を低下させる可能性がある．

OSAを治療すると糖尿病コントロールは改善するのか？

手短に言えば，よくわかっていない

- 非対照研究では，OSA治療の成功は，インスリン抵抗性の減少やHbA1cの低下と関連することが一般的に示されている
- 睡眠専門施設に入院させて，2週間のCPAP装着を厳しく守らせると，インスリン抵抗性が減少する
- OSA患者においてCPAPを短期的に中止すると，夜間の血糖値の上昇をもたらす
- 無作為化比較試験では，CPAPのHbA1c値に対する効果については相反する結果が得られているが，これまでに行われた最大規模の研究では効果は認められなかった
- OSAの治療がT2Dの合併症に及ぼす影響を検証した唯一の無作為化比較試験では，12カ月間のCPAP使用は視力に影響しなかった

T2D（または心血管疾患など）を，CPAPを用いて治療しようとしても無益であるよ

うに見えることに対する興味深い説明として，REM睡眠中とNREM睡眠中のOSAが
HbA1cに与える影響の違いの可能性である．REM関連OSAは，NREM睡眠中に発生
するOSAよりもHbA1cレベルとの関係がはるかに強いようである．また，OSA治療の
ためにCPAPを処方された糖尿病患者の多くが夜間に途中でCPAP使用をやめてしま
うと，彼らの大部分のREM関連OSAはコントロールできないままとなる．

　心血管疾患と同様に，OSAとT2Dの間に因果関係があることを支持する確固とした
エビデンスがあるが，糖尿病治療手段としてのCPAPの有用性は現時点では弱いと言
える．

OSAとがん

　少し意外かもしれないが，OSAの診断は，がんの発症リスクおよび死亡リスクを
増加させる可能性がある．ヨーロッパ，北米，オーストラリアの縦断的観察研究では，
より重症のOSA（特に夜間低酸素血症がより重症である場合）は，がんの発症リスク
が約2倍，がんの死亡リスクが最大5倍になることが示された．ほかのいくつかの研
究の知見によると，OSA患者におけるがんに関連するリスクの増加は，単に喫煙や肥
満などの既知の発がん因子に起因する可能性があると示唆しているが，一方ではin
vitroおよび動物実験により得られるエビデンスが増加しており，その結果は，OSA
自体ががんの発生を促進する可能性を支持している．

　可能性として考えられているメカニズムとしては，間欠的低酸素血症に関連する全
身性炎症と酸化ストレス，腫瘍内低酸素による細胞増殖と血管新生の増加，OSAに
関連する抗腫瘍免疫機能の変化などが挙げられる．

　今後の研究では，OSAが最も影響を与える可能性があるがんの種類（現時点では，
最も強い関連はおそらくメラノーマと考えられている）や，OSAの治療ががんの転帰
に及ぼす影響の解明を試み，探り出すことになるであろう．

OSAと神経変性疾患

　未治療のOSAが，かなりの割合のOSA患者において日中の機能低下につながるこ
とは明らかであるが，新たなエビデンスにより，その後の認知機能障害，特にアルツ
ハイマー病（Alzheimer's disease，AD）のリスクを増加させる可能性もあることを示
唆している．実際，ADの患者では，対照群と比べてOSAを合併している可能性が約
5倍高い．

　OSA患者のADおよび認知機能障害のリスク増加に寄与していると想定されている
因子は，前述と同様に，主に睡眠の断片化と間欠的低酸素血症に起因するとされてい

るが，ほかにも以下のようなものが挙げられる．

- 神経炎症
- 血液脳関門の透過性の変化
- グリンファティックシステム（glymphatic system）によるアミロイドβのクリアランス低下
- 脳血管疾患

OSAとADの関係の研究はまだ（比較的）初期段階にあり，確証的な縦断研究が必要である．さらに重要なことは，早期のADにおけるOSA治療が疾患修飾の有望な選択肢のように思えるかもしれないが，OSAによって引き起こされたり悪化したように見えるほかの疾患の経験からは，SDBの治療が常に併存疾患の改善につながるとは限らないことを示唆している．

詳細については，➔第23章参照．

おわりに
Conclusion

OSAが多くの重要な併存疾患の発症と進行に寄与していることを示唆するエビデンスは数多くある．残念ながら，OSAに対する現在の治療法は，これらの疾患に対して比較的限られた影響しか与えないようである．

さらに知りたい方のために

Almendros I, Gozal D. Intermittent hypoxia and cancer: undesirable bed partner? Respir Physiol Neurobiol. 2018; 256: 79-86.

Mandal S, Kent BD. Obstructive sleep apnoea and coronary artery disease. J Thorac Dis. 2018; 10 (Suppl 34): S4212-20.

Reutrakul S, Mokhlesi B. Obstructive sleep apnea and diabetes: a state of the art review. Chest. 2017; 152 (5): 1070-86.

Rosenzweig I, Glasser M, Polsek D, et al. Sleep apnoea and the brain: a complex relationship. Lancet Respir Med. 2015; 3 (5): 404-14.

第**9**章

睡眠呼吸障害の 内科的マネージメント

Medical management of sleep-disordered breathing

Adrian J. Williams

はじめに　*90*
Introduction

閉塞性睡眠時無呼吸に対する持続陽圧呼吸　*90*
Continuous positive airway pressure for obstructive sleep apnoea

閉塞性睡眠時無呼吸の管理のためのさらなるオプション　*94*
Further options for the management of obstructive sleep apnoea

中枢性睡眠時無呼吸と肥満低換気症候群のマネージメント　*95*
Management of central sleep apnoea and obesity hypoventilation syndrome

はじめに
Introduction

閉塞性睡眠時無呼吸（obstructive sleep apnoea, OSA）過小診断は効果的な治療の障壁となっており，このことに対処する戦略は重要である．例えば，

- 症状に対する患者の認識を高める
- 義務づけられた手術前の評価の中にSTOP-Bang質問票のように有効とされている質問票を効率的に組み込んで使用する
- いびき，目撃された無呼吸，眠気を医師が記録し，特に過体重の人に認められた場合には睡眠呼吸モニタリングが実施できるように紹介する

以下のようなOSAに寄与する要因の除去．
- 肥満（体重が10％減少すると無呼吸・低呼吸が25％減少する）．食事量を減らし，エネルギー消費量を増やすことを中心にアドバイスをする
- 鼻閉-鼻呼吸に対する抵抗の増大は，胸腔内圧の増加（陰圧の増大）と関連し，それが咽頭気道に伝達されて，気道虚脱を促進する

咽頭気道の狭窄と虚脱を最小限に抑えるために咽頭気道を安定させる．咽頭拡張筋を刺激する薬物はまだ存在せず，咽頭および舌の軟部組織の手術が有効であることは稀である（➡第11章）．しかし，持続陽圧呼吸（continuous positive airway pressure, CPAP）や下顎前方移動装置（mandibular advancement devices, MAD）といった機械的な装置は効果的である（➡第10章）．

閉塞性睡眠時無呼吸に対する持続陽圧呼吸
Continuous positive airway pressure for obstructive sleep apnoea

OSAの病態生理は，吸気に伴う陰圧により，咽頭気道が（骨や軟骨に支えられていないため）虚脱することにある．CPAPは，これに対する治療法で，快適なマスクを介して，鼻（または鼻と口）から咽頭気道に送られる陽圧をポンプが発生させ，「空気スプリント」を作り出す．このOSA管理における画期的な進歩は，1981年，睡眠中に咽頭気道を空気圧で拡張させるCPAPの最初の報告によってもたらされた．多くの面で効果があることを示す質の高いエビデンスがあるが（後述），複数の観察研究で死

亡率の低下が報告されているにもかかわらず，これを確認するための長期的な無作為化試験は行われていない（**➡第7章**および**第8章**参照）.

効果的な使用は以下と関連している.

- 過度の眠気の軽減または解消，交通事故の減少，生産性の向上，家庭内の調和の改善
- 血圧上昇の軽減
- 心血管疾患の罹患率の低下
- インスリン抵抗性の改善による糖尿病コントロールの改善

治療の適応

介入のための閾値は，多少恣意的ではあるが，それぞれ異なっている.

米国睡眠医学会（AASM）は，以下の場合にCPAPを行うことを推奨している.

- 症状の有無にかかわらず，呼吸障害指数（respiratory disturbance index，RDI）が15を超えるすべての患者
- RDIが5以上であり，眠気，不眠，いびき，心房細動，2型糖尿病等の関連症状がある患者
- 眠気の過少申告が懸念されるミッションクリティカルな仕事（例えば，道路輸送業や航空輸送業など）の場合は，症状に関係なくRDIが5以上である患者

しかし，筆者はこのリベラルなアプローチについていくつかの懸念を抱いている. 「疑わしきは鼻に加圧せよ」ということを否定するわけではないが，呼吸障害に対してより正確な解釈が必要である. RDIの総合的な値に寄与する呼吸イベントは，一貫して最初にREM睡眠に関連している. このような呼吸障害の臨床的影響は，夜間全体に均等に分布する呼吸障害とは異なり，その治療には，より慎重で保守的なアプローチが必要となる.

夜間のパルスオキシメトリ（図9.1参照）による3％または4％酸素飽和度低下指数（oxygen desaturation index，ODI）を用いる方法は，睡眠ポリグラフ（polysomnography，PSG）で検出される睡眠呼吸障害（sleep-disordered breathing，SDB）の程度を過小評価する傾向があるが，実用的な方法である. ただし，前述と同じ注意が必要である.

脈拍変動の解析も加えると，有意な低酸素血症を引き起こさない程度の呼吸障害に関連する覚醒反応を同定できる可能性があり，総合的な評価で考慮すべきである.

いったんしっかりとCPAP治療にのれば，フォローアップ頻度は，症状の反応とと

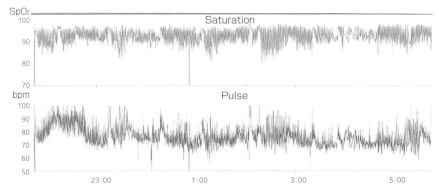

図9.1 22:00から5:30までの典型的な一晩のオキシメトリ記録で，無呼吸/低呼吸に伴う反復的なSpO₂低下とarousalによる脈拍増加が認められるが，23:30，1:30，2:30，5:30頃のREM睡眠と一致する時間帯に，より悪化しているのがわかる

もに，使用時間，マスクリーク，残存無呼吸低呼吸指数（apnoea hypopnoea index, AHI）等の客観的データによって決定される．SDBのコントロールが良好であれば，年1回の確認で十分である．

睡眠検査の再検は，治療がうまくいかない理由をよりよく理解するために，とりわけ周期性四肢運動などのほかの睡眠関連病態を除外するために考慮されるかもしれない．

CPAPの導入

陽圧を作り出す機器は非常に優秀であり，リークや必要な圧力の変化を補正し，特別な調整を必要としない．しかし，鼻または口鼻インターフェースは個別的なものであり，治療の受け入れに重要である．このインターフェースのために費やした時間は費やす価値のある時間である．

CPAPの問題

この効果的な治療法に対する患者のコンプライアンスは低い．定期的な使用は一般的に50％と低い（これに対し，いくつかの施設では80％と報告されているが，おそらくサンプルサイズの小さなCPAPトライアルを採用しているためであろう）．

適切な治療とは何か？　根拠はないものの，受け入れられている基準は週に5夜，1夜あたり4時間以上の使用である．しかし，より長いほうがよく，一晩に6時間であれば，客観的に測定された眠気は改善され（4回の昼寝の平均睡眠潜時は7.5分以上），7.5時間以上であれば，睡眠の機能的転帰に関する質問票（Functional Outcomes of Sleep Questionnaires, FOSQ) の結果を正常化する.

また,コンプライアンスは変動するものであり,新しい機械は以下のような使用オプションが用意されている.

- 1日あたりの平均使用時間
- 使用日における1日あたりの平均使用時間(これ自体が非常に低い場合もある)

アドヒアランスは,個人の年齢,性別,配偶者・パートナーの有無,社会経済的・心理的要因に影響されることがある.また,不眠症がある場合(20%の患者で見られる)のほうが,過度の眠気(45%の患者で見られる)がある場合よりも治療が受け入れられにくいなど,症状にも影響することがある.

使用率が低い理由は,通常,以下のような理由による装置への忍容性の問題に関連している.

- 高いマスク空気圧
- 閉所恐怖症
- 鼻閉
- 心理的問題
- 初期指導やフォローアップのサポート不足

コンプライアンスを改善するための戦略.
- マスクフィッティング−鼻腔の開通がよい場合は周囲の骨のサポートがしっかりしているため,鼻マスクが好ましい.口鼻マスクは下顎を後退させることで気道をさらに狭める可能性があるが,鼻の通りが制限されている(OSAの病態生理の1つ)場合には必要である
- 使用状況の遠隔評価は最初の週に介入することで治療をより効果的にするかもしれない
- ランプ時間の変更−患者によっては夜に圧力の上昇開始が早過ぎて入眠が困難な場合がある.圧力が上昇する時間を延長することで,この問題を解決できる場合がある.
- 加湿(使用者の3分の2で必要)
- 柔軟な呼気圧(圧リリーフ)
- 二相性陽圧呼吸(あらかじめ設定された吸気圧と,それより低い呼気圧)−ケースコントロール研究による正式な検証は行われていないが,過度の圧力が問題となる

場合に，多くの医師が検討する価値があると認めている戦略である

- 「アジュバント」療法－CPAPとMADを組み合わせて圧力を下げることができる．これは独自の戦略だが，生物学的に妥当であると思われる

アドヒアランスを改善するための戦略.

- 教育，教育，教育…認知行動療法(CBT-I)とともに，いくつかの無作為試験で有効性が報告されている，態度や行動を変える構造化された心理療法の手法である．OSAの影響やCPAPの有益な効果を強調すべきである
- CPAPの副作用の管理や行動療法は，アドヒアランスを改善するための最も合理的なアプローチと考えられる

閉塞性睡眠時無呼吸の管理のための さらなるオプション

Further options for the management of obstructive sleep apnoea

下顎前方移動装置(MAD)(➔詳細は第10章を参照)

下顎を前方に移動させることで，舌が前方に引き出され，舌後方の咽頭部を広げる.

- 軽症OSAや体位依存性OSA(主に仰臥位で生じる)の症例では，よい治療法となる
- CPAPに対する忍容性が低い重症OSA患者にも価値があることが，研究で示された

比較試験では，MADの毎夜の使用時間がCPAPよりも長いことから，長さによってCPAPとMADの同等の有効性が強調されている

ホームメイド(ボイル&バイト型タイプ)，モノブロック(調整不可)，オーダーメイド(調整可能)など，様々なタイプのMADがある.

代替療法

- 体位療法－OSAが主に体位依存性があり，仰臥位で生じる場合に，側臥位で眠ることは合理的な選択肢となる．例えば，寝間着の背中にテニスボールを縫い付けたり，振動で警告する専用のポジショニング装置やMADを使用したりする
- 頭位は微妙な変化で，仰臥位で頭を横にすることにより，閉塞性イベントが発生する
- 電気刺激－舌下神経刺激はAHIとODIの有意な減少をもたらすが，神経刺激装置

の外科的な植え込みが必要である（➡第12章参照）

中枢性睡眠時無呼吸と肥満低換気症候群のマネージメント

Management of central sleep apnoea and obesity hypoventilation syndrome

呼吸補助を考慮する.

- 酸素療法は換気への低酸素刺激を和らげ，AHIを50%減少させる
- CPAPも同程度の効果がある．それは，おそらく心臓の後負荷を減少させる効果，機能的残気量を増加させO_2リザーブを増加させる効果などによる
- スマートCPAPまたは適応補助換気（adaptive servo-ventilation，ASV）－吸気圧と一回換気量を変動させて換気，ひいてはCO_2と酸素飽和度を安定化させるが，左室駆出率が45%未満の患者には悪影響を及ぼす可能性がある

肥満低換気症候群では，睡眠中の換気をサポートするために二相性陽圧換気，すなわち非侵襲的人工呼吸器による治療が行われる．EPAPはOSAを解消するように，IPAPはCO_2を正常化するように調整する.

さらに知りたい方のために

Askland K, Wright L, Wozniak DR, et al. Educational, supportive and behavioural interventions to improve usage of continuous positive airway pressure machines in adults with obstructive sleep apnoea. Cochrane Database Syst Rev. 2020; 4: CD007736.

Gay P, Weaver T, Loube D, Iber C, et al. Evaluation of positive airway pressure treatment for sleep related breathing disorders in adults. Sleep. 2006; 29 (3) : 381-401.

Kushida CA, Littner MR, Hirshkowitz M, et al. Practice parameters for the use of continuous and bilevel positive airway pressure devices to treat adult patients with sleep-related breathing disorders. Sleep. 2006; 29 (3) : 375-80.

Williams AJ. The sleepy patient. Medicine. 2012; 40 (6) : 283-86.

第**10**章

睡眠呼吸障害に対する 歯科的アプローチ

Dental approaches to the management of sleep-disordered breathing

Aditi Desai

はじめに　*98*
Introduction

口腔内装置全般の歴史　*98*
History of oral appliances

OA療法　*99*
Oral appliance therapy

おわりに　*104*
Conclusion

はじめに
Introduction

　睡眠呼吸障害 (sleep-disordered breathing, SDB) 治療は, 「ゴールドスタンダード」として第一選択される陽圧呼吸 (positive airway pressure, PAP) 療法から閉塞性睡眠時無呼吸 (obstructive sleep apnoea, OSA) 用の oral appliance (OA) 療法[※1], 手術, および減量や側臥位指導などの補助療法やオトガイ舌神経刺激などの新たな選択肢まで多様である.

　OA療法はPAP療法に耐えられない, または受け入れたくない患者の多くから評価を受け広く適応されてきたことで, 今ではPAP療法の有効な代替療法と考えられるようになっている. 最適化されたOAを提供するためには歯科の高度な専門技能が不可欠である.

　歯科は, これまでも睡眠時歯ぎしりおよび, 顎関節症に対する口腔内装置[※2]に常に関心をもってきたが, 昨今になって蓄積されつつあるエビデンスは, これまでの口腔内装置の選択基準に加え患者がSDBを併存しているか否かという追加の評価の必要性を示している.

　睡眠医学における歯科医の役割には, 医療専門家の学際的なチームの一員としてSDB, 顎関節症, および睡眠時歯ぎしり (後者はICSD-3にて運動異常症として再分類されている) に対して口腔内装置を用いて有効な治療を提供する役割だけでなく, 患者のスクリーニングやリスク評価も含まれる.

口腔内装置全般の歴史
History of oral appliances

　OA療法の基本概念は1世紀以上前から認知されている. 人類の進化における, 喉頭蓋と口蓋の分離は, 骨支持をもたない長い気道を形成してきた. ほかの哺乳動物の舌は口腔内に全体が収まっているが, 人間の舌は長く柔軟な気道によりその一部が, 口腔咽頭腔に位置している. これにより獲得された柔らかい中咽頭の壁によって発声できるのだが, 同時に睡眠中に気道が虚脱する可能性も生じさせている. さらなる進化により, 人間の顔面は脳の前頭部の後方に位置するように変化してきた.

[※1]原文ではすべてOATとなっているが, 日本でOATを使うことは稀なのでOAと統一している
[※2]治療対象を睡眠呼吸障害に限定せず, 口腔内で使用する装置全般を指す

これらの進化により，歯科医にとって特に関心のある分野，すなわち歯科睡眠医学が切り開かれたのである．睡眠歯科医療の基本は，口腔内装置を適応することで下顎骨の位置を再構成し，口腔咽頭の軟部組織を活性化させることである．

歴史的に行われてきた上気道の安定化の手技は，小顎症の乳児の舌を下唇に縫合するというものだった．1930年までには顎ストラップとヘルメットという違ったタイプの口腔内装置と手法により下顎の整復が行われてきたが，現行の口腔内装置の登場はその後1934年まで待つことになる．その後，気道形態を改善するために下顎骨と上顎骨を前方移動する顎顔面外科手術が報告された．1982年，Samuelsonにより最初の閉塞性睡眠時無呼吸（obstructive sleep apnoea，OSA）用OAである舌保持装置が発表された．

OA療法
Oral appliance therapy

OAはいびきやOSAを治療するために旅行用，または高い処方圧に耐えられない患者のPAPとの併用治療などPAP療法の有効な代替法として広く用いられている．OA療法の有効性に対するエビデンスは蓄積されてきているが，OA療法には種々の障壁が存在している．障壁の1つに，治療を開始するまでに時間がかかることが挙げられる．CPAPは即日の開始ができ，遠隔機能を用いてタイトレーションを行うことも可能である．一方，OA療法では印象採得（歯型採り），前方位の咬合採得（下顎の位置決め）と装置のフィッティングのために少なくとも2〜3回の受診を行い，それに加え前方位調整（タイトレーション）および副作用への対応のための受診も必要となる．治療に対するこの障壁はデジタル技術と，3次元印刷手法の開発と臨床応用により間もなく過去のものとなるだろう．口腔内スキャン，遠隔医療，およびデジタルワークフローの構築で，理論的には数時間で装置を製作できるようになる．これらは，症状の即時緩和を必要とする患者に対し，従来法による堅固な装置が製作されている間の，「暫定的な」装置として用いられるかもしれない．

治療効果の予測因子

習慣性の大きないびきとOSAの治療には，適切な気道評価が必須である．この疾患を効果的に治療するためには，前後方向，水平方向，または同心円状になど異なる方向からの評価だけでなくそれぞれの気道の虚脱程度についても評価する必要があり，これらの評価は歯科と耳鼻科が連携して初めて実現できる．

OA療法の治療効果を得るために評価可能な患者の要素がいくつかあり，以下に示される条件においては有効な結果が得られやすい．

- 軽症，すなわち無呼吸低呼吸指数（apnoea hypopnoea index，AHI）または良性のいびき
- 低BMI値
- 頚周囲径が小さい
- 仰臥位依存性OSAの患者は，側臥位寝でもOSAがある患者よりもOA療法の治療効果が期待できる．またこの場合，OA療法に体位療法を併用するとより効果的である
- 年齢が若い
- 女性
- 解剖学的な特徴：軟口蓋長が短い，舌骨の位置が低い，著しい下顎後退など．画像解析，鎮静下睡眠内視鏡検査（drug-induced sleep endoscopy，DISE）や，特殊な手技を用いた覚醒時経鼻内視鏡検査が有用である

OA の種類

OSA用のOAは，大きく3つのカテゴリーに分類される．

- 「既製品」のセルフフィット型または「ボイル＆バイト」型装置
- 舌保持装置（tongue retaining device，TRD）
- カスタマイズまたはオーダーメイドの装置
  - モノブロックまたは一体型装置
  - バイブロックまたは分離型の調整可能型装置

世界中の市場には100を超える種類の口腔内装置があり，それぞれに独自のデザインが備わっている．それぞれの違いは主に下記の要素についてである．

- 患者の歯列に対するカスタマイズの程度
- 装着時に開口できない一体型（モノブロック）デザイン
- 上顎用と下顎用に分離したパーツが種々の機構で接続されている分離型のデザイン

分離型装置も下顎運動の許容範囲が装置間で異なる

- 側方方向の下顎の動き
- 前方移動の可動量
- 垂直方向の開口量
- 材料の違い
- 咬合面の被覆量（歯列のどこまでがOAで覆われているか）

「ボイル＆バイト」装置

　これらの装置は，費用が問題になる場合や，カスタムメイドの装置を作れる医療サービスが受けられない場合に役立つ．以下のような状況において，一時的または試用を目的として用いると患者に安心感を与えることができ有用である．

- より高価で堅固なカスタムメイドの装置を製作する前にOAの潜在的な治療効果を評価する
- 治療に懐疑的な患者にOA療法の利点を体感する機会を提供する．これらの試用目的の装置は最も快適でも堅固なものでもないため，結果として患者が治療を拒否することにつながる可能性があり，適応には慎重な対応が必要である
- ボイル＆バイト装置で徐々に下顎を前方に出しながら最適な下顎位を決定し，その記録を用いてモノブロック装置を製作する
- 患者がカスタムメイドの装置を紛失または破損した場合に，つなぎとして使用する

舌保持装置

　この装置は無歯顎患者に有用であり，一部の患者においては舌をより前方に移動させるためにバイブロックと組み合わせて使用される．舌根部が閉塞の主要因であるかどうかを評価するためにも有用である．しかし，この装置は短期的および長期的な合併症のために患者の受け入れはよくない．

カスタムメイド装置

　これらには2つの下位区分がある．
　モノブロックは，通常はシリコン製の一体型装置で，あらかじめ既定された下顎前方位で固定されている．歯が健康でSDBが軽度の患者には十分に効果的であるが，以下の患者には禁忌である．

102　第10章　睡眠呼吸障害に対する歯科的アプローチ

● 睡眠時歯ぎしりの患者(歯ぎしりができないことが合併症につながりうるため)
● 口呼吸患者(空気穴が前方部に限られているため)
● 閉所恐怖症の患者

　分離型の調節可能型の装置は，最も効果的で忍容性が高いことが知られている．2つのパーツに分かれた装置により下顎を前方位に固定し，舌骨とオトガイ舌骨間の距離を安定させる．これらの機構は，装置ごとに異なっている．

　下顎を横方向に動かす機能，口を開ける機能(これにより装着中に話したり，水を飲んだりできる)は，患者が装置選択の過程で必要と思う場合に検討される機能である．

OA療法の作用機序

　口腔内装置は，気道の解剖学的構造を調節するように作用する．舌保持装置は，睡眠中に舌が後退して気道を塞ぐのを防ぐために舌を前方に吸引するが，その他の装置のほとんどは下顎の位置を移動させることによって作用する(図10.1)．

● 下顎骨を前方移動させることにより，下顎骨とともに舌が前方に出され，口腔咽頭スペースが前後方向に増加すると一般に考えられている
● 磁気共鳴画像法(MRI)および経鼻内視鏡検査で示される口蓋咽頭腔の前後および側方方向の気道の拡大は神経筋活動によるものかもしれない．この気道径の増加は，口蓋舌筋と口蓋咽頭筋，そしてその後方の口蓋弓の伸張につながる種々の口腔の構造物と筋の変化の結果としてもたらされているであろう
● 口蓋咽頭弓を伸ばすことで，空気力学動態が改善し，それによって気道抵抗もよくなることが研究で示されている
● 下顎骨と舌骨位置を安定化させることにより，気道閉塞につながる下顎骨の後方および下方の回転と，舌の後方移動を防止する

OA療法の副作用と合併症

　過去数十年にわたってOA療法が広まるにつれて，この治療による副作用も多く知られるようになった．患者が最も懸念する重大な副作用は，好ましくない歯の移動と咬合の変化である．ほかにも下記のような副作用や合併症が報告されている文献がある．

● 軟部組織への影響と装置装着による合併症
  ・ 唾液の過剰分泌

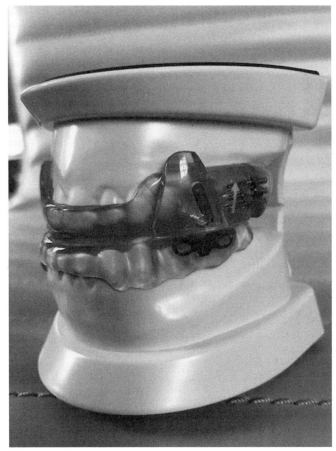

図10.1　下顎前方位移動装置

- 口腔乾燥
- 材料への過敏症
- 粘膜や歯周組織への刺激
- 舌の痛み
- 不安と閉所恐怖症
- 咽頭反射
- 歯と修復物への損傷
  - 歯冠修復された歯の損傷

- 修復物の脱離およびクラウンやブリッジの前装剥離
- 顎関節および付随する筋肉と靭帯への副作用
  - 装置撤去時の一過性の顎の痛み
  - 咀嚼筋の圧痛
  - クリック音などの関節雑音
  - 持続的な顎関節部の痛み
- 咬合変化

　これらの潜在的な合併症のため，この分野の専門知識をもつ歯科医がOA療法を管理することが重要である．これらの問題の多くは，モニターしていくと対処することができる．こういった副作用を最小限に抑えたり予防したりすることで，患者のアドヒアランスと治療効果を最適化することができる．合併症のいくつかはほかの合併症よりも深刻なことがあるが，適切な臨床的判断がなされるべきであり，解決策を考える際には患者へのリスク-ベネフィットを十分に検討する．

おわりに
Conclusion

　治療効果が得られやすい患者の条件，装置の作用機序についての知識および副作用の管理法への理解度が，治療の成否に影響を与える．これらは治療効果の最適化と，患者の満足度を高めるために必須な要素である．

　OA療法は，軽度のSDBの治療として，またはより重症な症例に対して従来の治療法への忍容性が低い場合の補助療法として検討されるべきである．

さらに知りたい方のために

British Society for Dental Sleep Medicine. Available at: M https://bsdsm.org.uk/

Clark GT, Blumenfeld I, Yoffe N, et al. A crossover study comparing the efficacy of continuous positive airway pressure with anterior mandibular positioning devices on patients with obstructive sleep apnea. Chest. 1996; 109 (6) : 1477-83.

Ferguson KA, Ono T, Lowe AA, et al. A randomized crossover study of an oral appliance vs nasalcontinuous positive airway pressure in the treatment of mild-moderate obstructive sleep apnea. Chest. 1996; 109 (5) : 1269-75.

Ramar K, Dort LC, Katz SG, et al. Clinical practice guideline for the treatment of obstructive sleep apnea and snoring with oral appliance therapy: an update for 2015. J Clin Sleep Med. 2015; 11 (7) : 773-827.

第11章

睡眠関連呼吸障害への
外科的アプローチ

Surgical approaches to the management of sleepdisordered breathing

Bhik Kotecha

はじめに　*106*
Introduction

上気道の臨床評価　*106*
Clinical evaluation of the upper airway

睡眠呼吸障害に対する外科的治療　*109*
Surgical procedures for sleep-disordered breathing

睡眠呼吸障害手術における近年の進歩　*111*
Recent advances in surgery for sleep-disordered breathing

はじめに
Introduction

睡眠関連呼吸障害 (sleep-disordered breathing, SDB) には，単純性のいびき，上気道抵抗症候群および閉塞性睡眠時無呼吸 (obstructive sleep apnoea, OSA) が含まれる．これらの患者では，鼻腔から喉頭に至るまでの様々な解剖学的部位の閉塞により気流が乱れ，いびきや無呼吸が惹起される．

耳鼻咽喉科医は，多くのSDB患者を診療する上での有用な情報を提供できる．中等症から重症のOSAに対して推奨される標準的治療は持続陽圧呼吸 (continuous positive airway pressure, CPAP) であるが，この治療のコンプライアンスやアドヒアランスは高くはない．そのような患者が耳鼻咽喉科医の診察を受けると，上気道閉塞部位に対する外科的矯正に至ることもあり，これによりCPAPにおける必要圧の低下やコンプライアンス，アドヒアランスの向上が見込めたり，CPAPの必要性を大きく軽減させるケースもある．

慎重に患者を選択することは良好な手術結果を得るための鍵であるが，これはSDBにおいても確信をもって言える．覚醒中と睡眠中では筋緊張や閉塞イベントが異なっているため，これら2つの状態で上気道を注意深く正確に評価することが重要である．自然で生理的な睡眠中における気道を評価することは不可能ではないにしても困難であるため，鎮静下睡眠内視鏡検査 (drug-induced sleep endoscopy, DISE) を利用することになる．一般に，BMIが高い肥満患者のSDBに対して手術をすると，舌根部に蓄積した脂肪のみならず副咽頭間隙に存在する脂肪による（咽頭腔内への）外部からの圧迫のためSDBは悪化する．

SDBの手術は，軟部組織手術と顎顔面骨格手術に分けられる．さらにSDBの重症度に応じて，低侵襲の手術からより過激で積極的な外科的介入までを要することもある．

SDBにおける手術の役割は根治的なこともあるが，多くの場合は補助的なものでありCPAPや口腔装具のコンプライアンス改善に寄与しうる．一方，重症のSDB患者に外科治療を行う施設では優れた麻酔科医によるサポートが必要であり，病院自体にも高依存ユニット (HDU) で看護できる基盤も必要である．

上気道の臨床評価
Clinical evaluation of the upper airway

臨床評価としては，骨格の枠組みの評価に始まり，軟性の鼻咽腔ファイバースコー

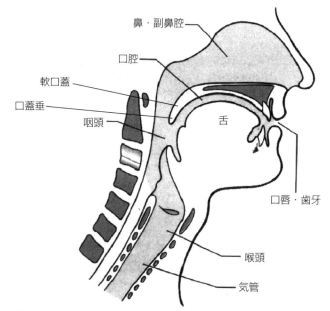

図 11.1　上気道矢状断による上咽頭，中咽頭，下咽頭の各部位

プを用いた上気道の内腔全体を通しての評価へと続く（図 11.1）．

骨格の枠組みの評価

- 外鼻骨の変形
- 下顎後退
- 上顎後退

外鼻と鼻腔の評価

- 解剖学的
  - 鼻弁の変形
  - 鼻中隔弯曲
  - 下鼻甲介の肥大

- 生理学的
  - 血管運動性鼻炎
  - アレルギー性鼻炎
- 病理学的
  - 鼻腔ポリープ
  - 副鼻腔炎

口腔の評価

- 開口の制限
- 扁桃の大きさ
- 軟口蓋 – 長さ，厚さ，全体的な緩み
- 口蓋垂 – 厚さと長さ

舌根から喉頭の評価

- リンパ過形成または筋肥大
- 舌後腔の縮小
- Mallampati分類やFriedman分類による舌位評価
- 喉頭蓋の動揺性
- 喉頭の病変
- 胃酸逆流

覚醒と睡眠におけるアセスメント

　睡眠中に観察される上気道虚脱は，覚醒中のものとは大きく異なる．

　鼻咽頭ファイバーを固定して観察し，患者にいびき音を真似してもらい軟口蓋の振動を評価し，併せてミュラー手技（独：Müller's maneuver）を行うことで咽頭内腔の様々な部位での閉塞具合を確認する．このミュラー手技とは内視鏡を咽頭に固定して観察する状態での逆バルサルバ法が基本である．内視鏡を咽頭腔内に固定し，患者には口を閉じ鼻孔をつまんだ状態で息を吸うように指示をする．この手技により，解剖学的にどの部位が潜在的に最も閉塞を引き起こしうるかを判断できる．

　ただし，この覚醒時の評価では，睡眠中のイベントと比較した場合，上気道虚脱の動態について誤った印象を与える可能性も否めない．このためDISEが普及しつつあ

る．これは麻酔科医の協力のもと，プロポフォール投与（ミダゾラム併用の有無にかかわらず）下に睡眠を誘発して行われる検査である．鎮静の深さはBIS（bispectral index）を使用して制御できる．BISは麻酔科医には一般的に使用されているもので，基本的にEEG活動を反映し，患者の鎮静度について大まかな目安となる．この検査で咽頭内腔の様々な解剖学的部位の関与度合が確認できるため，それぞれの部位でどの外科的処置が適切かという判断の指標となる．

最近のエビデンスによると，Dynamic MRIもまた気道閉塞部位の特定において信頼できる技術となりうることが示唆されている．

睡眠呼吸障害に対する外科的治療
Surgical procedures for sleep-disordered breathing

上気道の様々な閉塞部位を改善する目的で，様々な外科的処置が用いられる．高周波（ラジオ波）凝固プローブを使用する技術は，鼻甲介，軟口蓋，および舌根部に対処できるよう改良されている．高周波凝固治療は，以前普及していたレーザー治療ほど過激でなく，特に重症度の低いSDB症例に多く用いられる．高周波凝固治療は熱エネルギーを間質に到達させることで，鼻甲介や舌根の組織の容積を減少させて腔内のスペースを拡大し，軟口蓋においては弾性繊維の機械的特性を変化させて口蓋をより固く安定させるものである．また同時にカッティングニードルは軟口蓋を短縮する目的にも使用できる．

重症度の低いSDBの場合，閉塞部位が軟口蓋にあるならば，注入硬化療法や軟口蓋インプラント，単純な高周波凝固治療などの技術で十分であり，口蓋の形状を変えることなく軟口蓋をより安定化させることができる．

しかしSDBがより重篤な場合は，口蓋-咽頭の余剰粘膜を切除する必要性もあり，結果として口蓋の形状はわずかながらも変化する．当然のことながら，鼻腔への逆流などの合併症を避けるために，切除する軟口蓋組織の容積は最小限とするよう細心の注意を払うべきである．

口蓋外科手術の発展型としては，口蓋咽頭筋を翼突鉤へ再配置させるものもある．

顎顔面骨格手術はさらに侵襲的なものとなるが，慎重な適応判断の上で施行された上下顎同時前方移動術症例では非常に良好な結果が得られている．

鼻手術

- 鼻中隔矯正術（弯曲した鼻中隔の矯正）
- 鼻中隔形成術
- 機能的内視鏡副鼻腔手術
- 鼻ポリープ切除術
- 鼻甲介縮小または鼻甲介形成術

中咽頭手術

- 口蓋扁桃摘出術/口蓋扁桃切除術
- 口蓋形成術（口蓋垂咽頭形成術の様々な変法あり）
- 軟口蓋インプラント
- 局所注入による口蓋硬化療法
- 軟口蓋間質への高周波凝固治療

下咽頭手術

- 高周波アブレーション
- 正中舌切除術
- オトガイ舌筋の前方移動術
- 舌骨挙上術
- 喉頭蓋楔状切除

顎顔面骨格手術

- オトガイ舌筋前方移動術
- 下顎骨切り術
- 上下顎同時前方移動術

睡眠呼吸障害手術における近年の進歩
Recent advances in surgery for sleep-disordered breathing

　この20年来，SDBに対する外科的治療の転帰を改善するための重要な試みがなされつつあるが，これはとりわけDISEの導入に代表される上気道閉塞についての詳細な評価法が増えたことによって可能となった．さらに軟部組織への熱的損傷をより軽減した高周波凝固治療技術の導入による技術の進歩も相まっている．

　また経口ロボット手術の進歩により，それまで困難であった下咽頭の閉塞部位への操作がはるかに容易になっており，舌根部および/または喉頭蓋の腔内への突出による下咽頭の有意な閉塞がありCPAP療法もうまくいかない症例への手術適応も珍しくはなくなった．これにより喉頭への入口部が改善され，上気道の閉塞が緩和されるのである．

　最後に，過去10年間に発達した舌下神経刺激を利用した技術（➡第12章参照）は，ほかのすべての治療法がうまくいかず，非常に治療困難であったSDB患者に希望をもたらした．

　DISEでの評価により適応判断されたこれらの患者における良好な長期予後も報告されている．

さらに知りたい方のために

Camacho M, Riaz M, Capasso R, et al. The effect of nasal surgery on continuous positive airway pressure device use and therapeutic treatment pressures: a systematic review and meta-analysis. Sleep. 2015; 38 (2): 279-86.

Gamaleldin O, Bhagat A, Anwar O, et al. Role of dynamic sleep MRI in obstructive sleep apnoea syndrome. Oral Radiol. 2021; 37 (3): 376-84.

Lechner M, Wilkins D, Kotecha B. A review on drug induced sedation endoscopy-technique, grading systems and controversies. Sleep Med Rev. 2018; 41: 414-8.

Sethukumar P, Kotecha B. Tailoring surgical interventions to treat obstructive sleep apnoea: one size does not fit all. Breathe. 2018; 14 (3): e84-93.

Strollo PJ Jr, Soose RJ, Mauer JT, et al. Upper-airway stimulation for obstructive sleep apnea. N Engl J Med. 2014; 370 (2): 139-49.

Virk JS, Kotecha B. Otorhinolaryngological aspects of sleep-related breathing disorders. J Thorac Dis 2016; 8 (2): 213-23.

第12章

閉塞性睡眠時無呼吸の
治療のための新しいアプローチ

Novel approaches for the treatment of obstructive sleep apnoea

Joerg Steier

はじめに　*114*
Introduction

電気刺激　*114*
Electrical stimulation

経皮的電気刺激：ランダム化比較試験　*115*
Transcutaneous electrical stimulation: a randomized controlled trial

舌下神経刺激：ランダム化比較試験　*116*
Hypoglossal nerve stimulation: a randomized controlled trial

進行中の研究および臨床試験　*117*
Ongoing studies and clinical trials

将来の研究　*118*
Future research

患者と一般市民の参加　*119*
Patient and public involvement

NICEガイダンス　*119*
NICE guidance

その他の代替療法　*120*
Further alternatives

はじめに
Introduction

睡眠呼吸障害（sleep disordered breathing, SDB）の標準的な治療法は効果的で確立されている．中等症から重症の閉塞性睡眠時無呼吸（obstructive sleep apnoea, OSA）の治療には，一般的には持続陽圧呼吸療法（continuous positive airway pressure, CPAP療法）が使用される（➡第9章参照）．軽症のOSAは，下顎前方移動装置（mandibular advancement devices, MAD）（➡第10章参照）を使用した歯科医師による治療が行われる（➡第9章参照）．

CPAP療法は，睡眠中の上気道の開存性を復元させ，睡眠の断片化を防ぎ，日中の活動性と眠気を改善し，SDBに関連する長期的な心血管リスクを改善する可能性を秘めている．ただし，CPAP療法には適切なコンプライアンスが必要である．空気圧を送り込むために患者はマスク（フルフェイス，鼻，または口）を装着して眠る必要がある．これは継続的な治療であり，患者がCPAPの使用を止めてしまうとOSAは再発する．OSAの長期的なコンプライアンスは限られており，治療開始後の最初の6週間では，患者の4分の1が十分な使用ができずに苦労し，治療を受けるべき患者の約半数が治療効果のない形でCPAPを使用している．

したがって，OSAの代替治療が必要である．適切な新しい治療法を選択する際に，以下の部門からさらなるサポートが得られる場合がある．

- 呼吸器内科医
- 耳鼻咽喉科の外科医[1]（➡第11章参照）
- 肥満外科サービス
- 顎顔面外科医

電気刺激
Electrical stimulation

近年，上気道開大筋の電気刺激が見直されている．初期の電気刺激療法では，下顎部の電気刺激が痛みや患者の覚醒の原因となったが，より最近の手法では，より低い

---

[1]：英国ではrespiratory surgeon, respiratory physician, ENT surgeon, ENT physician に区別があり，肥満外科も外科医のみならず内科医や心理士も入れた総合サービスとなっている

電流と長い刺激期間を使用して，睡眠開始後の上気道の神経筋緊張を維持する．

　睡眠中の上気道の開存性を維持するために，生理学的研究において上気道の経皮的電気刺激が行われ，以下のような効果を示した．

- 無呼吸低呼吸指数（apnoea hypopnea index，AHI）の減少
- 呼吸障害指数（respiratory disturbance index，RDI）の減少
- いびきの減少
- 酸素化の改善
- 呼吸仕事量の減少
- 換気ドライブの低下

経皮的電気刺激：ランダム化比較試験
Transcutaneous electrical stimulation: a randomized controlled trial

　最近のランダム化およびshamコントロールのクロスオーバー試験〔Continuous Transcutaneous Electrical Stimulation in Sleep Apnoea，TESLA試験（NCT01661712）〕では，経皮的電気刺激が夜間を通じて行われ，睡眠時無呼吸を改善し，目立った有害事象はなく忍容性が高いことが示された．

　TESLA試験では，OSAにおける夜間の経皮的電気刺激が以下のような効果を示した．

- 酸素飽和度の改善〔4％酸素飽和度低下指数（oxygen desaturation index，ODI），主要アウトカム〕
- レスポンダーにおけるAHIの改善
- 覚醒反応指数とN1の多少の改善

　「全体」としての治療効果は小さかったが，軽症から中等症のOSAで，痩せ型のレスポンダーが選択されたサブグループでは非常に有意な効果があった．

　治療効果はそこそこであるものの，電気刺激へのレスポンダー（47％）ではOSAの重症度が改善された．この治療に対するレスポンダーは以下のように定義された．

- AHIが50％以上改善し，AHIが20/h未満になる
- ODIが25％以上改善し，ODIが20/h未満になる
- AHIとODIが正常範囲（5/h以下）に改善する

治療では目立った有害事象や副作用を認めず，患者らは電気刺激により口内乾燥が改善されたと感じた．

経皮的電気刺激療法の成功は以下に依存する．

- 電流強度
- 周波数
- 波形
- 一時停止
- 快適さを追求したタイトレーション

舌下神経刺激：ランダム化比較試験
Hypoglossal nerve stimulation: a randomized controlled trial

舌下神経刺激装置の右側への埋め込みは，以前の研究で試験が行われ，2014年にランダム化比較試験の結果が発表された〔Stimulation Therapy for Apnea Reduction，STAR試験（NCT01161420）〕．

AHIが20〜50/hの患者が含まれ，耳鼻咽喉科医師による薬剤誘発睡眠内視鏡検査による事前評価が行われた．同心円状または多段階の閉塞が見られた患者は，治療に反応しにくい可能性があるため，研究から除外された．

STAR試験は，舌下神経刺激が次の結果をもたらすことを証明した．

- AHIの改善
- ODIの改善
- 睡眠時無呼吸の影響の低減（酸素飽和度<90%の時間の割合）
- 生活の質の改善（FOSQ，エプワース眠気尺度）
- 手術に関連する重篤な合併症の発生率は2%であった

治療効果は12カ月後もよく保たれ，最近，初期コホートの5年間の追跡データが公表され，持続的な治療効果と良好なコンプライアンスが示された．

英国国立医療技術評価機構（National Institute for Health and Care Excellence，NICE）によると，舌下神経刺激は以下のような合併症を引き起こす可能性がある．

- 一過性の同側半舌麻痺

- 舌の擦過
- 出血
- 静脈破裂
- 漿液腫
- 頭痛
- 感染症
- 口内乾燥
- 刺激による不快感
- 感覚異常
- 装置の移動
- 不眠症，化膿性関節炎，治療反応性がない場合の装置の除去
- リード破損
- 植え込み型パルスジェネレータコネクターの不具合
- 痛み，こわばり，喉の痛み，縫合部膿瘍，局所的な腫脹，発熱，刺激に対する舌の反応欠如を含むその他の合併症
- 筋肉の疲労や舌下神経損傷などの理論的な有害事象

進行中の研究および臨床試験
Ongoing studies and clinical trials

　現在，様々なプロバイダーによる臨床試験が進行中であり，OSAの侵襲的または非侵襲的な電気刺激療法を改良するための特殊な調整が行われている．

- Inspire®[※2]：STAR試験に続いて，このシステムは米国，ドイツ，その他の国で承認されている．承認後の研究，遵守と結果の登録，およびダウン症候群を対象とした試験などが進行中である（図12.1のIを参照）
- ImThera®：このシステムは，片側の舌下神経をターゲットとした刺激を使用している（図12.1のIIを参照）
- Nyxoah®：このシステムは両側の舌下神経刺激用の外部エネルギー源を実装しており，中央からのアプローチをとっている（図12.1のIIIを参照）

[※2]：Inspire®とTESLA/TESLA homeはすでにトライアルを終了し，論文にまとめられているものもある．本原書12章の著者Joerg Steierがかかわっている．

- TESLA/TESLA home[※2]：これらのみが睡眠時無呼吸における電気刺激の非営利的な臨床試験である．TESLA homeでは初期試験に続いて，自宅での経皮的電気刺激の使用が近く開始される予定である（図12.1の灰色の四角形を参照）

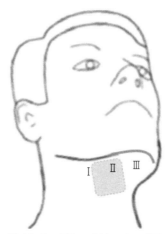

図12.1 異なる方法による舌下神経刺激の位置を示す（本文参照）．ⅠとⅡは片側のアプローチ，Ⅲは中央かつ両側のアプローチによる経皮的電気刺激の位置を示す．

将来の研究
Future research

閉塞性睡眠時無呼吸（OSA）の治療のために電気刺激を使用するには，臨床使用を最適化するためにさらなる調査研究が必要である．以下の仕様が個々人への効果と快適さに合わせて選択される必要がある．

- 電流の強度と持続時間
- 刺激部位の位置
- 片側刺激なのか両側刺激なのか
- 刺激パターン（トリガー，間欠的，連続）
- 対象となる筋と最適なタイトレーション

現在，臨床効果と長期的な結果，および費用対効果は進行中の臨床試験で評価中である．心血管合併症への影響や，CPAP治療において自己管理ができない患者の使用状況が今後の研究における別の焦点となる．有害事象は十分に説明されており，市販後自発報告も継続的に監査される．

患者と一般市民の参加
Patient and public involvement

この分野では，患者と一般市民の参加が公表されてきた．OSAの患者には，CPAPとMADという確立された治療法の手法が示され，そして説明を受けたあと，これらの治療技術についてのフィードバックを返すように依頼された．さらに，OSAに対する舌下神経刺激と経皮的電気刺激の手法が説明された写真も示された．OSA患者たちが行った好みのランク付けは以下のとおりであった(最も好ましいものから順に)．

- 経皮的電気刺激
- 舌下神経刺激
- CPAP
- MAD

これらの結果は，既存の効果的な治療法が存在するにもかかわらず，OSAのさらなる代替治療法の開発の重要性を強調している．

NICE ガイダンス
NICE guidance

NICEは2017年にパブリックコンサルテーションを行い，介入的手法のガイダンス(IPG598)を策定した．以下はその推奨事項である．

- 舌下神経刺激に関する現在の経験は数量と質ともに限られている
- この手法は臨床ガバナンス，同意，および監査または研究に特別な取り決めを伴ってのみ使用すべきである
- 医師は臨床ガバナンスの責任者に情報を提供し，現在の制約について患者に十分に

120　第12章　閉塞性睡眠時無呼吸の治療のための新しいアプローチ

説明し，臨床成果を監査およびレビューする必要がある
- 患者の選択および手順は特別な専門知識をもつ医師によって行われるべきである
- レジストリからの観察データを含むさらなる研究により，患者選択，安全性，生活の質，長期アウトカム，および治療経過における手技の価値に関する情報が供給されるべきである

その他の代替療法
Further alternatives

OSAのほかの代替治療には，より強力な換気サポートやほかの手術オプションが含まれる場合がある．

- 減量と減量手術
- 非侵襲的換気：二相性気道陽圧[※1]は，患者の呼吸努力と同期するため，一般的には，より快適で忍容性が高いと言われている．これはOSAを治療するのに十分な効果があり，選択された症例ではコンプライアンスを改善する可能性がある
- CSAでは，異なる換気モード（適応補助換気[※2]）が開発され，呼吸パターンに合わせて調整し，無呼吸を回避する．ただし，この手法を使用した心不全患者の中枢性睡眠時無呼吸の治療（SERVE-HF）試験において，心拍出量の低下した患者では対照群よりも高い死亡率が観察された
- 鼻閉に対する外科的介入
- 上咽頭手術：口蓋，扁桃腺，および/または口蓋垂（口蓋垂軟口蓋咽頭形成術など）
- 口蓋や上顎の構造的な骨格手術．一部の症例では上下顎骨前方移動術が適応される場合もある
- 一部の国では，残存する眠気の治療にモダフィニルが使用されている．solriamfetolは，現在，適応について評価中である
- 現在，睡眠時無呼吸のメカニズムに対処するため，薬剤を組み合わせた動物実験が試みられている．将来的には有効な治療法として加わる可能性がある

減量効果については，適応がある場合には，その有効性について十分なエビデンス

[※1]：二相性気道陽圧（bilevel positive airway pressure，BIPAP）
[※2]：適応補助換気（adaptive servo ventilation，ASV）

がある．しかし，ほかの治療法については，睡眠時無呼吸に対しての有効性，費用対効果，および長期的なアウトカムに関するエビデンスは限られている．

さらに知りたい方のために

Bisogni V, Pengo MF, De Vito A, et al. Electrical stimulation for the treatment of obstructive sleep apnoea: a review of the evidence. Expert Rev Respir Med. 2017; 11 (9): 711-20.

He B, Al- Sherif M, Nido M, et al. Domiciliary use of transcutaneous electrical stimulation for patients with obstructive sleep apnoea: a conceptual framework for the TESLA home programme. J Thorac Dis. 2019; 11 (5): 2153-64.

Pengo MF, Steier J. Emerging technology: electrical stimulation in obstructive sleep apnoea. J Thorac Dis. 2015; 7 (8): 1286-97.

第13章

レストレスレッグズ症候群と 周期性四肢運動異常症

Restless legs syndrome and periodic limb movement disorder

Guy Leschziner

はじめに　*124*
Introduction

定義　*124*
Definition

疫学　*125*
Epidemiology

臨床的特徴　*126*
Clinical features

病態生理　*126*
Pathophysiology

マネージメント　*127*
Management

はじめに
Introduction

　レストレスレッグズ症候群 (restless legs syndrome, RLS) は，有病率のわりには，診断されず未治療のことが多い神経疾患である．入眠困難と睡眠維持困難のどちらも引き起こし，症状の現れ方や睡眠への影響にばらつきが大きいことが原因として挙げられる．近年まで，臨床的，遺伝的，生化学的，病理学的な証拠が豊富にあるにもかかわらず，その存在そのものが議論の対象になってきた．本疾患を認識することは臨床において種々の専門科や一般診療において基本的なものである．

定　義
Definition

　RLSは身体，通常は下肢を動かしたいという衝動が，しばしば様々な不快な感覚を伴って起こることを特徴とする神経疾患である．感覚症状に加えて，不眠，特に入眠困難の原因となることが多いがしばしば見逃されている．
　RLSは以下の必須の診断基準により定義されている．

- 不快感や違和感を伴う体の一部，通常は下肢を動かしたいという衝動
- 症状の始まりは安静時や睡眠中で，安静により悪化
- 症状のある四肢を動かすことにより部分的もしくは一過性に改善
- 夕方から夜にかけて症状の悪化
- 上記の症状がほかの疾患のみで説明できない

　その他の支持基準として以下のものがある．

- 一親等におけるRLSの家族歴
- ドパミン製剤の治療に対する反応
- 周期性四肢運動 (periodic limb movements of sleep, PLMS) の存在

　PLMSはRLS患者の90％近くに見られる．この運動は通常睡眠中の下肢の不随意運動であるが，ときに覚醒時にも広がって見られる〔覚醒時周期性四肢運動 (periodic limb movements of wakefulness, PLMW)〕．ときに動きが非常に繊細な場合もあるも

のの，下肢の動きは通常母趾の伸展，背屈，膝や股関節の屈曲が見られる．

　PLMSは下記で定義される．

- 0.5～5秒持続する
- 5～90秒間隔で起こる
- 少なくとも4回の動きが連続する

　PLMSはRLS症状を伴わない状態でしばしば見られることがあり，多くの場合，睡眠ポリグラフ（polysomnography, PSG）において偶然所見として見られる．周期性四肢運動異常症（periodic limb movement disorder, PLMD）と分類されるのはPLMSにより頻回の睡眠からの覚醒反応が起こり，その結果眠ってもすっきりしない，睡眠維持困難，あるいは日中の過度の眠気や認知機能低下といった昼間の症状が生じた場合である．

疫　学
Epidemiology

- RLSの有病率は明確ではないが成人で推定2～15％である
- 幼児でもRLSはよく知られているが，年齢とともに有病率は上昇する
- 関連する状態として
  - 妊娠（最大26％で見られる）
  - 鉄欠乏
  - 尿毒症
  - 末梢性ニューロパチー（特に小径線維性）
  - 多発性硬化症，脊髄空洞症，脊髄腫瘍による脊髄症
  - パーキンソン病や脊髄小脳失調症，本態性振戦などの神経疾患
- PLMDの有病率はPSGでの確認が必要であるため不明である．PLMSは60歳以上の3分の1で見られる

臨床的特徴
Clinical features

RLSの診断そのものは臨床医がその病態を知っていれば通常は容易である．しかしときに臨床的特徴の同定が問題になることがある．

- 感覚症状の表現は様々である．患者は引っ張られるような，じりじりする，かゆみ，泡立つような，皮膚の下を虫が這うような，電気が走るような感覚，締め付けられるような，ずきずき，ぴりぴりなど様々な表現を用いる
- RLSの主たる症状が疼痛となることがある
- 下肢が主たる症状の出現場所であるが，上肢，腹部，胸部，陰部や顔面などにも見られることがある
- ときに入眠困難のみを訴えることがあり，注意深い病歴聴取によりRLS症状が明らかにできる

RLS症状を伴わないPLMDの診断は大変困難である．ベッドパートナーが睡眠中のぴくつきやつっぱりを訴える場合もあるが，一般的な症状としては，熟睡感の欠如や睡眠維持の困難である．時折患者が夕方の下肢の動き（PLMW）を訴えることがあり，これは非常に診断に有用である．PLMD患者は日中の倦怠感や疲労感を訴えるが，昼間の強い眠気を訴えることは多くはないので，疲労症候群やうつ病，ほかの睡眠関連疾患と混同されることがある．

病態生理
Pathophysiology

RLS/PLMDの病態生理の基盤は完全には解明されていない．しかし一般的に受け入れられている仮説は，ドパミン伝達における変化である．黒質におけるドパミンの発現過剰が後シナプスのドパミン受容体の発現低下と相まって，脊髄の活動に変化をきたすことが示されている．鉄はドパミン産生に重要な補因子であり，鉄欠乏はRLSの病因となり，鉄分補給はその治療となる．

またRLSの病因には遺伝的要素が強いと言われている．双生児研究では，遺伝率は50～80％と推定され，ゲノムワイド関連解析ではRLS（とPLMS）に関連するいくつかの遺伝子変異が同定されている．

マネージメント
Management

　重要な点はRLSやPLMD患者の大部分（85％）が薬物療法を必要としないことである．投薬を開始する前に，以下の根本的な原因を除外する努力をすべきである．

- RLSを悪化させる可能性のある行動を特定（例：睡眠時間制限，アルコール，カフェイン，ニコチン）
- RLSを誘発もしくは原因となる可能性のある薬剤を，可能であれば中止
  - ドーパ遮断薬（抗精神病薬や制吐剤など）
  - ベータ遮断薬，カルシウム拮抗薬
  - 抗ヒスタミン薬
  - 抗うつ薬
- 神経学的検査
- 尿毒症を除外するための腎臓検査
- 鉄代謝，特にフェリチンの検査．フェリチンが75 mg/Lであれば，経口鉄剤を開始するべきである

　非薬物療法は以下のものがある．

- 睡眠衛生指導と不眠に対する認知行動療法（CBT-I）の検討
- リラクゼーション療法
- 寝る前のウォーキングやストレッチ
- 患部のマッサージ
- 寝る前の温かいお風呂
- マグネシウム補給（裏付けには乏しい）

　薬物療法は非薬物療法に反応せず，症状が睡眠や生活の質に重大な影響を及ぼしている患者に対してのみ用いられるべきである．

- ドパミン受容体作動薬（ロピニロール，プラミペキソール，ロチゴチン）[1]はRLS

---

[1]：日本ではプラミペキソール，ロチゴチンのみ保険適応

128　第13章　レストレスレッグズ症候群と周期性四肢運動異常症

の治療として認可されている（英国）．一般的な副作用としては嘔気，倦怠感，起立性低血圧がある．ドパミン受容体作動薬使用に関しては注意が必要である

- Augmentation：ドパミン受容体作動薬は特に高用量で使用すると自然経過で予想される以上のRLSの悪化をまねくことがある．症状の強度の増悪，動かすことによる改善の減少，症状が早い時間に出現，身体のほかの部分にも症状が出現するなどが見られる．このため用量は症状を抑える最小量を維持すべきであり，閾値（ロピニロール2 mg/日，プラミペキソール0.5 mg/日，ロチゴチン4 mg/日）を超えるべきではない．レボドパはaugmentationの出現する可能性が極めて高いため「必要に応じて」稀に使用する場合を除き，使用すべきではない
- 衝動制御障害：ドーパ作動薬は報酬系の調節異常をきたし，強迫性の摂食や賭博，買い物，さらには性欲亢進をきたすことがあるので，薬物乱用の既往や精神的な問題があった患者では慎重に用いるべきである．薬剤の投与を開始する前に，これらの可能性のある副作用について説明されるべきである

● アルファ2デルタリガンド，すなわちガバペンチンやプレガバリン[※2]：これらの薬剤は衝動制御障害やaugmentationを引き起こさず，睡眠分断の治療に役立つ．最大夜間使用量はプレガバリン300 mg，ガバペンチン900 mgである．

● クロナゼパム[※3]：未承認ではあるが，顕著な不眠症が併存している際にはRLSの標準的な治療法である．通常夜に0.25〜0.5 mgで開始する

● オピオイド：Taginact®（重症難治性RLSに対して承認．日本未承認）やその他未承認のコデインやトラマドールなどが疼痛を示すRLSバリアントで有効なことがある．メサドン（日本未承認）は極端に重症な症例には効果的に用いられてきた

● 鉄剤静脈内投与：一部のRLS患者において有効であるという証拠が出てきている．末梢の貯蔵鉄のマーカーが正常であっても，血液脳関門輸送の異常により脳内鉄分不足を引き起こす．鉄剤静脈内投与は難治性RLSの一部の患者に施行されることが増えている．

　RLSを伴わないPLMDの管理は確たるエビデンスはなく，PLMDのみを対象とした承認薬はない．既述したように睡眠中のPLMSは必ずしも睡眠に関する訴えと関連するわけではないが，睡眠維持困難を示す不眠や日中への影響が明らかな場合は，多く

[※2]：いずれも英国未承認．日本ではガバペンチン（てんかんに保険適応あり），プレガバリン（神経障害性疼痛，線維筋痛症に保険適応あり）とも薬事承認はされているが，RLSに対して保険適応があるのはガバペンチンエナカルビルのみである

[※3]：日本では薬事承認はされているがRLSへの保険適応はない

の睡眠専門医はRLSガイドラインに沿った前述の治療法を行う．しかし，多くの臨床医はより鎮静作用の強いアルファ2デルタリガンドやクロナゼパムを用いることが多い．

さらに知りたい方のために

患者向け）

RLS-UK. Available at: ✋https://www.rls-uk.org/

医療者向け）

Allen RP, Picchietti DL, Auerbach M, et al. Evidence-based and consensus clinical practice guidelines for the iron treatment of restless legs syndrome/Willis-Ekbom disease in adults and children: an IRLSSG task force report. Sleep Med. 2018; 41: 27-44.

Garcia-Borreguero D, Kohnen R, Silber MH, et al. The long-term treatment of restless legs syndrome/Willis-Ekbom disease: evidence-based guidelines and clinical consensus best practice guidance: a report from the International restless legs syndrome Study Group. Sleep Med. 2013; 14(7): 675-84.

Garcia-Borreguero D, Stillman P, Benes H, et al. Algorithms for the diagnosis and treatment of restless legs syndrome in primary care. BMC Neurol. 2011; 11: 28.

Garcia-Borreguero D, Silber MH, Winkelman JW, et al. Guidelines for the first-line treatment of restless legs syndrome/Willis-Ekbom disease, prevention and treatment of dopaminergic augmentation: a combined task force of the IRLSSG, EURLSSG, and the RLS-foundation. Sleep Med. 2016; 21: 1-11.

Leschziner G, Gringras P. Restless legs syndrome. BMJ. 2012; 344: e3056.

第14章

ナルコレプシー

Narcolepsy

Panagis Drakatos

はじめに　*132*
Introduction

1型ナルコレプシー　*132*
Narcolepsy type 1

2型ナルコレプシー　*138*
Narcolepsy type 2

はじめに
Introduction

ナルコレプシーは日中の過度の眠気（excessive daytime sleepiness，EDS）を伴い，REM睡眠が解離した形で出てくる現象を特徴とする慢性神経疾患である．2,000人に1人の割合で発症し，症状出現から診断がつくまでに10～15年要することもある．睡眠関連疾患国際分類第3版（International Classification of Sleep Disorders，ICSD-3）では，近年従来のカタプレキシー（情動脱力発作）の有無に基づいた診断分類から，1型ナルコレプシー（narcolepsy type 1，NT1）と2型ナルコレプシー（narcolepsy type 2，NT2）による診断分類に変わった．この理由として，カタプレキシーの有無にかかわらず，脳脊髄液（cerebrospinal fluid，CSF）中のヒポクレチン-1（オレキシン）低値もしくは存在しないNT1患者群が病態生理学的に存在することが判明したためである．

1型ナルコレプシー
Narcolepsy type 1（NT1）

NT1は，特異的な病因（神経ペプチドであるオレキシンAおよびBを産生する視床下部神経の広範囲での喪失）と臨床症状，睡眠ポリグラフ（polysomnography，PSG）所見を認める慢性神経疾患と考えられている．EDSはNT1の主な症状で，REM睡眠の出現異常（典型的なREM睡眠現象が覚醒時に混在する）により引き起こされるが，NT1に最も特異的な症状はカタプレキシーである．

臨床症状

- 臨床的な特徴として，以下の4つが挙げられる．
  - 持続するEDS
  - カタプレキシー：REM睡眠に関連した部分的，もしくは完全な筋緊張の低下が覚醒状態に混入し，随意筋（例：顔面筋，四肢，あるいは全身）が，通常は正または負の感情刺激（例：笑い，驚き，怒り，失望）に伴い出現する．頻度は1日に数回から極端に少ないものまで多様で，通常持続時間は数秒から数分程度である．意識は保たれ，起こった出来事を，あとから完全に思い出すことができ，深部腱反射は通常消失し，特に全身のカタプレキシー時に顕著である
  - 睡眠麻痺：REM睡眠に関連した筋緊張低下が睡眠開始時，覚醒時，または睡眠

周期末期に覚醒状態に混入する．この現象は数分間続くことがあり，患者は動作，会話をすることができず，しばしば息苦しさを自覚し，苦痛を感じることがある．また，健常者の20%程度にも認めることがある

- 入眠時および半覚醒時の幻覚：睡眠初期または睡眠後期に，REM睡眠の夢見の状態が覚醒状態に混在すること，言い換えれば覚醒状態で夢を見ることを示す．聴覚，視覚，触覚に関する幻覚を含むが，精神病患者のものに比べ複雑でなく固定化していない．睡眠麻痺と同様に通常持続時間は数分程度であり，健常者の20%に見られると言われている．

- 浅い睡眠が増え，睡眠として乱れている（NREM睡眠段階1の増加）
- 数分間の短い昼寝により，爽快感が得られる
- その他のよくある睡眠関連疾患の併存：REM睡眠行動異常症（REM睡眠中の夢の行動化），閉塞性睡眠時無呼吸（obstructive sleep apnea，OSA），周期性四肢運動（periodic limb movements of sleep，PLMS）
- 肥満：BMIが成人の平均値より約15%高い
- 抑うつ，不安：関連する心理的症状の原因は不明である
- ナルコレプシーという状態がQOLに与える影響によるものかもしれないし，ナルコレプシーに認められる神経化学的変化による二次的なものである可能性もある

疫　学

- 有病率は，全世界で2,000〜4,000人に1人（0.025〜0.05%）と推定される．さらに日本では600人に1人だが，イスラエルでは50万人に1人とされる
- 発症年齢の二峰性分布：約15歳をピークに，30〜40歳に小さなピークがある
- 男女差はなく発症する

病態生理学

遺伝的感受性〔ヒト白血球抗原（HLA）-DQB1*06:02〕を有し，環境要因（例：感染，H1N1ワクチン）によって感受性が増強される患者において，外側視床下部でヒポクレチン/オレキシンが低いか検出できないことが示されており，ヒポクレチン産生神経細胞を特に標的とする自己免疫機序が今のところ支持されている

- CSF中のヒポクレチン1（オレキシンA）の濃度が低値（<110 pg/mL）または検出不能
- NT1患者の98%以上がHLA-DQB1*06:02を保有する（一般集団の保有率は12〜30%）

- NT1の症状が発現する季節は，感染症に罹患した冬の翌春が主
- NT1発症時に抗ストレプトリジンOに対する高抗体価
- H1N1ワクチン（Pandemrix®）投与後にNT1新規発症例が増加

表14.1　主な中枢性過眠症の診断基準

診断基準	1型ナルコレプシー	2型ナルコレプシー	特発性過眠症	Kleine-Levin症候群
臨床	• EDS（毎日）≧3カ月 • カタプレキシー（＋）	• EDS（毎日）≧3カ月 • カタプレキシー（−）	• EDS（毎日）≧3カ月 • カタプレキシー（−）	• EDSのエピソードが2回以上，かつ病相期が2〜35日持続 • EDSのエピソードが年1回以上反復し，18カ月以内に1回以上繰り返される • 覚醒水準，認知機能，行動，気分は正常 • 認知機能障害，知覚変容，摂食障害，脱抑制行動の1つ以上のエピソードを認める
睡眠検査	• MSL≦8分 　かつ 　SOREMPs≧2	• MSL≦8分 　かつ 　SOREMPs≧2	• ＜2 SOREMPs • MSL≦8分または正常 • 通常のTSTが24時間のうち≧12時間 • 睡眠時間不足は否定される	
検査	CSF hcrt-1≦110 pg/mL，または同検査の正常被験者の平均値の3分の1未満である	CSF hcrt-1＞110 pg/mL，または同検査の正常被験者の平均値の3分の1以上である		
全体	ほかの疾患や薬剤・薬物による説明が不十分な場合	ほかの疾患や薬剤・薬物による説明が不十分な場合	ほかの疾患や薬剤・薬物による説明が不十分な場合	

CSF hcrt-1 (cerebrospinal fluid hypocretin-1 level)：脳脊髄液ヒポクレチン-1のレベル，EDS (excessive daytime sleepiness)：日中の過度の眠気，MSL (mean sleep latency)：平均睡眠潜時，SOREMPs (sleep-onset REM periods)：入眠時REM睡眠期，TST (total sleep time)：総睡眠時間

診断基準

ICSD-3によると，NT1は以下の基準1と基準2を満たす場合に診断される（**表14.1**）

1. 毎日起こるあらがえない睡眠欲求，または日中に睡眠に陥る状態が少なくとも3カ月続く
2. 以下の1項目もしくは2項目を満たす
   - カタプレキシーと睡眠潜時反復測定検査（multiple sleep latency test，MSLT）で平

均睡眠潜時（mean sleep latency, MSL）が8分以下，入眠直後のREM睡眠（sleep-onset REM period, SOREMP）が2つ以上（1つのSOREMPは，MSLT前日のPSGで睡眠開始後15分以内のREM期出現で代用可能）

- CSFヒポクレチン-1濃度が110 pg/mL以下，または健常者平均値の3分の1以下である

　MSLTは，6時間の十分な睡眠を確認したPSGの翌日に実施し，さらに少なくとも検査の睡眠時間不足，交替勤務あるいは，ほかの概日リズム睡眠障害がMSLT/PSGの結果に影響を与えるかどうかを判断するために，1週間前からアクチグラフまたは睡眠日誌が必要である．また，MSLTの少なくとも14日前から睡眠に影響を与える薬物を断薬することが必要であり，尿中薬物検査で確認するべきである．夜間PSGではREM睡眠の早期出現やREM睡眠期の筋緊張低下の消失といったナルコレプシーに特徴的な所見に加え，治療が必要な併存する睡眠疾患の有無を確認することができる（図14.1参照）．

治　療

- 睡眠衛生に関するアドバイス
- 計画的な昼寝も生活の質を向上するには有効となりうるが，通常は薬物療法も必要とする
- 教育機関への連絡は，患者の同意を得た上で行うべきである．患者の多くは，試験中に眠気の兆候を見守るために個別の試験監督対応が有益であり，必要に応じて短い仮眠をとれるように休憩をとらせるべきである
- 生活習慣と運転に関するアドバイス．ナルコレプシーの患者は通常，症状のコントロールが十分であれば運転を許可されるが，患者によっては覚醒状態が維持できるかどうか十分な客観的評価が必要となるかもしれない．また，運転状況の定期的な確認が必要となる
- 覚醒水準を上げる薬
  - モダフィニル：（1日100〜400 mgを1〜2回に分けて服用し，最終服用は午後2時前に行う．副作用：頭痛，不安，動悸，嘔気）
  - アンフェタミン類：メチルフェニデートやdexamfetamine（1日10〜60 mgを2〜3回に分けて服用，またはメチルフェニデート徐放剤1日1回服用．副作用：不安，気分変動，嘔気）

136　第14章　ナルコレプシー

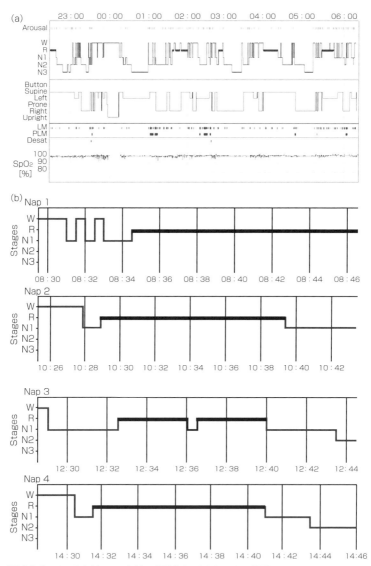

図14.1　26歳女性NT1患者の典型的なPSGとMSLT結果.
上図 (a) のPSGは，迅速な入眠とREM睡眠 (太線) の出現 (夜間PSGの入眠時REM睡眠期SOREMP) および乱れた睡眠を示している．下肢の動きがあるが周期性下肢運動指数は9.1回/hと正常であり，AHIは1.0回/hと有意な睡眠呼吸障害はなかった．下図 (b) のMSLグラフは，4回の昼寝のうち4回すべてでSOREMPを認め，いずれも入眠後睡眠段階1からREM睡眠へすぐに移行していた．平均睡眠時間は1.6分であり，EDSの客観的基準を満たすものであった．

- Solriamfetol：覚醒促進剤，英国ではまだ承認審査中（朝75〜150 mg．主な副作用：頭痛，嘔気，食欲減退，不安）
- REM睡眠の出現を制限する抗カタプレキシー薬に対する薬（抗うつ薬）．これらは，睡眠麻痺や入眠時幻覚のマネージメントにも有用である
  - 三環系抗うつ薬（クロミプラミンやイミプラミンなど）（10〜75 mg/日，就寝時．一般的な副作用：抗ムスカリン作用，体位性低血圧，錯乱，鎮静）
  - 再取り込み阻害薬 ベンラファキシン（37.5〜75 mg/1日2回または徐放剤の場合37.5〜150 mg/日，午前の徐放剤．一般的な副作用：嘔気，頭痛，不眠）またはフルオキセチン（20〜60 mg/日，午前に1回投与：一般的な副作用：嘔気，ドライマウス，不眠）
- Sodium oxybate：カタプレキシーとEDSの両方に有効で，英国では重症の難治性症例にのみ使用される（就寝時に2.25〜4.5 g，2.5〜4時間後に2.25〜4.5 g追加投与，一般的な副作用：嘔気，気分変動，残尿感）
- Pitolisant：カタプレキシーとEDSの両方に有効（9〜36 mgを朝投与．一般的な副作用：不安，めまい，消化不良）
- 睡眠がひどく断片化されてしまう患者では，夜間の睡眠を固めてとれるようにするために鎮静剤による薬物療法が必要である

鑑別診断

NT1はカタプレキシーとCSFヒポクレチン-1の低下を特徴とするため，これらの特徴のいずれかがあれば診断が可能である．しかし，以下の点に注意する必要がある．

- カタプレキシーと健常者が大笑いしたときに，低血圧や心理的問題などで起こることがある偽カタプレキシーを区別することが重要である．真のカタプレキシーでは，通常高い頻度で起こり，感情によって引き起こされ，数秒から数分間持続する．その間意識は保たれており，患者はあとから発作時の状況を思い出すことができるが，イベント中の深部腱反射が消失する．診断に迷う場合は，HLA-DQB1*06:02とCSF-ヒポクレチン-1を測定することが有用となりうる
- その他の睡眠関連疾患（例．睡眠時間不足症候群，特発性過眠症，OSA，PLMS，シフトワーク，その他の概日リズム睡眠障害），精神疾患，薬物の不適切な使用，慢性疲労症候群などがEDSの原因となり，夜間PSG/MSLTで入眠時REM睡眠が認められる疾患もあるが，カタプレキシーの存在やヒポクレチン-1低値の証明によってNT1の診断を確実なものにできる

2型ナルコレプシー

Narcolepsy type 2 (NT2)

2型ナルコレプシーは，PSGの特徴や臨床的特徴の多くをNT1と共有する慢性神経疾患と考えられている．カタプレキシーは認められず，CSFのヒポクレチン-1レベルは低くないことが証明される．特異的な病因はないが，NT1と共通する病をもった例や，経過の中でカタプレキシーやCSFヒポクレチン低値を示すようになる例もあると推測される．

臨床症状

カタプレキシーがないこと以外はNT1に類似している現象はない．経過とともにカタプレキシーが出現してくる場合は，最終的にはNT1と診断される．

疫　学

NT1患者とNT2患者の両方を対象とした疫学研究が大半であるため，NT2の有病率に関するしっかりとしたデータは存在しない．発症年齢や性差はNT1と同様である．

病態生理

病態生理に関しては不明な点が多い

- NT2患者の中には，CSFのヒポクレチン-1が減少（110 pg/mL以上ではあるが）している例があり，EDSを引き起こすには十分に低い値であるが，カタプレキシーを引き起こすほどではないとする説がある
- これらの患者の中には，NT1の初期段階を反映している患者がいるのかもしれない
- NT2患者の約45％でHLA-DQB1*06:02が陽性であるが，これは一般集団と同様である

診　断

NT2の診断には，症状が類似していたり，同様の睡眠検査の結果を示すほかの病態の除外が必要である．

ICSD-3の診断基準によると，以下の基準をすべて満たす場合に診断が可能である（⮕表14.1，p.134）．

1. 毎日起こるあらがえない睡眠欲求，または日中に睡眠に陥る状態が少なくとも3カ月続く
2. 睡眠潜時反復測定検査（MSLT）で平均睡眠潜時（MSL）が8分以下，入眠直後のREM睡眠（SOREMP）が2つ以上（1つのSOREMPは，MSLT前日のPSGで睡眠開始後15分以内のREM期出現で代用可能）
3. カタプレキシーが出現しない
4. CSFヒポクレチン-1濃度が測定されていないか，または濃度が110 pg/mLを超えるか，同じ測定法で，健常者で得られた平均値の3分の1より大きい
5. 過眠および/またはMSLT所見が，ほかの原因（睡眠時間不足，OSA，睡眠相の後退，薬物，物質の離脱）によってより十分に説明できない

　NT2と診断された患者が，その後，CSFヒポクレチン-1 <110 pg/mLであることが判明した場合，またはカタプレキシーを発症した場合は，診断はNT1となる．

鑑別疾患

　NT2は，ほかでは見られない臨床的特徴（NT1のカタプレキシー）と生化学的マーカー（NT1の低ヒポクレチン-1）の両方を欠くため，診断はMSLT所見に依存する．したがって，MSLTの所見が類似するほかの睡眠の病態を考慮することが必要である．

- 睡眠不足症候群：これは非常に一般的であるだけでなく，PSG/MSLTで複数のnapでSOREMPを引き起こす可能性がある疾患の1つである．MSLTの少なくとも1週間前のアクチグラフおよび/または睡眠日誌が強く推奨され，必要と判断された場合は，睡眠をとる機会が増えたことが示されてから睡眠検査を再度実施することができる
- 特発性過眠症（➡第15章）：この中枢性過眠症は，主にMSLT所見によって定義され，NT2同様に除外診断となる．患者はかなりの程度までMSLTのSOREMPの有無によってNT2か特発性過眠症と定義される．しかし，MSLTは，試験・再試験の信頼性が低いことが示されており，NT2または特発性過眠症を示す明確な臨床的特徴がない場合には，患者が恣意的に分類される可能性がある
- その他の睡眠関連疾患（OSA，PLMS，交替勤務，その他の概日リズム睡眠障害など）：これらは夜間PSG/MSLTでのEDSや早期REM睡眠出現の原因となりうるが，治療を受けたあとにもPSGのナルコレプシー所見が持続すれば，NT2と診断

することができる

● 精神疾患, 薬の不適切な使用, 慢性疲労症候群：これらは臨床的にはEDS症例として現れることがあるが, NT2診断のためのPSG基準で鑑別できることが多い（必ずしもそうではない）

治　療

　NT2のマネージメントはNT1と非常に似ているが, 明確な例外はカタプレキシーに対する治療が不要であることである. しかし, 三環系抗うつ薬や選択的セロトニン再取り込み阻害薬（SSRIs）, セロトニン・ノルエピネフリン再取り込み阻害薬（SNRIs）は, 睡眠麻痺や入眠時幻覚などほかのREM関連現象の治療に有用である. sodium oxybateは, 現時点では英国ではNT2に対しては認可されていないが, 他国では使用されている（日本でも認可されていない）.

さらに知りたい方のために

Abad VC, Guilleminault C. New developments in the management of narcolepsy. Nat Sci Sleep. 2017; 9: 39-57.

Drakatos P, Lykouras D, D'Ancona G, et al. Safety and efficacy of long-term use of sodium oxybate for narcolepsy with cataplexy in routine clinical practice. Sleep Med. 2017; 35: 80-4.

Drakatos P, Suri A, Higgins SE, et al. Sleep stage sequence analysis of sleep onset REM periods in the hypersomnias. J Neurol Neurosurg Psychiatry. 2013; 84 (2) : 223-7.

Leschziner G. Narcolepsy: a clinical review. Pract Neurol. 2014; 14 (5) : 323-31.

Thakrar C, Patel K, D'Ancona G, et al. Effectiveness and side-effect profile of stimulant therapy as monotherapy and in combination in the central hypersomnias in clinical practice. J Sleep Res. 2018; 27 (4) : e12627.

第15章

その他の中枢性過眠症

Other hypersomnias

Guy Lescheziner

特発性過眠症 *142*
Idiopathic hypersomnia

Kleine-Levin症候群（反復性過眠症） *146*
Kleine-Levin syndrome（recurrent hypersomnia）

特発性過眠症

Idiopathic hypersomnia

臨床特徴

特発性過眠症（idiopathic hypersomnia, IH）は稀な慢性的な中枢神経疾患であり，臨床的にはナルコレプシーとオーバーラップがある．頻度がどのぐらいであるか確認することは難しいが，ナルコレプシーの約10分の1ぐらいであると考えられている．この疾患の定義はあまりきちんとなされておらず，同じような臨床的特徴を共有し合ういくつかの不均一な病気のグループであると思われる．

著明な日中の過度の眠気が特発性過眠症の中核的な臨床症状であるが，ほかには以下のような症状を伴う．

- 主たる睡眠の持続時間は典型的には10時間以上である
- 昼寝も長く，昼寝をとったあとでもすっきりとしない（昼寝の長さは通常1時間かそれ以上である）
- 睡眠慣性あるいは睡眠酩酊：患者の訴えでよくあるのは起床が非常に困難なことであり，これは夜間の睡眠からの起床にも，昼寝からの起床にも当てはまる．そのときには認知機能障害，運動失調，あるいは混乱した状態を伴う．そして何度もまた眠りに入ってしまう
- 認知機能障害や"ブレインフォッグ"と呼ばれる状態を覚醒時であってもよく訴える
- 自律神経障害も多くに認められ，頭痛，動悸，起立性調節障害，四肢の冷感といった症状である

発症年齢は様々であるが，一番よく見られるのは思春期かもしくは若年成人期である．

診断基準

以前は，特発性過眠症は2つの診断単位に分かれていた．すなわち長時間の睡眠を伴うものと長時間の睡眠を伴わないものである．しかし，睡眠関連疾患国際分類第3版（International Classification of Sleep Disorders, ICSD-3）で十分な妥当性が確認されなかったため，この区別は最近になって廃止された．これについては➡134ページの表14.1を参照．

ICSD-3の診断基準は以下のとおりである．

- 3カ月以上にわたって毎日のように，抑えきれない睡眠欲求が出現するか，もしくは日中の居眠りがある
- カタプレキシー（情動脱力発作）を認めない
- 睡眠潜時反復測定検査（multiple sleep latency test，MSLT）により認められる入眠直後のREM睡眠（sleepy-onset REM period，SOREMP）は1回までであり，もし前夜の終夜睡眠ポリグラフ検査（polysomnograph，PSG）でREM睡眠潜時が15分以下であった場合は，MSLTでSOREMPは認められない
- 次の項目の中の少なくとも1つが認められる
  - MSLTにおいて平均睡眠潜時が8分以下である
  - 睡眠奪取の状態を是正したあと，24時間連続PSGを行い，合計した睡眠時間が660分以上である．あるいはアクチグラフ装着と睡眠日誌の記載を少なくとも1週間行い，そのデータから計算される平均の1日の睡眠時間合計が660分以上である
- 慢性的な睡眠制限状態を鑑別する（必要な場合は，少なくとも1週間のアクチグラフィのデータによって確認する）
- 傾眠またはMSLTの所見，もしくは両方の所見がほかの睡眠関連疾患，内科あるいは精神科疾患あるいは薬物や処方薬剤によって説明できない

　特記すべきこととして，前夜のPSGにおける高い睡眠効率（90％以上）は，診断の支持的な所見とみなされている．

病態生理

　特発性過眠症の病態生理はわかっていない．特発性過眠症の家族歴や過度の眠気が患者家族の3分の1に認められることは遺伝的要因の関与を示唆するが，HLAタイプやその他の遺伝的マーカーで，これまで明確に同定されたものはない．モノアミン，ヒスタミン，ヒポクレチンを用いた神経科学的研究においてもこれまで一定した異常は特定されていない．患者の中にはGABA$_A$受容体に対するGABAの作用を強める内因性の化学物質があり，その効果はフルマゼニルにより逆転されているという説が提出されてきた．睡眠相後退という概日リズムの異常を同定した研究もある．

鑑別診断

　特発性過眠症という診断は除外診断によってなされることをいくら強調しても強調し過ぎることはない．しかし実際の診療においては，過度の眠気のほかの原因を鑑別

144 第15章 その他の中枢性過眠症

することは非常に難しく，ときには特発性過眠症の診断をつける前に別の可能性も考えながら治療するという段階的なアプローチをとる必要がある．

　主要な鑑別診断としては次のものがある．

- **2型ナルコレプシー**：特発性過眠症と2型ナルコレプシーの間には有意なオーバーラップがあり，特発性過眠症患者の約25％が睡眠麻痺や入眠時幻覚を訴える．現在のところ，この2つの病態については睡眠検査の所見によって，大きく区別されている．長時間の睡眠時間は，より特発性過眠症を支持する所見である
- **睡眠不足症候群あるいは慢性的睡眠奪取**：睡眠不足症候群は非常によくある病態であり，成人人口の20％ぐらいは当てはまるのではないかと言われている．そして特発性過眠症と矛盾のない臨床的特徴や睡眠検査の所見を示すことがありうる．睡眠不足症候群はICSD-3によると次のように定義づけられている．3カ月以上にわたって毎日のように抑えきれない睡眠欲求が出現するか，もしくは日中の居眠りがある．そして年齢相応に必要とされる時間よりも睡眠時間が短く，それらに加えてほかの睡眠関連疾患や神経，あるいは精神疾患によって眠気の説明ができないという条件が加わり，さらに薬剤の影響も否定される必要がある．理論的には，臨床的な病歴，睡眠日誌そしてアクチグラフィによって睡眠不足症候群が存在することが同定されるべきであるが，もし少しでも疑いがある場合は，数週間少なくとも8時間か，もしくはそれ以上の睡眠時間延長を行ってから再度評価されるべきである．そして理想的にはこの8時間以上という睡眠時間は，アクチグラフィによって確認されなければならない
- **精神疾患に伴う過眠症**：多くの精神科的病態は過度の眠気を伴っており，とりわけうつ病によくあてはまる．典型的には，うつ病患者の極端な眠気は特発性過眠症に比べると変動する．しかし診療場面では，過眠傾向が精神科的疾患によってさらによく説明されるのかどうかという判断がなされなければならない．どんな場合においても精神科的評価がなされるべきである
- **薬物や治療薬剤**：薬物の使用歴については，漏れがないよう聴取されるべきであり，鎮静効果のある薬物は，可能な限りいったん中止されるべきである．違法薬物の使用についても注意深くスクリーニングされる必要があり，睡眠検査のために入院する場合は，その間に尿の薬物スクリーニングを実施しなければならない

　これ以外の鑑別診断として，以下が挙げられる．

特発性過眠症　145

- 閉塞性睡眠時無呼吸症候群および上気道抵抗症候群：PSGによって有意な数の睡眠時無呼吸が同定されるが，もしその大部分が明確な低呼吸や無呼吸ではなく，呼吸努力関連覚醒反応であった場合には混乱が生じうる．もし何らかの疑いがある場合はCPAPトライアルがなされるべきである

- 周期性四肢運動（periodic limb movements of sleep，PLMS）：有意な数のPLMSが出現する患者においては，特発性過眠症の診断がなされるよりも前にその治療が行われるべきである

- 睡眠相後退障害（●第16章参照）：DSPS（delayed sleep phase syndrome）[※]の患者は朝の起床に困難を感じるであろうが，それと同時に就眠時刻も遅れていることが多い．しかしながらこの2つの患者群，すなわち特発性過眠症とDSPSとの間には有意な重なり合いがある

- 神経疾患：脳外傷後の患者において，しばしば長い睡眠時間と昼間の過度の眠気を示す．筋強直性ジストロフィーにおいて3分の1の患者には過眠症状を伴う．パーキンソン病やパーキンソンプラス症候群においても過眠を伴うことがよくあり，実際に眠気がパーキンソン病関連疾患の運動症状よりも数年先んじて生じることがある

- ウィルス感染後の後遺症，甲状腺機能低下症，鉄欠乏のような内科的病態．ビタミンDが極度に欠乏している場合，症例報告ではあるが過眠を生じるという報告がなされている

- 慢性疲労症候群：慢性疲労症候群は睡眠をとることによっても改善しない慢性的で持続する身体的および精神的な疲れによって特徴づけられる．患者が日中の過度の眠気を訴えることがあるが，客観的に証明されるような日中の眠気は普通は認められず，夜間の睡眠の質は悪くなっており睡眠効率も低い

マネージメント

　特発性過眠症という背景の中では，行動療法は通例あまりうまくいかない．睡眠をとる機会を増やしても，多くの場合，長期における改善にはつながらない．ナルコレプシーとは対照的に，計画して昼寝をとったとしてもすっきりすることはなく，患者の助けにはならない．非薬物的なマネージメントとしては，安全に関するアドバイスに焦点をおくべきであり，とりわけ運転関係である．特発性過眠症は結果的にQOLに有意な影響を与え，気分の落ち込みがしばしば認められる．うつ病やその他の気分

[※]：原書はDSPD（delayed sleep-wake phase disorder）で始まっているものの，ここでは，これまで優勢に使われてきた病名（DSPS）が使われている

症を合併した場合，これらについての治療が必要である．

　薬物療法は主に精神刺激性の薬剤に限られ，特発性過眠症に対して認可されている薬剤が実はないということは念頭に置かれなければならない．モダフィニル，メチルフェニデートそしてdexamphetamineといった精神刺激性の薬剤の投与量は，ナルコレプシーに使われる量とよく似た量が用いられている．その他の薬物としてはカフェインやニコチンであり，ニコチンの皮下注射が睡眠感性や睡眠酩酊の改善に役立ったという症例報告がいくつかある．睡眠酩酊に対するその他のアプローチとしては，夜にモダフィニルを投与するやり方があるが，これは患者によっては夜間の睡眠を悪化させることなく症状改善につながる場合がある．

　しかしながら4分の1の患者においてはこういった標準的な治療に対してほとんど反応が認められない．逸話的にはいくつかの新しい治療戦略が有用であるというふうに報告されてきており，その中にはGABA$_A$受容体のアンタゴニストか，もしくは抑制的なモジュレーターであるクラリスロマイシンやフルマゼニル，GABA$_B$受容体のアゴニストであるsodium oxybate，さらにヒスタミンのインバースアゴニストであるpitolisant，さらには非アンフェタミン精神刺激薬というものも含まれる．しかしながら，この中でランダム化比較試験を実施されてきたのはクラリスロマイシンのみである．この治験では，自覚的な眠気は改善を認めたが，客観的な精神運動覚醒度には改善が認められなかった．そして，不運なことに客観的な眠気評価は成されていなかった．

Kleine-Levin症候群（反復性過眠症）
Kleine-Levin syndrome（recurrent hypersomnia）

臨床特徴

　Kleine-Levin症候群（Kleine-Levin syndrome，KLS）は反復して生じる傾眠期によって特徴づけられ，その時期に認知機能もしくは行動上の変化（あるいはこの両方）を伴う．この病態は極めて稀で，100万人に1人から5人の有病率であり，男性に優勢であると推定されている．発症は典型的には小児期もしくは思春期であるが，どの年齢でも発症しうる．13～14年（中央値）で自然と消退するが，何十年にもわたって続く症例も知られている．

　KLSの特徴は明確な傾眠期が突然生じ，数時間でピークに達する．このエピソードは数日～数週間続き，その時期の患者は，眠そうに見え，混乱しており，無気力であたかも夢の中にいるかのような様子を示す．睡眠時間は長くなり，22時間から24時

間にも及ぶ．このエピソードの間，患者を起こすことは非常に難しく，その反面，エピソードの最後のほうでは単に横になって目を閉じているだけのように見える．反復されるエピソードのインターバルは2〜3週から2〜3カ月である．

ほかの症状としては以下のようなものが含まれる．

- 食行動の異常，大食すなわち大量の食物を摂取するということであるが，これは過去にはKLSの中核症状とされていた．しかし，必ずしもすべての患者がこの症状を示すわけではなく，実際に患者によっては食欲低下を訴えることがある
- 性行動の亢進
- 易刺激性や攻撃性および性格変化
- 不安や気分変調，そして稀ではあるが精神病状態
- 現実感の喪失と離人感
- コミュニケーションがとれなくなることや実行機能の障害
- 顔面紅潮や発汗といった体温調節の障害，不適切な頻脈や徐脈といった自律神経症状
- 頭痛

KLSのサブタイプとして月経に関連した傾眠が知られており，これらは同様の症状が女性の月経時に出現するものである．

診断基準

KLSと診断するにはICSD-3のすべての基準を満たす必要がある．

- 少なくとも2回の反復する過度の眠気と長い睡眠というエピソードがあることで，それぞれのエピソードの持続時間は2日〜5週間である
- これらのエピソードは通例1年に2回以上反復して起こり，少なくとも1年半に1回は起こっている
- これらのエピソードとエピソードの間の時期には，患者の覚醒度，認知機能，行動そして気分は正常である
- エピソードの時期に少なくとも次に述べる1つを示す必要がある
  - ・認知機能障害
  - ・知覚変容
  - ・摂食障害（大食あるいは無食欲）
  - ・脱抑制行動

148　第15章　その他の中枢性過眠症

● 眠気とそれに関する症状が，ほかの睡眠関連疾患，内科疾患，神経疾患あるいは精神疾患（特に双極症），あるいは薬物や処方薬剤によって説明されない

　ICSD-3において，患者はエピソードの間は完全に正常であるというふうに定められているが，睡眠，記憶そして気分は，「無症候」と思われてきた時期にも障害を受けているかもしれないことが次第に認識されるようになってきた．

診断のための検査

　KLSを診断するための検査は存在しない．診断の過程はKLS類似の病態を除外するところに焦点が置かれる．その他の睡眠関連疾患を除外するために，睡眠検査が行われるべきである．通常PSGはKLSにおいては特に異常所見は認められない．脳波検査はてんかんを鑑別するために行われるべきであり，70％のKLS患者においてその病期においては，脳波の全般的な緩徐化が示される．脳画像検査も器質的な神経学的原因を鑑別するためになされるべきであるが，KLSにおいては正常である．これについては次項の「病態生理」を参照．

病態生理

　特発性過眠症と同じくKLSの病態生理はいまだ謎のままである．アシュケナージ系のユダヤ人の中により多く認められることがわかっており，これらの症例の5％においては家族歴があることから，遺伝因子が寄与することが示唆される．最近になって遺伝子多型がこの病態に関連していることが明らかとなり，これは全ゲノム関連研究によるものである．

　発症の引き金になるものとして報告されているものには，感染や発熱が挙げられ，このため症例によっては炎症や自己免疫性のメカニズムが関連しているという説が当てはまるかもしれない．病期に測定した髄液ヒポクレチン-1が低値を示したという患者の報告もなされているが，ヒポクレチン-1が実際に発症に関与しているかどうかについてははっきりしていない．

　KLSの標準的な脳画像検査は正常である．しかしSPECTやPETによって視床の代謝に変化が認められるという報告もある．これらはエピソードの時期と間欠期と両方において示されている．しかしながら，こういった画像検査が診断的な検査として推奨されるかどうかについては，まだ証拠が十分揃っていない．

鑑別診断

KLSの主たる鑑別診断は精神疾患であり，とりわけ双極症である．実際に患者の中には2つの疾患をもつと診断されているものがあり，このことが共通の遺伝的素因をもつというヒントになっている．しかしながらKLSにおいては，精神症状は急に出現してまた急に終わっており，それと時期を同じくして過度の眠気を訴える．

ほかの鑑別診断としては次のようなものがある．

- 処方薬剤もしくは違法薬物の使用
- 脳幹症状の前兆を伴う片頭痛
- 側頭葉てんかんあるいは欠神発作の重積状態
- Klüver-Bucy症候群を発症する両側頭葉の病変
- 頭蓋内占拠病変
- 尿素サイクルの障害やミトコンドリア病といった代謝脳症
- 急性間欠性ポルフィリン症
- ライム病

マネージメント

エピソードが起こってしまうとどのような治療も頼りにならないことが一定して示されてきた．傾眠症状のエピソードのときに精神刺激薬を与えるという治療は，総じて不成功となる．しかしながら不安や精神病症状といった精神症状，あるいは頭痛に対して何らかの対症療法をすることは重要である．

全体として，治療の焦点は予防やエピソードの頻度を減らす，1つひとつのエピソードの重症度を軽くするということに向けられている．抗てんかん薬，例えばカルバマゼピン，ラモトリギン，バルプロ酸ナトリウムで効果があったという症例報告は散見するものの，多くの薬については非常に限られた証拠しか上がっていない．

非盲検試験ではあるが，最も強力なエビデンスがあるのは予防薬としてリチウムを使ったものである．ターゲットとする血中濃度の最低値を0.8から1.27 mmol/Lとした場合，リチウム治療はエピソードの継続時間を短くし，エピソードの頻度および重症度の有意な減少をもたらしたという結果が得られている．さらに最近になって早期にメチルプレドニゾロンを静脈内投与することで，エピソードの持続時間を短くすることができるという治療法が提唱された．

しかしながら多くの患者はリチウムを定期的に服用するという治療法にそれほど乗り気ではない．したがって支持的な治療法は非常に重要である．早急に診断確定し，

ほかのヘルスケアや教育関係の人々と協力することが，一番有用なアプローチである
ことが多い．患者とその家族に対するカウンセリングや心理療法も考慮されるべきで
あり，この病態が学業成績やQOL，心理的健康度に与えるインパクトについて取り
組む必要がある．

さらに知りたい方のために

Billiard M, Sonka K. Idiopathic hypersomnia. Sleep Med Rev. 2016; 29: 23-33.

Lavault S, Golmard JL, Groos E, et al. Kleine-Levin syndrome in 120 patients: differential diagnosis and long episodes. Ann Neurol. 2015; 77 (3) : 529-40.

Miglis MG, Guilleminault C. Kleine-Levin syndrome. Curr Neurol Neurosci Rep. 2016; 16 (6) : 60.

Pérez-Carbonell L, Leschziner G. Clinical update on central hypersomnias. J Thorac Dis.

2018; 10 (Suppl 1) : S112-23.

Trotti LM. Idiopathic hypersomnia. Sleep Med Clin. 2017; 12 (3) : 331-44.

第16章

概日リズム睡眠・覚醒障害

Circadian rhythm sleep-wake disorders

Alexander D. Nesbitt

はじめに　*152*
Introduction

睡眠・覚醒相後退障害　*152*
Delayed sleep-wake phase disorder

睡眠・覚醒相前進障害　*156*
Advanced sleep-wake phase disorder

非24時間睡眠・覚醒リズム障害　*158*
Non-24-hour sleep-wake rhythm disorder

不規則睡眠・覚醒リズム障害　*160*
Irregular sleep-wake rhythm disorder

交代勤務障害　*161*
Shift work disorder

時差障害　*163*
Jet lag disorder

はじめに
Introduction

　概日リズム睡眠・覚醒障害 (circadian rhythm sleep-wake disorders, CRSWDs) は，睡眠関連疾患の重要な1群であり，睡眠・覚醒周期のタイミングの異常によって問題が生じる．標準的な社会的スケジュールがこれに重なると，不眠，慢性的な睡眠時間制限，日中の過度な眠気 (excessive daytime sleepiness, EDS) といった大きな問題が生じることになる．このような状態が持続すると，精神的ないし身体的健康に加え，パフォーマンスにも深刻な影響をしばしば及ぼす可能性がある．

　数多くのCRSWDsが存在する．これらのうち本当に「内因性」(すなわちペースメーカーの遺伝的な分子機能異常に起因するもの) であることはごくわずかである．加齢，行動，病気，そして環境は，本疾患群の多くに影響を与え，かつ個体に対して重畳的に影響を与えうる．しかしながら，交代勤務や時差障害のように，ほかの障害より「外因性」の障害も存在する．

睡眠・覚醒相後退障害
Delayed sleep-wake phase disorder

　睡眠・覚醒相後退障害 (delayed sleep-wake phase disorder, DSWPD) は，睡眠・覚醒周期が，望ましい/要求される睡眠と覚醒のタイミングに対して，慢性的 (3カ月以上) かつ大きく後退 (2〜3時間以上) している状態を示す．有病率は1〜10％と考えられている．10代や若年成人に多く，小児期の発症もありうる．家族歴があることが一般的で40％にのぼるとも言われている．

　この状態に社会規範が加わると以下のような問題が生じる．

- 入眠困難と望ましい時刻での起床困難 (結果として，睡眠慣性または睡眠酩酊を引き起こしうる)
- 慢性的な睡眠時間制限
- 日中 (特に午前中) の過度な眠気
- 休日の"リバウンド"となる長時間睡眠

　これらはすべて，パフォーマンスに支障をきたす．

　何日もかけて睡眠・覚醒のスケジュールを自分で選択できるようにすると，患者の

リズムは一貫して後退したままであるが，睡眠の質と睡眠時間は改善する．また，「覚醒維持時間帯」(夕方にメラトニン濃度が上昇しはじめる直前2～3時間の覚醒度とパフォーマンスが高まる時間帯)の後退も見られ，患者はしばしば夜遅くになって生産性と注意力が高まると感じる．

催眠作用のある薬物(アルコール，大麻，処方された睡眠導入剤)あるいは覚醒作用のある薬物(カフェイン，アンフェタミン)の物質依存リスクが高まる．患者は自身の症状を改善するため，これらに頼ってしまう可能性がある．

DSWPDは以下に強く関連している．

- 気分症群〔うつ病，双極症(bipolar affective disorder，BPAD)〕
- 不安症(特に強迫症)
- 神経発達症〔特に注意欠如多動症(attention deficit hyperactivity disorder，ADHD)および自閉スペクトラム症(autism spectrum disorder，ASD)〕

これらの治療は，DSWPDの改善に有用なことがある．
主要な病態生理学的概念としては，以下のような可能性が考えられている．

- 生活活動の遅れに伴う夕方の時間帯の過度な光への曝露．これには，生活習慣(デバイスの使用など)，強迫症，ADHDに起因するものなどが挙げられる(就寝前の安全確認のルーチン行動：就寝に関心を向けることができない)．また，過度な光への曝露は室内照明によることもある
- 反跳性の睡眠時間延長により朝の光暴露が不十分．これには，慢性的な睡眠制限；「クリノフィリア(clinophilia)：眠れないのにベッドにいる時間が長い状態」(過度なベッドでの臥床)；屋外での光曝露欠如(気分症群など)
- 睡眠恒常性維持機能の低下

DSWPDのアセスメント

アセスメントには，睡眠習慣を含む慎重な病歴聴取が必要であり，既知または疑いのある精神疾患の併存に十分な注意を払うことが必要である．クロノタイプを評価する質問紙は有用であるが，十分な病歴聴取に取って代わるものではない．

睡眠日誌と手首へのアクチグラフ装着(最低2週間，患者が働いていたり，ほかの定期的に従事していることがある場合には理想的には3週間以上)は標準的に行われなければならない．休日の睡眠(すなわち，用事がない日にかけての睡眠エピソード)

の平均的な中間時刻は，最も頑健な位相の指標である．薄明下メラトニン分泌開始時刻（dim light melatonin onset）や深部体温の最下点の測定などの追加の位相指標は，真の「概日性」DSWPDと「二次性/行動起因性」DSWPDを区別するのに役立つ場合がある．しかしながら，実際に利用できる場所が非常に限られており，慎重に標準化を行う必要がある．睡眠日誌やアクチグラフを繰り返しモニターすることは，治療への反応を評価するのに有用である．

　睡眠生理は正常であるが，未治療の睡眠関連疾患〔閉塞性睡眠時無呼吸（obstructive sleep apnoea, OSA）〕や周期性四肢運動異常症（periodic limb movement disorder, PLMD）などが併存すると，DSWPDの治療の妨げになることがあるため，（患者の眠りやすいタイミングに合わせて）随時睡眠ポリグラフ検査（polysomnography, PSG）を実施することはときに有用である．睡眠潜時反復測定検査（multiple sleep latency test, MSLT）の実施に有用性はない．

　診断上の注意点は以下のとおりである．

- 睡眠と覚醒のタイミングの遅れは，個人にとっては「正常」である可能性がある
- 親やパートナーが非現実的な期待を抱いている可能性がある
- 「動機づけられた行動による」DSWPDという表現型が示唆されることがあり，その場合，より正常な状態へ戻ることを好まれない
- 睡眠慣性，およびEDSは，本人が過ごしやすい睡眠スケジュールで数日間眠ることができれば，持続して出現することはない
- 睡眠習慣（刺激制御，睡眠衛生）の問題が十分に評価されていない，あるいは対処されていないことがある

DSWPDの治療

　治療は個人の状況に合わせて行われる．慢性疾患であるため，「再発」はよく見られる．希望する目標を達成し，治療を維持するためには，明確に患者と相談する必要がある．患者によっては，十分な位相前進が達成しえない可能性があることを受け入れる必要がある場合もある．

　行動面での対策としては，以下のようなものがある．

- 睡眠のタイミングに関する教育（体内時計，光，睡眠圧）
- 夜の光曝露を制限する
- 室内の照度を低くし，理想的には床面レベルにする

睡眠・覚醒相後退障害　155

- 夏の夕方には屋外ではサングラスを使用する
- ブルーライトカットのメガネ（調光レンズ）の使用
- 朝の光曝露を促す
- 起床後に（20分以上の）屋外での光曝露を規則的に取り入れる
- 日中の活動を取り入れる
- 毎日同じ時間帯に，理想的には夕方早めに，運動を規則的に取り入れる
- 理想的には毎日同じ時間帯に規則的に食事をとる
- 睡眠に関する不適応行動
- 刺激制御，アンカー設定，睡眠スケジュール法など，不眠に対する認知行動療法（CBT-I）の要素を用いる

　対処すべき心理的要因には，以下のようなものがある．

- 併存する精神疾患や依存症の問題を認識し，治療するもしくは治療に向かう方向性を示す
- 対人関係（親子関係）の力動と葛藤を認識する
- 問題意識をもてるように励ます

　行動面の対策が整った段階で検討する，より積極的な対策としては，以下のようなものがある．

- メラトニンを時間生物学的介入（睡眠導入剤としてではない）として使用する
  - エビデンスからは低用量のほうがより効果的である
  - 0.5 mg即時放出性メラトニン[※3] = 2.0 mg徐放性メラトニン錠の4分の1（ピルカッターでカットする）
  - メラトニン0.5 mgを，休前日の睡眠の平均中間時刻の10時間前に服用すると，位相を約90分早めることができる
  - 毎日決まった時刻に服用する（時計や携帯電話のアラームで時間設定して）
- 光曝露（20分）は，理想的には自然光で，またはライトボックスで強化し，できるだけ起床してすぐに行うか，許容できる場合は，習慣的な起床時刻の60～90分前に行う

[※3]：日本ではメラトニンは神経発達症の小児の不眠にしか適応がとれていない．

- 市販のライトボックスでは，30〜85 cmの距離で10,000ルクスの光を照射する
- 真昼の曇り空でも同じ光量が得られる

睡眠と覚醒のタイミングが安定したパターンになれば，休前日の睡眠の平均中間時刻を再計算し，治療のタイミングを再び繰り上げることができる．通常，3回まで繰り上げることを試みる．

患者の睡眠相をさらに大きく連続的に遅延させ（時間療法），その後，上記に述べた方法で新しい睡眠・覚醒周期の位相に固定する方法を提唱する医師もいる．これは，非24時間睡眠・覚醒リズム障害に陥る危険性があるため，非常に慎重な計算と指導下でなければ，広く推奨されるものではない．

睡眠・覚醒相前進障害
Advanced sleep-wake phase disorder

睡眠・覚醒相前進障害（advanced sleep-wake phase disorder, ASWPD）では，睡眠・覚醒周期のタイミングが，望ましいもしくは要求される睡眠と覚醒のタイミングに対して，慢性的（3カ月以上）かつ大きく前進する（2〜3時間以上）．その結果，早朝覚醒型の不眠を来し，夕方の過度の眠気が生じる．夕方の活動で入眠が遅れると，慢性的な睡眠制限が起こることがある．この場合も，DSWPDと同様に，何日もかけて自分の過ごしやすい睡眠・覚醒スケジュールを選択できるようにすると，患者は睡眠の質と睡眠時間の改善を示すものの，常に前進したリズムを示す．

有病率の把握は困難で1％未満と考えられているが，DSWPDより症状が顕在化しにくいため，過小報告されている可能性がある．高齢者に多い傾向がある．

常染色体優性遺伝の家族型も存在するが，非常に稀で，period2（PER2）やcasein kinase 1 delta（CSNK1D）遺伝子に変異があることが報告されている．

ASWPDは，神経発達症（Smith-Magenis症候群，自閉スペクトラム症，染色体微小欠失）とも関連することがある．

病態生理学的メカニズムとしては，DSWPDに関連するものと逆の要因が想定されている．

- 早朝の過度な光曝露，あるいはこの位相前進効果に対する生理的反応の亢進
- 夕方の光曝露が不十分，あるいはこの位相後退効果に対する生理的反応の低下
- 家族性ASWPDの高齢患者1名から得られた明確な検証結果では，概日リズムが

23.3時間と短縮を示していた
- 恒常性維持機構の睡眠圧がより強く，より早くなっている可能性がある

ASWPDのアセスメント

アセスメント方法は，詳細な病歴聴取に加え，少なくとも2週間の睡眠日誌と同期間のアクチグラフィを行う．家族性の場合，薄明下メラトニン分泌開始時刻や深部体温の最下点など，異常に前進した位相指標が存在することがあるが，孤発性のASWPD患者では参考になりにくく，正常なクロノタイプと差がないことがある．

睡眠のタイミング以外，終夜睡眠ポリグラフ検査は基本的に年齢に比して正常であり，夕方の眠気や早朝覚醒（REM睡眠優位型のOSA）の原因としてのOSAなど，併存する異常な睡眠の関連要因を除外することを除き，ほとんど追加情報は得られない．

ASWPDは，「正常」な睡眠・覚醒タイミング，夕方の仮眠（特に高齢者）などの不適切な睡眠行動，うつ病の顕著な特徴である早朝覚醒型の不眠と鑑別する必要がある．睡眠行動が良好で，同時期に出現する気分症群が存在しないにもかかわらず，生涯にわたって前進型のクロノタイプの睡眠・覚醒タイミングを示すことは，かなり示唆的である．

ASWPDの治療

治療は，以下のように多面的に行う．

- 行動面
  - 日中の規則的な活動
  - 運動により夕方の昼寝を避ける
  - よい睡眠行動を促す
  - 早朝の光を避ける
  - 夕方の光曝露
  - 室内照明を考慮する
- ライトボックスは，正しく使用すれば有用である
- 高齢者における光感受性を高める薬剤の利用に注意する
- 最終起床時刻の覚醒時に低用量メラトニン（0.5 mg）の使用を検討する

非24時間睡眠・覚醒リズム障害
Non-24-hour sleep-wake rhythm disorder

非24時間睡眠・覚醒リズム障害（non-24-hour sleep-wake rhythm disorder, Non-24）は，睡眠・覚醒周期が太陽の周期と脱同調した状態にあることが特徴である．この疾患では，睡眠・覚醒周期は通常24時間以上の周期を示し，その結果，睡眠開始時刻は通常20〜60分以上，毎日徐々に後退していく．

そのため，患者が希望する時間に眠ろうとすると，不眠や日中の眠気が出現する時期と，睡眠・覚醒周期が太陽（または希望する睡眠と覚醒のタイミング）周期と短期間一致する，より正常な睡眠と覚醒のタイミングの時期が交互に訪れる．ときには，患者は一時的に安定する時期を早めるために，1日により長い間隔（最大4時間までの「ジャンプ」）で後退させることもある．

この疾患は視覚障害者（特に光も感知できない全盲の場合）にも，視覚のある者にも見られる．ある種の網膜疾患では，メラノプシン含有光感受性網膜神経節細胞は比較的温存されるが，視覚障害のある患者では光への同調経路に問題がある．全盲者の50％以上がNon-24の可能性があるが，視覚のある者では極めて稀である（有病率は不明）．DSWPDでは，視力のある者では非代償性にNon-24の症状を示すことがある．

DSWPDと同様に，自己治療しようとすると，薬物やアルコール依存の問題につながることがある．

Non-24は，以下のようなほかの疾患と関連している可能性がある．

- 統合失調症
- パーソナリティ障害
- 双極症
- 自閉スペクトラム症などの神経発達症
- 外傷性脳損傷
- アルツハイマー病
- 視神経低形成（多くの場合，脳梁の無形成と関連している）
- Rett症候群，Angelman症候群，Smith-Magenis症候群（→第22章）

Non-24の病態生理学的メカニズムには，以下のようなものが想定されている．

- 全盲者では光による同調がないため，ペースメーカー（そして結果的に睡眠・覚醒

周期）は24時間よりわずかに長い内因性の周期で"フリーラン"となる（外的脱同調）

- 視力のある者の場合，概日リズムが徐々に遅れるのは，位相前進に影響を与えるような適切なタイミングでの光曝露が不十分な可能性がある
- Non-24の視力のある者における実験からも，有意に長い内因性周期の存在が示されている

Non-24 のアセスメント

注意深い現病歴，誘因となりうる精神科既往歴，現在の精神状態，睡眠習慣，また，眼や網膜疾患の可能性の評価は，アセスメントの重要な部分である．他のCRSWDs以上に，Non-24の存在を証明するためには，より長期間のアクチグラフでの評価が必要である（少なくとも3週間，理想的には1カ月）．メラトニンの測定，特に48時間の地域住民の尿サンプルを用いて，2回以上，理想的には1〜2週間間隔で実施することにより，フリーラン中の薄明下メラトニン分泌開始時刻を示すことができ，これを用いて個人の内因性のフリーラン概日周期長を推定することができる．

Non-24 の治療

治療は困難なことが多く，再発もよく見られる．

全盲者では，適切なタイミングで低用量のメラトニンを投与することで，同調を試みる．

- 0.5 mgのメラトニン（➡DSWPDの治療，p.154）を，希望する就寝時刻の2時間前に定期的に投与する（電話もしくは時計のアラームやリマインダーを用いる）
- これは，患者の睡眠・覚醒周期が，フリーランしながら望ましい睡眠と覚醒のタイミングに一過性に同調するようになったタイミングで開始するのが最適である
- あるいは，周期をとらえ，それを維持させるためには，少なくとも3カ月間の継続投与が必要となりうる

正常な視覚のある者では，適切な時間帯に光を浴びることが重要である．明暗のサイクルを明確に設定するよう奨励されるべきである

- スケジュールどおりに活動を行う
- 朝の屋外での光曝露
- 夕方の光を避ける

●夜間は暗くする

また，併存する精神医学的問題の特定と治療も重要である．

ときには，適切な時期に行われる睡眠導入剤/中枢神経刺激薬の短期的かつ補助的な使用も考慮されうる．しかし，依存を避けるために，積極的なモニタリングが必要である．

tasimelteonのような新規メラトニン類似物質は，全盲のNon-24患者を対象とした臨床試験で同調させる効果を示したが，メラトニンに対する優位性を示す直接比較の試験はまだ報告されていない．

不規則睡眠・覚醒リズム障害
Irregular sleep-wake rhythm disorder

不規則睡眠・覚醒リズム障害(irregular sleep-wake rhythm disorder，ISWRD)では，明確な睡眠・覚醒周期が欠如し，睡眠と覚醒のパターンが24時間を通してばらばらになっている．この断片化により，24時間を通して様々な長さ(通常4時間未満)の短い睡眠エピソードが複数回(通常3回以上)不規則に発生するが，これらをすべて足した総睡眠量は年齢的に正常でありうる．

通常，ISWRDは以下のようなほかの状態と併存して見られる．

●神経発達症(例：Smith-Magenis症候群，Angelman症候群，Williams症候群など)
●自閉スペクトラム症
●神経変性疾患−アルツハイマー病，パーキンソニズム，Huntington病
●外傷性脳損傷
●視床下部-下垂体の障害を伴う脳の正中病変(腫瘍，術後病変，炎症性病変)
●中枢神経系感染症後(特に脳底部髄膜炎)
●全脳放射線治療の後遺症
●精神疾患(特に統合失調症)

稀にライフスタイルの著しい乱れと関連することもあり，家庭環境のひどい乱れは発症のリスクとなる．

この疾患は，生物学的な要因(概日リズム機構の乱れによるもの)と環境要因(施設に入所している高齢患者や神経発達症の若年患者によく見られる．日中の光や日常生

活活動への曝露の弱さや減衰によるもの）の両方に起因していると考えられる．

ISWRDのアセスメント

　高齢患者の場合，安静状態と睡眠を区別することはアクチグラフだけでは困難であるため，アセスメントはしばしば困難である．特にコミュニケーションに問題がある患者の場合，同伴者や介護者からの裏付けとなる情報は重要である．しかしながら，アクチグラフからは診断を支持する客観的なパターンを得られうる．

　神経学的検査，MRI検査，遺伝学的検査，心理学的検査，精神医学的評価などの追加評価や検査を強く考慮する必要がある．

　睡眠の断片化，あるいは習慣的な仮眠のほかの原因として，非常に不良な睡眠習慣，不良な睡眠環境，併存する疾病の状態などを確認し，評価し，治療する必要がある．

ISWRDの治療

　以下のような時間の手がかりを改善するために努力がなされるべきであるが，概して，治療は満足のいく結果にならない．

- 構造化され，一貫して繰り返される社会的・身体的活動パターン
- 毎日同じタイミングでの食事
- 強力な時刻の手がかり（時計），夜間の"静かである"というサイン
- 睡眠環境と覚醒時の生活環境を分ける
- 就床時間が長くなるのを避ける
- 明暗周期の適切な設定と強化
- 介護施設における昼間の光曝露を強化する

　低用量メラトニンの規則的な時刻の投与（➡DSWPDの治療，p.154）は，特に若年患者において，就床希望時刻の2時間前に投与することである程度の効果が得られるかもしれない．しかしながら，有効性に関する体系的ないし良質なエビデンスは存在せず，投与スケジュールも定まったものはない．

交代勤務障害
Shift work disorder

　この疾患では，通常の睡眠時間帯に勤務時間帯が存在することにより，不眠や過度

の眠気が生じる．遅番や二交代制勤務よりも，夜勤，早番，輪番制の勤労者（有病率は38%と推定されている）に多く見られる．睡眠制限がしばしば強く生じ，通常の睡眠の位相からずれた時間にとった睡眠は質が悪いことが報告されている．患者の中には，これらの問題が交代勤務をやめたあともしばらく続くことがある．

　本疾患については労働衛生上の大きな懸念が生じている．安全面（労働災害，職業運転手）だけでなく，一部の疫学調査では，代謝性疾患や心血管疾患の発症率が高いという報告や，特定のがんの発症率が高いという報告など，心身の健康面にも大きな影響を与える可能性がある．

　危険因子としては以下のものがある．

- 年齢
- 心身の健康不良
- シフト勤務に伴う社会的なプレッシャー（育児参加を含む）
- 個人のクロノタイプ（早起き型のクロノタイプは日中の睡眠時間が短くなる）
- 個人の概日リズムと睡眠恒常性維持機構の両者の柔軟性

　睡眠日誌を併用したアクチグラフは，複数の日にわたる総睡眠時間の定量化と日中の睡眠の断片化を評価するのに有用である．交代勤務者において，さらなるほかの睡眠関連疾患の有無を常に確認し，検査し，適切な治療を行う必要がある．

交代勤務障害の治療

　交代勤務の中止が望ましいのは明らかであるが，現実的でないことがほとんどである．対策として，最も有用な提案は以下のとおりである．

- 時計回りのシフトローテーション（日勤，遅番，夜勤，休日）
- 連続した夜勤を避ける
- 可能であれば，早い時間帯へよりも，遅い時間帯にシフトの切替えを行う
- 規則的な休憩時間の設定
- 夜勤開始前に2時間の仮眠をとるほうが，夜勤中に2時間の仮眠をとるよりもよい

　交代勤務者への睡眠教育も重要である．

- よい睡眠習慣を促し，悪い習慣を正す

- 照明を消し，静かな環境で眠る
- 睡眠を阻害するものを制限する
- 標準的な刺激制御のアドバイス
- 標準的な睡眠スケジュール法のアドバイス
- 特に苦手な時間帯を認識する
- 仮眠が必要な場合は，10〜20分程度の短い仮眠を促す

　これらのアプローチは，以下のような薬物療法で補強しうる．

- カフェイン−眠くなったあとではなく，眠くなる前に使用する
- 症例によってはモダフィニルの短期利用も検討する[1]
- メラトニン（ここにおいても少量−0.5 mgを使用）は，位相のずれた睡眠（日中の睡眠）を促進するのに有効な場合がある

　夜間の高照度光療法も検討されることがあるが，特に短期の夜勤シフトでは慎重に用いる必要がある．

時差障害
Jet lag disorder

　極端な話，航空乗務員は交代勤務障害と時差障害の両方のリスクを抱えており，多くの航空会社や航空規制当局は，シフト，目的地，休憩時間を積極的に調整し，これらを軽減しようとしている．

　時差障害は，目的地の太陽もしくは睡眠・覚醒周期と体内時計との間に一時的な脱同調が生じる結果起こり，通常，3つ以上のタイムゾーンをまたぐ移動と関連している．また，東方向への移動でこの傾向は顕著となる．これは，東方向への移動では位相前進を必要とするため，西方向への移動時に位相を後退させるよりも通常難しいためである．また，東方向への移動では体内時計のリセットにも時間を要する．これは，人間の80％が24時間より長い内因性概日リズムを有するため，毎日わずかに位相が後退することとなり，必要な位相の前進を達成するのが難しくなる．

　重症度は，時差の程度，移動前および移動中の睡眠時間不足の量，目的地での光へ

---

[1]：日本ではモダフィニルの処方制限が行われているために，実質的には適応外処方ができない

の曝露のタイミングに依存する．また，概日リズムの脱同調への耐性の個人差も，明らかに影響を及ぼす．

一過性ではあるが，移動後1〜2日以内に睡眠の問題，日中の覚醒度低下，疲労感，胃腸の不調といった身体症状が出現する．これは，認知的および身体的なパフォーマンスに影響を与えうる．

特に睡眠の問題を併発している患者の時差障害を改善するための基本的なアドバイスとしては，以下のようなものが挙げられる．

- 3〜4日程度までの短期旅行であれば，出発地の時刻で過ごすことを維持する
- 長距離の東方向への移動では位相を前進させる
- これは移動に先駆けて始め，目的地でも継続する
- 長距離の西方向への移動では位相を後退させる（これは移動に先駆けて開始する）

適切な時間帯の光曝露/回避，＋/−時間帯の低用量（0.5 mg，⊙DSWPDの治療，p.154参照）メラトニンの使用は有用である．これらは，日々の位相変化に影響を与えるため，毎日調整する必要があることに留意する．

睡眠導入剤や中枢神経刺激薬の短期使用は，特定の患者ではわずかな効果があるかもしれないが，十分な検討が必要である．

時差調整を支援するために，標準化はされていないが様々なアプリが存在する．中には，既存の人間の時間生物学に基づく数学的モデルを使用したものもある（例：⚐ http://www.jetlagrooster.com）．

さらに知りたい方のために

Auger RR, Burgess HJ, Emens JS, et al. Clinical practice guideline for the treatment of intrinsic circadian rhythm sleep-wake disorders. An update for 2015: an American Academy of Sleep Medicine clinical practice guideline. J Clin Sleep Med. 2015; 11 (10) : 1199-236.

Benloucif S, Burgess HJ, Klerman EB, et al. Measuring melatonin in humans. J Clin Sleep Med.2008; 4 (1) : 66-69.

Nesbitt AD, Dijk DJ. Out of synch with society: an update on delayed sleep phase disorder. Curr Opin Pulm Med. 2014; 20 (6) : 581-87.

Smith MT, McCrae CS, Cheung J, et al. Use of actigraphy for the evaluation of sleep disorders and circadian rhythm sleep-wake disorders: an American Academy of Sleep Medicine clinical practice guideline. J Clin Sleep Med. 2018; 14 (7) : 1231-37.

Wright KP (Ed). Basics of circadian biology and circadian rhythm sleep disorders. Sleep Med Clin. 2009; 4 (2) : 99-312.

第17章

睡眠時遊行症と
その他のNREMパラソムニア

Sleep walking and other NREM parasomnias

Sofia Eriksson

定義　*166*
Definition

診断基準　*166*
Diagnostic criteria

病態生理　*167*
Pathophysiology

疫学　*168*
Epidemiology

臨床的特徴　*168*
Clinical features

診断のための検査　*171*
Diagnostic testing

マネージメント　*171*
Management

おわりに　*173*
Conclusion

定　義
Definition

　パラソムニアは睡眠と関連した望ましくない身体的な事象や経験である．通常，エピソードが起こっている，もしくは起こってくる睡眠段階により分類される．NREMパラソムニアは深いNREM睡眠で生じ，しばしば複雑な行動を伴う．行動の中には目的があるように見えるものもあるが，その間の意識がないか，あるいは意図的に制御できなかったりする．NREMパラソムニアには多くの異なる種類や表現型がある．

　最も一般的なものとして

- 夜驚症（pavor nocturnus）
- 睡眠時遊行症（somnambulism）
- 錯乱性覚醒

より少ない表現型として

- セクソムニア（sexsomnia）
- 睡眠関連摂食異常症

　重複する特徴をもつ2種類以上の疾患を有することも多い．NREMパラソムニアのエピソードは症状の複雑さが多様であり，単純な身ぶり，あるいは歩行から料理や運転といった高度の計画性と運動制御を必要とする複雑な行動まで含まれる．暴力的あるいは攻撃的な行動に至る可能性もあり，法医学的な結末に至ることもある．イベントの持続時間は2〜3秒から長いと30分に及ぶこともあるが，最も多いのは2〜3分間の持続である．

診断基準
Diagnostic criteria

　ICSD-3に基づく診断基準は以下のとおりである．

A. 睡眠からの不完全な覚醒エピソードが反復して生じる
B. エピソード中に周囲の人が介入したり，方向を変えようとしても，反応が不適切

であるか，全く反応がない

C. 行動と関連した認識や夢体験は限定されているか（例：単一の情景），全く伴わない

D. エピソードについて部分健忘あるいは，全健忘がある

E. この障害は，その他の睡眠関連疾患，精神疾患，身体疾患，薬物，物質使用では
よく説明できない

基準A～Eを満たす必要がある．

病態生理
Pathophysiology

　NREMパラソムニアは，その臨床的特徴と覚醒してからも睡眠段階N3の特徴である徐波活動が持続する脳波所見に基づき，主に覚醒の障害あるいは深睡眠からの不完全な覚醒と考えられてきた．イベント中の脳波および脳血流（SPECT）研究に基づき，イベント中における睡眠と覚醒の解離が示されている．後頭部に見られる覚醒パターンとともに前頭部における持続性の徐波活動と脳血流低下が報告されており，「精神的覚醒と運動的覚醒の解離」という概念を支持している．このためイベント中に見ることやかかわることができるかもしれないが，自分の行動を十分に認識することはできず，イベントがあったことを覚えていない場合も多い．

　近年，NREMパラソムニアは徐波睡眠（slow-wave sleep，SWS）の調節機能の障害により生じる可能性が示唆されている．NREMパラソムニアのある人では，一晩における徐波睡眠の分布がNREMパラソムニアのない人と異なっていることがわかってきた．睡眠時遊行症の患者では，NREM睡眠の不安定性を示唆する徴候が多く見られ，睡眠奪取後に見られる徐波睡眠の増加や安定化が見られないことも知られている．

　遺伝的因子も関連している．

● 睡眠時遊行症患者の最大80％，特に症状が成人になっても続いている場合には，家族内に少なくとも1人は睡眠時遊行症を認める

● 睡眠時遊行症患者の一親等血縁者では，睡眠時遊行症の発症リスクが最大10倍となる

● 双生児研究において，一卵性双生児における成人睡眠時遊行症の一致率は二卵性双生児の5倍であった

● 浸透率の低い（優性遺伝）パターンが示唆される一家系において，睡眠時遊行症の

遺伝子座が報告されている

疫　学
Epidemiology

- NREMパラソムニアは子どもで見られることが最も多く，子どもの約20%で報告されている
- このパラソムニアの多くは13〜19歳になると見られなくなるが，最大25%ではこの時期を過ぎてもエピソードが続く
- 成人における有病率は約2〜3%と報告されている
- NREMパラソムニアは成人期であっても発症しうる

臨床的特徴
Clinical features

　臨床的特徴は個人間で異なるとともに，同じ個人のイベント間でも異なる場合がある．最もよく見られる特徴は開眼していることで，覚醒しているように見え，周囲の状況に反応することができる．患者の大多数は多くの異なる種類のNREMパラソムニアのイベントを有する．

- 錯乱性覚醒：ベッドから体を起こすだけであり，混乱した様子で周囲を見渡す．ときには怖がっているように見え，それから速やかに再び入眠する．イベントによっては持続時間が長い場合があり，より複雑な行動と関連することがある
- 夜驚症(pavor nocturnus)：ベッドに起き上がり，極度に怖がっているように見え，慰めようもないほど泣いたり，叫んだりする．このとき一般に自律神経ドライブの上昇(速い呼吸，頻脈，発汗，瞳孔散大，筋緊張亢進)を伴っている．イベントは通常，子どもで見られ，イベント中は外からの刺激に反応しない．通常本人はイベントがあったことを覚えていないが，両親にとってはしばしば，より精神的な痛手となる．イベントは成人にも起きることがある
- 睡眠時遊行症(somnambulism)：起き上がったり，歩き回ったり．寝室から出て行くこともありうる．ときには家を離れてどこかに行くこともある．反応性が低下し，通常は覚醒しているときと比べ物事を上手に行えないものの，複雑な行動をと

る場合がある．ベッドパートナーだけでなく本人にも外傷のリスクがある

● **睡眠時性行動（sexsomnia）**：自慰行為や性交がしばしばその人の覚醒時の性行動とは異なる行動様式をとる．性的暴行や痴漢につながり，法医学的な結末に至る可能性がある

● **睡眠関連摂食異常症**：睡眠から覚醒する際に不随意に食べたり飲んだりする．人によっては過度に食べることで肥満に至ることもあり，食べられないものや毒のあるものでも食べてしまうと，その人に危険が及ぶ可能性もある．イベント中に料理することも危険であり，特にイベント中の判断力が冒されている場合には危険である

　患者はしばしばイベントのことを覚えていないと言われている．しかし，イベントの部分的な記憶や夢のような精神状態は3分の2以上の患者で報告されている．これは一般にREM睡眠に関連する複雑な夢ではなく単純な夢である．患者はしばしばイベント中の切迫感や強い脅威を述べ，このことが結果的に外傷を負うかもしれない防御的あるいは攻撃的な行動につながりうる．

　臨床的特徴の一部は外的刺激（視覚性あるいは聴覚性）の誤認知によることがある．例えば，前頭野が眠っているにもかかわらず視覚野が起きているといったミスマッチと関連している可能性がある．

　イベントは通常，徐波睡眠から起きるため，徐波睡眠の占める割合が高い夜間の初めの部分に生じる．

　鑑別疾患としては夜間てんかん発作（⚲第25章），RBD（⚲第18章），パニック発作，解離性障害あるいはその他の状況による混乱が挙げられる（**表17.1**）．

　主にてんかんとNREMパラソムニアを鑑別するために，いくつかの尺度や点数が発案されてきた．しかし，これらが実臨床で用いられることはほとんどなく，以下の4つの臨床的特徴が鑑別診断を容易にするために利用できる．

1. 睡眠中のイベントのタイミング：NREMパラソムニアは，睡眠構築が乱されていない限り，睡眠時間の初めの3分の1に起きる傾向にある．NREMパラソムニアが入眠して初めの20〜30分に生じることは稀である

2. 一晩のイベントの回数：NREMパラソムニアは一晩に1〜3回生じる傾向にあり，てんかん発作はもっと頻回に生じる場合がある

3. 経時的なイベントの頻度：NREMパラソムニアの頻度は一般に時期によって様々である．ある時点では数週間〜数カ月の間隔と非常に頻度が少ないが，別の時点では毎晩起こることもある

170　第17章　睡眠時遊行症とその他のNREMパラソムニア

表17.1　NREMパラソムニアと夜間てんかんを区別する臨床的特徴

特徴	NREMパラソムニア	REM睡眠行動異常症	てんかん
発症年齢	一般に小児期	後年，しばしば50～60歳以降	様々，しばしば10歳あるいは20歳以前
睡眠中のイベントが起きる時間帯	しばしば夜間の初めの3分の1	夜間の後半	夜通し，どの時間帯でも
イベントの頻度	一晩に1～3回，経時的に変化し，イベントがない時期と頻回にある時期が混在	一晩に1～2回，一般に大抵の夜あるいは毎晩	様々，しばしば群発，一般にパラソムニアより高頻度（一晩に1～30回）
イベントが起きる睡眠段階	深いNREM睡眠 (N3)	REM睡眠	NREM睡眠，しばしば軽睡眠や睡眠段階の移行期
イベントの持続時間	1～30分	2～3秒から1分	10～60秒
イベントの始まりと終わり	突然始まるが一般に徐々に終わる．その後，混乱したままのこともあれば，再び入眠することもある	突然始まり突然終わる，動きが激しくて患者が起きてしまうということがない限り，しばしば再び入眠する	突然始まり突然終わる，しばしば速やかに回復し，混乱することはほとんどない
症候学	開眼，様々で複雑，常同的	閉眼，様々，しばしばピクピクした動きや発声を伴う	非常に常同的，しばしばジストニア姿位あるいは過運動の特徴を伴う

4. 発症年齢および疾患の経時的な進行：NREMパラソムニアはしばしば小児期に発症し，13～19歳頃には見られなくなることが多い．しかし，成人期に発症した場合でも診断が除外されるわけではない

　病歴として嗜好用薬物，および処方薬を含めた詳細な薬歴に加え，エピソードを誘発する可能性のある因子（例えば，睡眠奪取，ストレス），飲酒習慣，同様のエピソードの家族歴に関する情報も聴取すべきである．睡眠関連呼吸障害など，ほかの睡眠関連疾患の兆候についても患者に尋ねる必要がある．

　NREMパラソムニアのイベントの増悪因子として，一般に睡眠奪取，ストレスがある．飲酒も人によっては増悪因子となることがある．閉塞性睡眠時無呼吸（obstructive sleep apnoea，OSA）や睡眠時周期性四肢運動（periodic limb movements of sleep，PLMS）などの睡眠関連疾患の合併も，イベントを生じさせうる覚醒反応を引き起こすことや，睡眠を分断して睡眠奪取状態を引き起こす原因となることがある．

Z薬，特にゾルピデムは，NREMパラソムニアのイベントと関連することがわかっており，とりわけアルコール摂取と同時になった場合に当てはまる.

1つひとつのイベントは音，ベッドパートナーの体動，本人の呼吸イベントあるいは四肢の動きにより誘発されることもある.

最近の研究により，睡眠時遊行症と日中の眠気，不眠症，抑うつおよび不安症状の関連が示され，NREMパラソムニアは従来考えられていたような良性の状態ではないという見解を支持している.

診断のための検査
Diagnostic testing

終夜の睡眠ポリグラフ（polysomnography，PSG）はしばしばNREMパラソムニアの診断に用いられるが，この検査の診断的意義は確立されていない. AASM（米国睡眠医学会）診療指針では，典型的で，単純な，外傷に至ることのないパラソムニアの症例において，病歴から診断が明らかな場合には，PSGがルーチンとして適応がされることはないと勧告している. ただし，以下の場合にはPSGを行うべきであるとされている.

● 普通では考えられない，あるいは典型的でないパラソムニアを示唆する睡眠中の行動を有する患者を評価するとき
● 夜間のイベントがてんかん発作関連と思われるとき
● 当該の疾患が通常の治療に反応しないとき

典型的なパラソムニアのイベントはしばしば入院して実施するPSG中に記録されず，検査はイベントを捉えることよりOSAやPLMSが合併している可能性を評価するために，より有用であることが多い.

マネージメント
Management

大部分の患者にとっては，症状のコントロールには睡眠奪取のような誘発因子となりうる状態の回避を助言し安心させるだけで十分である. 一般的な睡眠衛生に関する助言はすべての患者に与えられるべきである. アルコールが誘因であることが明らか

172 第17章 睡眠時遊行症とその他のNREMパラソムニア

な場合は，過量の飲酒を避けることを治療の一部とすべきである．

頻回で重度，あるいは暴力的な症状のある患者では，薬物治療が適応される場合がある．NREMパラソムニアでランダム化比較試験は行われておらず，認可された治療はない．クロナゼパムや抗うつ薬といった最もよく用いられる薬剤の有効性を示すデータは，後方視的ケースシリーズから得られたものである．クロナゼパムは一般に0.5～2 mgを夜1回投与で用いられる．鎮静作用のため，しばしばその使用が制限される．また，クロナゼパムは未治療のOSA患者に用いるべきではない．抗うつ薬に関しては，ケースシリーズにおいてパロキセチン（20～40 mg）によりパラソムニアが改善したことが報告されている．しかし，実臨床ではクロミプラミンなどほかの抗うつ薬も用いられてきた．

Z薬だけでなく抗うつ薬がNREMパラソムニアのイベントを誘発したという症例報告があり，治療開始後には副作用が起きる可能性を注意深く観察することが推奨される．

ストレスと不安を軽減するためのカウンセリング，あるいはその他の心理学的介入が有効であると感じる患者もいるが，今までに行われたいくつかの研究ではその有効性が示されていない．

OSAなど合併する睡眠関連疾患の治療は重要な因子であり，いくつかの研究によるとOSA治療がうまくいった場合，NREMパラソムニアのイベントはすべて消失していた．

NREMパラソムニアのイベントが法医学的な意味を有する場合があり，ベッドから出たり，複雑なことをする患者をマネージメントする上で，安全面は重要な部分である．考慮すべき因子は以下のとおり．

- 扉や窓がしっかりと施錠されていることを確かめる
- 本人あるいは他人を傷つけることができるような物は簡単に利用できないようにする
- 睡眠時にはパジャマを着る（特にセクソムニアにおいて）
- ベッドパートナーとは別の部屋で寝ることを考慮する

NREMパラソムニアと診断することが，法医学的な状況における弁護としては十分でないことを念頭におくべきである．NREMパラソムニアはよくあるもので，その存在は偶発的である可能性がある．その行動の時点でパラソムニアのイベントを起こしていたことが示される必要がある．

おわりに
Conclusion

NREMパラソムニアはよく見られる．臨床的特徴が鑑別診断を容易にしうるが，PSGが必要となる場合もあり，特に併存する可能性がある睡眠関連疾患を評価するために必要となる．薬物治療が適応されることは多くないが，重症例ではクロナゼパムや抗うつ薬が用いられることがある．最善の治療オプションを明らかにするには，ランダム化比較試験が必要である．安全面，併存する睡眠関連疾患の治療，誘発因子の回避がマネージメントする上での重要な点である．

さらに知りたい方のために

Drakatos P, Marples L, Muza R, et al. NREM parasomnias: a treatment approach based upon a retrospective case series of 512 patients. Sleep Med. 2019; 53: 181-8.

Lopez R, Jaussent I, Scholz S, et al. Functional impairment in adult sleepwalkers: a case-control study. Sleep. 2013; 36 (3): 345-51.

Zadra A, Desautels A, Petit D, et al. Somnambulism: clinical aspects and pathophysiological hypotheses. Lancet Neurol. 2013; 12 (3): 285-94.

第18章

REM睡眠行動異常症

REM sleep behaviour disorder

Laura Pérez–Carbonell and Guy Leschziner

はじめに　*176*
Introduction

臨床徴候　*176*
Clinical features

診断基準　*177*
Diagnostic criteria

RBDの臨床的意義　*178*
The significance of RBD

病態生理　*181*
Pathophysiology

鑑別診断　*181*
Differential diagnosis

マネージメント　*182*
Management

おわりに　*183*
Conclusion

はじめに
Introduction

REM睡眠行動異常症(rapid eye movement sleep behaviour disorder，RBD)は，REM睡眠中の異常行動を主徴とするパラソムニアである．30年以上前にヒトで初めて報告されて以来，RBDは臨床的にも研究的にも関心が高まっている疾患である．

RBDには，大別して特発性(一次性)と症候性(二次性)の2つの病型がある．特発性RBDは神経変性疾患の初発徴候の可能性がある病型である．二次性RBDはパーキンソン病(Parkinson's disease，PD)やレビー小体型認知症(dementia with Lewy bodies，DLB)，多系統萎縮症(multisystem atrophy，MSA)，ナルコレプシーなど，すでに罹患している神経疾患に併存する病型である．

RBDの正確な有病率はわかっていないが，60歳以上の人口において最大で2%と推測されている．また男性に多い疾患とされているものの，女性患者については十分認識されていない可能性がある．

臨床徴候
Clinical features

RBDの主な特徴として，荒々しい動き，不快で暴力的な夢内容，そしてREM睡眠中の筋緊張低下の消失が挙げられる．典型的には，その異常行動や寝言が夢の内省に一致することから，まるで患者自身が夢を演じているようだ，としばしば例えられる．

RBD患者に見られる動きは，以下のとおり多彩である．

- 手足を素早く動かすのみの単純動作から，非常に複雑で意図的に見える行動まで，様々な運動が見られる
- 患者は脅威的な状況下に置かれていることが多いため，表出される動きは一般的に自己防衛的である．これらの動きには，殴る，蹴る，ナイトテーブルを叩くなどの行為が含まれる．ときにベッドから転落することもあり，患者本人やベッドパートナーの怪我にもつながりうる．RBDによる外傷として，咬傷，打撲，関節脱臼，骨折などが報告されている．なお睡眠中のこれらの行動内容と，覚醒時の患者本人の攻撃性については，関連はないとされている
- 合目的な動き(何かに手を伸ばそうとする，食べる)や拍手など，攻撃的でない動きもときに見られる

●話す，罵る，叫ぶ，泣く，笑う，口笛を吹く，歌うなどの発声を頻繁に伴う

　RBDの夢見は患者自身に鮮明かつ強烈なものとして認識され，その内容はしばしば脅威的で恐怖感を伴う状況下のものである．このためほとんどの患者は覚醒後に夢内容を想起できる．そして，降りかかる脅威や未知の人物による攻撃から自分自身の身を守る必要があった，と陳述する．動物やスポーツに関係する危険な状況下の夢も頻繁に見られる．
　RBDのほかの特徴として，以下のものがある．

●異常行動エピソードの間，眼は閉じたままである
●ベッドの外に出ることは稀であり，通常は歩行の意図よりも転落の結果として生じる
●エピソード直後に覚醒した場合，見当識はすぐに回復する
●イベントは突然生じ，数秒から数分続き，その程度は様々である．いったんRBDを発症すると，異常行動が毎晩のように生じることもある
●異常行動はREM睡眠期に生じることから，睡眠の後半に出現しやすい

　注目すべきことだが，RBD患者の多くは自身の異常行動に対する自覚に乏しいため，しばしば受診が大幅に遅れることがある．発症後10～20年経過して受診に至る患者も珍しくなく，ときにパートナーからの強い要望のみで受診することもある．症状の強さが受診の判断に影響している場合があり，ベッドパートナーのいない患者や軽症の患者では，正しく診断されないこともありうる．夜間異常行動を目撃し，発症時期や出現頻度など詳しく教えてくれる人がいることは，患者の診断やフォローアップをするうえで非常に重要である．

診断基準
Diagnostic criteria

　長期予後の観点から（●RBDの臨床的意義参照，p.178）RBDを正しく診断することは，非常に重要な意味をもつ．睡眠関連疾患国際分類第3版（International Classification of Sleep Disorders，ICSD-3）におけるRBD診断基準は以下のとおりである．

A.　繰り返し出現する睡眠中の寝言かつ/または複雑な運動・行動症状のエピソード
B.　これらの行動がビデオ同時記録睡眠ポリグラフ検査（video-polysomnography，

vPSG）でREM睡眠中に記録される．あるいは夢を演じているように見えるという病歴に基づいてREM睡眠中の行動と推測される

C. PSGで筋活動低下を伴わないREM睡眠（REM sleep without atonia，RWA）が確認される

D. ほかの睡眠関連疾患，精神疾患，薬物または物質の使用によって説明できない

　RBDの正確な診断には，vPSGを欠かすことができない．正常なREM睡眠では，筋活動が持続的に低下しており，主に四肢遠位にごく短時間の筋活動上昇が混じる程度である．一方RBD患者では，REM睡眠中に認められる過剰な筋活動は相同的（phasic）であったり，持続的（tonic）であったりする．一晩の総REM睡眠時間やREM睡眠期の出現回数，REM睡眠潜時については，RBD患者でも変わらないように思われる．

　これまでにRBD診断を目的とする質問票が数多く考案されている．これらの質問票は，スクリーニングツールとして活用する場合や，vPSGを直ちに行えない場合などに有用となりうる一方，高い確率で偽陽性が生じる可能性もある．したがって実臨床では，実施できる場合にはvPSGを行って診断すべきである．

RBDの臨床的意義
The significance of RBD

特発性RBD

　一次性RBD（primary RBD）と呼ばれるタイプは，有意な認知機能や運動機能に関する訴えがない場合と定義づけられる．当初は，定義上，特発性RBD（idiopathic RBD，IRBD）は，ほかの神経疾患を併存していない状態とされていたが，現在はこれらの患者が時間の経過とともに高い割合で神経変性疾患を発症することが明らかとなっている．そのため，IRBDはある種の神経変性の経過における早期の臨床像であると次第に見なされるようになりつつある．その結果，現在IRBDという用語は特発性（idiopathic RBD）よりも孤発性（isolated RBD）の略語として用いられている．

　IRBDが高頻度に先行する疾患としてPD，DLB，MSAがある．これらはいずれも神経細胞やグリア細胞内のαシヌクレインタンパクの異常凝集を特徴とする，"シヌクレイノパチー"と呼ばれる神経変性疾患である．

　神経変性疾患発症のリスクは，IRBDの診断から時間が経つにつれ増加していく．実際にIRBD診断からの経過年数別で神経変性疾患の診断基準を満たしている割合は，

5年間で33％，10年間で76％，14年間で91％と推定されている．またIRBDから神経変性疾患への推定年間移行率は，全体で6.3％であったとされている．しかしながら，IRBD発症から実際にパーキンソン症状や認知症が出現するまでの潜在期間は，最長で50年に及ぶ場合もある．

IRBDとシヌクレイノパチーとの密接な関連は，解剖病理学的見地からも支持されている．死後脳を用いた研究では，IRBD患者の中枢神経系においてレビー小体が同定されている．またIRBD患者の皮膚や大腸，顎下腺の生検組織からもαシヌクレインタンパクが見つかっている．

IRBD患者では，シヌクレイノパチーの診断基準を満たしていなくとも，すでにその徴候や症状が出現していることがある．例として以下のものがある．

- 嗅覚鈍麻
- 抑うつまたは不安
- 自律神経障害
- 認知機能の変化（視空間障害，実行機能障害，記憶障害）
- 微細な運動症状（仮面様顔貌，声量減少，腕振りの振幅低下など）

同様に経頭蓋ドップラー所見（黒質の高エコー），ドパミントランスポーターシンチグラフィ（dopamine transporter SPECT，DAT-SPECT）の異常所見，MIBG心筋シンチグラフィの変化が所見として認められることがある．

神経変性疾患への移行に関する危険因子として，以下のものがある．

- IRBD診断からの経過年数
- 加齢
- 嗅覚鈍麻
- 色覚異常
- 微細な運動症状
- 神経心理学的検査上の認知機能低下
- DAT-SPECTにおける異常所見（黒質の高エコー所見の有無を問わない）
- 脳波の徐波化

二次性RBD

症候性RBDと呼ばれるタイプは，神経疾患（通常は神経変性疾患）が併存している

場合や，RBDを誘発しうる薬剤や物質の使用がRBD発症に寄与している場合と定義づけられている．異常行動や夢内容といった臨床徴候とPSG所見もIRBDと似通っている．

　神経変性疾患においては，
- PD患者の約25〜58％，DLB患者の70〜80％，MSA患者の90〜100％にRBDが併存している
- PD患者の約20％では，RBD発症がパーキンソン症状出現に先行している．RBD併存PD患者では，通常は振戦優位型よりも固縮-無動優位型のパーキンソン症状を呈する．一方，RBDの異常行動エピソード時には寡動を呈さないのが特徴である（基底核を介さない運動回路が想定されている）
- PD患者の約65％では夢内容に一致した異常行動の自覚がない
- これらの患者の一部では，RBDが見落とされたり，錯乱性覚醒や夜間幻覚と誤診されることがあり，とりわけ認知機能低下がある場合に起こりやすい

　またRBDはナルコレプシーの臨床症状の一部として比較的若年の患者にも見られることがある〔特にカタプレキシー（情動脱力発作）を伴う症例，または1型ナルコレプシー症例に併存する〕．通常ナルコレプシー患者では，RBDは過眠症状やカタプレキシーが出現したあとの時期に出現し，RBD症状も比較的軽度である．ナルコレプシー患者におけるRBD有病率は36〜43％と推定されている．

　RBDは自己免疫疾患（抗LGI1抗体/抗NMDA抗体脳炎）や傍腫瘍性神経症候群（抗Ma2抗体脳炎），REM睡眠中の筋活動制御にかかわる脳幹構造を障害する脳卒中や多発性硬化症のような病態に合併することが報告されている．このほかRBDは最近報告された疾患概念である抗IgLON5関連疾患の一部としても発現する．

　薬剤の中にもRBD発症を惹起しうるものがいくつか存在する．すなわち，抗うつ薬（三環系抗うつ薬，セロトニン再取込阻害薬，セロトニン/ノルアドレナリン再取込阻害薬）やベータ遮断薬（ビソプロロール）である．これらを中止することでRBD症状が消失する場合がある．しかし，もともと潜在するRBD病態を抗うつ薬が顕在化させていることがしばしばあると信じられており，そのため，薬剤を中止してもRBD症状が続いてしまう．

病態生理
Pathophysiology

REM睡眠にかかわる脳幹構造としては，橋の青斑下核や延髄の大細胞網様核がある．生理的状態では，青斑下核がNREM睡眠を促進する構造を抑制している．また青斑下核は脚橋被蓋核（コリン作動性）や辺縁系の扁桃体（グルタミン酸作動性）からの刺激を受ける．REM睡眠中の筋活動低下は脊髄運動ニューロンの抑制により発現するが，これは青斑下核からのグルタミン作動性投射を受けた大細胞網様核から，さらにGABA作動性の抑制性刺激が脊髄運動ニューロンに向けて発せられるためである．感情的な夢内容は，青斑下核から扁桃体への投射によって説明できるかもしれない．

RBDの病態生理は，これらの脳構造やそこに結合する神経ネットワークの機能異常に基づいている．PDやDLB，MSAのような病態では，脳幹へのαシヌクレインタンパク蓄積がRBD発症に関与すると考えられている．BraakらによるPDの病理進展モデルでは，黒質に先行して延髄や橋にレビー小体が出現するとされている．このことは，RBD発症が著明な運動症状の出現に先行するという臨床像に一致する．

一方，ナルコレプシーに併存するRBDでは，主たる背景病態はヒポクレチン欠乏と考えられている．ヒポクレチン作動性ニューロンは，REM睡眠中の筋活動低下と感情的な夢内容を制御する神経核に広く投射している．ナルコレプシーでは，扁桃体−青斑下核間の神経結合の変化により，辺縁系脳炎の場合と同じく特徴的なRBDの夢内容を説明できると思われる．

薬剤誘発性RBDでは，GABA作動性，セロトニン作動性，コリン作動性，ノルアドレナリン作動性，グルタミン酸作動性の神経伝達物質の変化が，RBDエピソードの病態生理にかかわっている可能性がある．なおドパミン欠乏単独でRBDを発症するというエビデンスはない．

鑑別診断
Differential diagnosis

臨床徴候がRBDに類似する睡眠関連疾患は以下のとおりである．

- NREMパラソムニアでも睡眠中の異常行動が見られる．通常RBD患者の異常行動ではベッド上に限定されるのに対し，NREMパラソムニアの患者では覚醒直後に混乱が見られ（RBDエピソードからの覚醒直後とは対照的），通常は開眼している

のが特徴的であり，RBDの夢では患者本人がしばしば危険な状況に対峙し反撃しているが，NREMパラソムニアの夢ではその脅威から逃げていることが多い

● 睡眠関連運動亢進てんかんでは，激しい運動を主徴とする行動や，ときに発声が見られる．睡眠関連運動亢進てんかんの運動は通常は常同的であり，しばしばジストニア肢位を伴う．RBDとの鑑別には臨床的背景の把握とvPSG（睡眠関連運動亢進てんかんが疑わしい場合は，脳波電極を追加してvPSGを行う）が役立つ

● 睡眠時律動性運動異常症で激しい運動を呈する場合でも，RBD類似のエピソードを呈したとする報告がある

● 錯乱性覚醒や夜間幻覚が認知機能低下のある患者に出現した場合，鑑別には困難を伴う

● 夜間解離性エピソードは，通常虐待の既往のある患者に生じるが，エピソード中の脳波記録は明確な覚醒パターンを示す

　一般的に，50歳以上で睡眠中に頻繁かつ活発な異常行動を呈する場合，まずIRBDを疑う必要がある．先に述べたとおり，RBDに類似する睡眠関連疾患を除外した上で本疾患を正確に診断するには，vPSGの実施が必須である．なお上記の睡眠関連疾患がRBDに併存することもありうる．NREMパラソムニアはRBDに併存することがあり，parasomnia overlap disorderと呼ばれる．また閉塞性睡眠時無呼吸や睡眠時周期性四肢運動もRBD患者で頻繁に合併しうる病態である．

マネージメント
Management

　RBD患者に対しては，RBDに関係した症状による外傷を避けるため，寝室の安全対策を講じるよう助言する必要がある．

● ベッドサイドテーブルをベッドから離す
● 寝室にある家具の角を保護する
● ベッド柵を設置する
● ベッドサイドの床上にマットレスを設置する
● マットレスを直接床上に敷く

　怪我のリスクがある場合，不快な夢に対し患者がつらさを感じている場合，異常行

動がベッドパートナーの睡眠を妨げている場合には，内服治療の適応となりうる．

クロナゼパムとメラトニンはRBD治療において最も広く使用されている薬剤であるが，その有効性を裏付けるエビデンスは少ない．いずれの薬剤とも小規模な臨床試験や症例群報告でRBDエピソードの頻度や程度を減少させることが示されている．クロナゼパムは0.25〜2 mg/晩の定期内服で特発性，二次性いずれのRBDに対しても通常は十分に効果が見られる．生じうる副作用としてめまい，眠気，失禁などがあり，特に高齢患者に使用するときは注意を要する．メラトニンは通常3〜12 mg/晩の用量で使用され，同等の効果が期待できることもあり，より忍容性が高い．ドパミン作動薬，アセチルコリンエステラーゼ阻害薬，ゾピクロン，クロナゼパム以外のベンゾジアゼピン，sodium oxybateについては有効性に関するエビデンスが非常に限られており，日常的使用には推奨されない．

ほかRBDを誘発または悪化させる薬剤（抗うつ薬，ベータ遮断薬）を患者が内服していないかどうかも再確認することも必要である．

これらの薬物治療は対症療法であり，RBDエピソードの軽減が目的である．一方これらの治療法を行っても，潜在的な神経変性の過程に影響を与えることはない．

IRBD患者のマネージメントには，この病態がもつ臨床的意義について，患者本人とどのように情報共有するか検討することが含まれる．予防的治療法や疾患修飾治療がない状況では，情報を共有することは，不安の助長につながりうる．しかしながら，逆にこれらの情報を伝えずにいることは，非倫理的とみなされる可能性もある．担当医師は，この問題について患者ごとに個別で話し合いの場を設け，その患者が受け取りたいと望む情報に応じ，ケースバイケースで何を伝えるか決定する必要がある．

おわりに
Conclusion

RBDは睡眠中の夢内容に一致した異常行動を主徴とするREMパラソムニアの1つである．特発性RBDはしばしば神経変性疾患（PD，DLB，MSAなど）に先行して発症する．二次性RBDはシヌクレイノパチーをすでに発症した患者，1型ナルコレプシー患者，特定の薬剤の影響のほか，正常REM睡眠に関与する脳幹構造が障害される病態で見られる．RBDの正確な診断にはvPSGは常に実施されるべきである．RBDとほかの睡眠関連疾患とは，臨床的背景とvPSG所見によって鑑別されうる．RBDのマネージメントには，安全対策を講じることや，必要な場合は，メラトニンやクロナゼパムなどの薬剤使用がある．

さらに知りたい方のために

Dauvilliers Y, Schenck CH, Postuma RB, et al. REM sleep behaviour disorder. Nat Rev Dis Primers. 2018; 4 (1) : 19.

Högl B, Iranzo A. Rapid eye movement sleep behavior disorder and other rapid eye movement sleep parasomnias. Continuum (Minneap Minn) . 2017; 23 (4, Sleep Neurology) : 1017-34.

Iranzo A, Santamaria J, Tolosa E. Idiopathic rapid eye movement sleep behaviour disorder: diagnosis, management, and the need for neuroprotective interventions. Lancet Neurol. 2016; 15 (4) : 405-19.

Postuma RB, Iranzo A, Hu M, et al. Risk and predictors of dementia and parkinsonism in idiopathic REM sleep behaviour disorder: a multicentre study. Brain. 2019; 142 (3) : 744-59.

Schenck CH, Mahowald MW. REM sleep behavior disorder: clinical, developmental, and neuroscience perspectives 16 years after its formal identification in SLEEP. Sleep. 2002; 25: 120-38.

St Louis EK, Boeve AR, Boeve BF. REM sleep behavior disorder in Parkinson's disease and other synucleinopathies. Mov Disord. 2017; 32 (5) : 645-58.

第19章

その他のパラソムニア

Other parasomnias

Valentina Gnoni and Guy Leschziner

はじめに　*186*
Introduction

睡眠麻痺　*186*
Sleep paralysis

睡眠関連幻覚　*187*
Sleep-related hallucinations

睡眠関連律動性運動異常症　*188*
Sleep-rerated rhythmic movement disorder

睡眠関連歯ぎしり　*189*
Sleep-rerated bruxism

入眠時ひきつけ（入眠時ぴくつき）　*190*
Hypnic jerks (sleep starts)

交代性下肢筋活動と入眠時足振戦　*191*
Alternating leg muscle activation and hypnagogic foot tremor

頭部爆発症候群　*192*
Exploding head syndrome

入眠時脊髄固有ミオクローヌス　*193*
Propriospinal myoclonus at sleep onset

過度の断片的ミオクローヌス　*194*
Excessive fragmentary myoclonus

睡眠関連疼痛性陰茎勃起　*195*
Sleep-related painful erection

はじめに
Introduction

　睡眠から生じる望ましくない行動は広い領域に及び，睡眠時遊行症のような典型的なNREMパラソムニアやREM睡眠行動異常症（rapid eye movement sleep behaviour disorder, RBD）に限らない．睡眠麻痺や睡眠関連幻覚などのいくつかのパラソムニアは，ナルコレプシーの古典的な4徴候の一部であるが，正常な人の中に極めて高い割合で個々の現象として見られるものがある．その他の症状を経験する，あるいは遭遇することは非常に少なくなるが，これらの症状に関する知識があれば，迅速な診断が可能である．

睡眠麻痺
Sleep paralysis

臨床的特徴
　睡眠麻痺はREMパラソムニアで，意識は完全に保たれているにもかかわらず，四肢，頭部，体幹を自発的に動かしたり，言葉を発したりすることができないことを特徴とする．それぞれの発作は数秒から数分で，入眠時または睡眠からの覚醒時に起こり，通常は自然に消失する．完全に目覚めていながら，自分の体が「麻痺している」という感覚は，大きな苦痛をもたらす恐ろしい体験として認識され，就寝時の睡眠に対する大きな不安や恐怖が生じることがある．呼吸補助筋の関与によると思われる息苦しさがしばしば報告されている．幻視や幻聴が発作に伴う場合がある．ストレス，睡眠奪取，不規則な睡眠・覚醒スケジュールが誘発因子となる．

疫　学
　個々の事象は一般集団での報告は多く，推定生涯有病率は研究集団によって異なる（5〜60％）．ある研究では，一般集団のほぼ8％，学生の28％で，生涯に少なくとも1回の睡眠麻痺の症状があったことを報告している．一方，頻繁に再発する睡眠麻痺はあまり一般的ではないが，ほかの睡眠関連疾患患者にはよく見られる．例として，ナルコレプシー患者の60％，また，不安や精神疾患をもつ患者の場合である．

病態生理
　睡眠麻痺は，REM睡眠の要素が覚醒状態でも持続するという解離状態を表してい

ると思われる.

マネージメント

ほかの睡眠関連疾患を示唆する特徴がない場合, 睡眠奪取と不規則な睡眠覚醒スケジュールが素因となるため, 安心感を与え睡眠衛生のアドバイスを行うべきである. 症状が持続する症例では, 三環系抗うつ薬または選択的セロトニン再取り込み阻害薬 (SSRI) による治療が適応となる場合がある.

睡眠関連幻覚
Sleep-related hallucinations

臨床的特徴

幻覚とは, 実際の外的刺激がないにもかかわらず, 誤った認識をすることと定義されている. 睡眠関連の幻覚は, 通常, 覚醒と睡眠の間の移行期に起こる鮮明な体験であると説明される. 睡眠麻痺については, 入眠時 (hypnagogic) または, 睡眠からの覚醒時 (hypnopompic) に起こることがある. それらは, 快感を覚えることもあれば, 恐怖を覚えることもあり, 主に視覚的な現象であるが, 聴覚, 触覚, 運動感覚 (動きの幻覚や幽体離脱) などもあり, 部屋の中に気配を感じる, 影を見る, 声を聞くなどの奇妙な感覚として表現されることが多い. 複雑な夜間視覚幻覚は, 睡眠関連幻覚の異型であり, 突然の目覚めのあとに起こり, より複雑で鮮明な画像の形をとり, 大きさや形が歪むことが多く, 明かりをつけると消えたりするものである.

疫　学

時折起こるこの症状は, 一般集団ではかなり日常的であり, 入眠時幻覚の有病率は25～35％, 覚醒時幻覚の有病率は7～13％である. 若年女性に多く見られる. 睡眠麻痺と同様に, 睡眠関連幻覚は, ほかの睡眠疾患, 薬物乱用, 精神疾患, 睡眠時間不足と関連している可能性がある. 繰り返し起こる睡眠関連幻覚は, ナルコレプシーの患者に非常によく見られる (33～80％). 複雑な幻覚は, 多くの場合, ほかのパラソムニアに関連しているか, 神経あるいは視覚の疾患に関連している可能性がある〔例: シャルル・ボネの幻覚 (Charles Bonnet hallucination)〕.

病態生理

睡眠関連幻覚は, REM睡眠時の夢のイメージが覚醒状態に侵入したものであると

考えられている．しかし，複雑な幻覚は，NREM睡眠から生じることもある．

マネージメント

睡眠衛生面からの対策，および関連する病態や睡眠関連疾患の治療．抗うつ薬は，慎重に選択された症例で役立つことがある．

睡眠関連律動性運動異常症
Sleep-related rhythmic movement disorder

臨床的特徴

睡眠関連律動性運動異常症（sleep-related rhythmic movement disorder，SRRMD）は，頭部を含む場合，夜間頭打ち（jactatio copitis nocturna）と呼ばれることもあり，主に入眠時または眠気時に起こる軸方向の大きな筋群の常同的，律動的，反復的な運動で，数秒から15分程度続く．反復運動はゆっくりで，邪魔されたり，起こされたり，止めるように言われたりすると停止する．乳幼児期に出現することが典型的であるが，成人期にも報告されている．SRRMDは通常N1NREM睡眠から起こるが，ほかのNREM睡眠段階から起こることもあり，稀にREM睡眠から起こることもある．患者は通常，その症状の出現に気づいていない．

SRRMDの運動は，ICSD-3で異なるサブタイプ[※]に分類されている．

- 体幹ゆすり（body rocking）：両手両膝をついた状態で全身を揺らす運動
- 頭打ち（head banging）：力を込めて頭を動かし，ときには物にぶつける運動
- 頭横振り（head rolling）：通常は仰向けの姿勢で，頭を横方向に往復させて振る運動
- その他：体幹横振り（body rolling），下肢の横振り（leg rolling），下肢打ち（leg banging）など
- 複合型：個々のタイプのうち，2つ以上のタイプが関係している運動

疫　学

生後9カ月の健常児の50％以上がSRRMDの亜型のいずれかを示し，通常，生後2～3年で消失する．小児期後半から成人期にかけて律動性運動が起こる場合，不安，知的能力障害，自閉スペクトラム症，ADHD，盲，聾などが報告されているが，それ以

[※]：これらの動きについては定訳がなく，どういった動きかは動画で理解することが必要

外の全く健常な人にも起こることがある．また，RLS，OSA，RBD，ナルコレプシーなどのほかの睡眠関連疾患との関連も指摘されている．

病態生理

SRRMDは，正常な睡眠が妨げられる場合，日中の機能不全がある場合，および/または外傷のリスクがある場合にのみ，疾患とみなされるべきである．SRRMDは，睡眠を促進する行動，すなわち睡眠に入りやすくする積極的な条件刺激の発現である可能性があるという仮説が立てられている．また，反復運動が前庭系を刺激することで発達を促すという説もある．ほかの説では，中枢の運動パターン発生器に対する抑制機構の関与を示唆するとも考えられている．

マネージメント

睡眠衛生の最適化，安全な睡眠環境の確保．重症例では三環系抗うつ薬やベンゾジアゼピン系薬剤を考慮することもある．

眠睡関連歯ぎしり

Sleep-related bruxism

臨床的特徴

睡眠関連歯ぎしり，あるいは夜間の歯のこすり合わせは，咀嚼筋が関与する運動現象であり，睡眠中に約1Hz以下の周波数で起こる，律動的で迅速な動きや，歯をこすり合わせる運動で，通常一晩に複数回生じる．歯の損傷や顎関節の機能障害につながる可能性がある．また，朝の頭痛，歯の異常摩耗，歯や顎の痛みを伴うことが多く，睡眠の断片化を引き起こす可能性がある．睡眠関連歯ぎしりは，一次的なものと二次的なものがあり，すなわち，様々な薬物（抗うつ薬，抗精神病薬）の使用やほかの医学的神経および精神疾患と関連していることがある．咀嚼筋収縮の活性化は覚醒後の現象である可能性があるため，RBDや睡眠時遊行症（somnambulism）などのほかの睡眠関連疾患や，特に睡眠関連呼吸障害と関連していることが多い．不安や感情的ストレスは素因となり，カフェイン，喫煙，アルコールの多量摂取も同様である．

診断基準（ICSD-3）には以下のものがある．

- 睡眠中に生じる規則的または頻繁な歯ぎしり音の存在，および
- 以下の臨床徴候が1つ以上存在すること

190　第19章　その他のパラソムニア

- 睡眠中の歯ぎしりに関する上記の報告に一致する異常な歯の摩耗
- 睡眠中の歯ぎしりに関する上記の報告に一致する朝の一過性の顎の筋肉痛や疲労感，かつ/または側頭部痛，起床時の顎がロックして開口しづらい

疫　学

有病率は，小児期で14～17％，成人では3～8％．家族歴はしばしば報告され，20～50％に同様の症状がある家族がいる．

病態生理

睡眠関連歯ぎしりは，自律神経系の活性化を伴い，睡眠の微小覚醒に対する口腔運動反応であるとする仮説が立てられている．様々な理論が推測しているのは中枢性ドパミン作動性機能障害であり，尿中カテコールアミン高値が成人と小児の両方に認められている．

マネージメント

睡眠衛生，歯を保護する口腔内装置，安定化スプリント，二次的な場合は原因の特定を行う．薬物療法の効果については十分なエビデンスはないが，持続的で重症な場合は，クロナゼパムやクロニジンが検討される．その他の選択肢として，アミトリプチリン，ブロモクリプチン，クロニジン，プロプラノロール，レボドパ，トリプトファン，ボツリヌス毒素注射などがある．

入眠時ひきつけ（入眠時ぴくつき）

Hypnic jerks（sleep starts）

臨床的特徴

入眠時ひきつけ・入眠時ぴくつきは，全身の，あるいは異なる個々の身体部分の非同期性の突然の短い収縮である．この運動は本質的に非周期的でミオクローヌスの要素があり，主に入眠時に発生する．一般に，自発的に起こるが，刺激によって誘発されることもある．運動は，身体的，聴覚的，視覚的などの感覚要素と関連することがあり，「虚空に落ちる」感覚，「衝撃」感，閃光，爆音，鮮明なイメージ，幻覚が頻繁に報告されている．ときには，痛み，ヒリヒリ感，甲高い叫び声などが起こることもある．しばしば一過性の自律神経症状（頻脈，頻呼吸，発汗）に気づくことがある．また，運動活動を伴わない純粋に感覚的なひきつけも報告されている．入眠時ひきつ

けは，精神的ストレス，睡眠奪取，ニコチン，カフェイン，過度の運動などによって
誘発されることがある．睡眠と覚醒の移行期の生理現象であると考えられているが，
頻回に繰り返し，激しい場合には，入眠に対する不安や恐怖を誘発し，結果として入
眠期不眠や睡眠奪取を引き起こすことがある．

疫　学

入眠時ひきつけは一般に非常に多く，その有病率は70％と推定され，すべての年
齢層と男女に見られる．

病態生理

不明であるが，おそらく覚醒と睡眠の移行時の神経細胞の興奮性の変化に関連して
いる．脳幹網様体が入眠時の睡眠システムの不安定さによって活性化され，脳幹網様
体からの突然の下行性放射により生じると推定されている．また，驚愕反応との類似
性から，感覚処理の異常によって引き起こされる網様体脊髄路を介した二次的な運動
症状であるとの仮説を唱える人もいる．遺伝性驚愕症においては入眠時ひきつけが顕
著な症状である．

鑑別診断

入眠時の脊髄固有ミオクローヌス（propriospinal myoclonus，PSM），断片的ミオク
ローヌス，PLMS，てんかん性ミオクローヌス，心因性ミオクローヌスなど．

マネージメント

増悪因子を避けることを除けば，特別な治療は必要ない．

交代性下肢筋活動と入眠時足振戦

Alternating leg muscle activation and hypnagogic foot tremor

臨床的特徴

これらの症状は，入眠時または睡眠から覚醒するときに生じる高周期の脚の動き（1
〜3 Hz）で構成され，深い睡眠で消失する．入眠時足振戦（HFT）は，長くて10秒程
度続く足の律動的な動きから成り，交代性下肢筋活動（ALMA）は，片方の脚の前脛
骨筋が繰り返し活動し，もう片方の脚も同様の活動を交互に繰り返し，長くて30秒
程度続く．これらは良性の現象であると考えられている．覚醒時や浅い睡眠時に足や

つま先を律動的に動かすが，通常，本人はその動きに気づかない．このような運動が睡眠を邪魔する原因となることはほとんどないが，睡眠関連呼吸障害や周期性四肢運動がある患者にしばしば認められる（➡第13章参照）．ALMAは，抗うつ薬に関連して見られることがときどきある．

疫　学

発症は中年期である．健常睡眠者の33％に認められる．

病態生理

ほとんど理解されていない．脚の筋活動が交代性に認められるのは，運動に関する脊髄に内在する中枢パターン発生器が一過性に促進されるためと推測されている．

鑑別診断

PLMD，アカシジア，振戦，その他の原因による律動性運動など．

マネージメント

ほとんどの場合，治療の必要はない．

頭部爆発症候群
Exploding head syndrome

臨床的特徴

頭部爆発症候群は，入眠時や夜間の覚醒時に突然起こる頭の中の激しい感覚で特徴づけられる．患者は，その感覚を，大音量の爆発音，爆弾の爆発音，シンバルのぶつかりあう音，ピストルの射撃音，ドアの乱暴な開閉音に似ていると報告し，ときに10～20％の症例では点滅する光を伴うこともある．発作は通常痛みを伴わないが，必ず恐怖を感じる．発作は数秒間続き，患者が眠ろうとするたびに繰り返すことがあり，しばしば睡眠恐怖や入眠期不眠の原因となる．頭部爆発症候群は，一晩に頻発する状況が数回，数週間単位でまとまって起こり，その後数カ月間寛解することがある．経過は良性で，数年後に消失することもある．併存する片頭痛を増悪させることがある．

疫　学

有病率は不明であるが，中年女性に多く見られる.

鑑別診断

睡眠時頭痛，群発頭痛，くも膜下出血に典型的な雷鳴頭痛，単純部分発作.

病態生理

入眠時ひきつけの感覚の異形であると考えられているが，この現象の神経生理学的メカニズムはまだ議論中である.

マネージメント

安心させること. 三環系抗うつ薬は，重症な症例には有益な場合がある.

入眠時脊髄固有ミオクローヌス

Propriospinal myoclonus at sleep onset

臨床的特徴

脊髄固有ミオクローヌス (PSM) は，覚醒–睡眠移行期に出現する突然のミオクローヌス様ひきつけからなる運動異常症で，主に腹部，体幹，頸部に影響を及ぼす. ミオクローヌス収縮は吻側または尾側に広がる. 入眠時のPSMは日中に見られるPSMの亜型であり，しばしば臥位で生じる. 精神活動の活性化や安定した睡眠段階に入ると，収縮運動は消失する. 入眠期不眠の原因となることが多い.

疫　学

データはほとんどない. 慢性的で難治性の稀な疾患で成人男性に多いとされている.

病態生理

ひきつけは，単一の筋節から発生し，長い固有脊髄路を経てほかの筋節の吻側または尾側に伝播する. 入眠時のPSMは通常特発性であるが，頸部外傷，脊髄空洞症，脊髄炎，多発性硬化症で症候性のタイプが報告されている. 大部分のPSM症例の本質について，ほとんどの症例を機能的(非器質的)な基盤があるとみなす大家も何人かあり，文献上かなりの議論が残っている.

鑑別診断

入眠時ひきつけ/入眠時ぴくつき，てんかん性ミオクローヌス，心因性ミオクローヌスなど．

マネージメント

クロナゼパムと抗てんかん薬で改善が報告されている．

過度の断片的ミオクローヌス
Excessive fragmentary myoclonus

臨床的特徴

断片的ミオクローヌスは，身体の様々な部位で，非常に短時間の不規則な痙攣（twitches）やひきつけ（jerks）と定義されている．目に見える場合は，手指，足趾，唇の小さな非同期で非対称な動きとして現れるが，筋電図（EMG）でやっと検出される場合もある．リラックスした覚醒時を含め，すべての睡眠段階で見られる．断片的ミオクローヌスは生理現象であると考えられ，過剰で睡眠を妨げる場合のみ注意を要する．

疫　学

断片的ミオクローヌスは非常によく見られる．「過剰」と判断されることはほとんどないが，過剰なミオクローヌスはオキシヘモグロビン飽和度の低下に伴っていたり，ほかの睡眠関連疾患，神経変性疾患などで認められることがある．

鑑別診断

相同性REM睡眠（phasic REM sleep）における生理的な痙攣（twitches），睡眠時周期性四肢運動（PLMS），または筋活動低下を伴わないREM睡眠．

病態生理学

不明．

マネージメント

断片的ミオクローヌスは，通常PSGの偶発的な所見か，ベッドパートナーからの報告であるため，ほとんどの場合，必要とされるのは単純に安心させることである．

稀に，眠気の唯一の原因と思われる症状である場合があり，抗てんかん薬やクロナゼパムの投与が検討されることがある．

睡眠関連疼痛性陰茎勃起
Sleep-related painful erections

臨床的特徴

睡眠関連疼痛性陰茎勃起は，勃起時に生じる陰茎の痛みを特徴とし，典型的にはREM睡眠中である．患者は，陰茎の深部の痛みを伴い部分的または完全な勃起で目覚めることを報告している．REM睡眠の断片化および断片的な覚醒による睡眠奪取は，不安，緊張，過敏性，日中の疲労や不眠の原因となる．通常，性行為に関連した覚醒時の勃起時には痛みは報告されない．症状の出現は散発的であることもあれば，毎晩または一晩に複数回起こることもある．通常，陰茎に明らかな病変はないが，ペロニー病（Peyronie's disease）や包茎に続発することがある．

疫　学

この疾患は珍しいとされており，性的および勃起の問題を抱える男性患者の1%未満に発生している．また，年齢を問わず発症する可能性がある．

病態生理

不明である．著者らは，外側視索前野の役割，自律神経機能の変化，またはコンパートメント症候群（compartment syndrome）の存在について議論している．一部の症例では，血清テストステロン値の上昇が認められている．心身症的な要因を除外することは不可能である．

マネージメント

バクロフェン，クロナゼパム．その他，抗うつ薬，ベータ遮断薬，クロザピン，タダラフィルなどが提案されている．

さらに知りたい方のために

Antelmi E, Provini F. Propriospinal myoclonus: the spectrum of clinical and neurophysiological phenotypes. Sleep Med Rev. 2015; 22: 54-63.

Chervin RD, Consens FB, Kutluay E. Alternating leg muscle activation during sleep and arousals: a new sleep-related motor phenomenon? Mov Disord. 2003; 18 (5) : 551-9.

Frauscher B, Gabella D, Mitterling T, et al. Motor events during healthy sleep: a quantitative polysomnographic study. Sleep. 2014; 37 (4) : 763-73.

Frauscher B, Kunz A, BrandauerE, et al. Fragmentary myoclonus in sleep revisited: a polysomnographic study in 62 patients. Sleep Med. 2011; 12 (4) : 410-5.

Frese A, Summ O, Evers S. Exploding head syndrome: six new cases and review of the literature. Cephalalgia. 2014; 34 (10) : 823-7.

Lavigne Gj, Khoury S, Abe S, et al. Bruxism physiology and pathology: an overview for clinicians. J Oral Rehabil. 2008; 35 (7) : 476-94.

Manni R, Terzaghi M. Rhythmicmovement during sleep: a physiological and pathological profile. Neurol Sci. 2005; 26 (Suppl 3) : S181-5.

Ohayon MM, Priest RG, Caulet M, et al. Hypnagogic and hypnopompic hallucinations: payhological phenomena? Br J Psychiatry. 1996; 169 (4) : 459-67.

Sharpless BA, Barber JP. Lifetime prevalence rates of sleep paralysis: a systematic review. Sleep Med Rev. 2011; 15 (5) : 311-5.

Spanos NP, McNulty SA, DuBreuil SC, at al. The frequency and correlates of sleep paralysis in a university sample. J Res Pers 1995; 29 (3) : 285-305.

Vetrugno R, Montagna P. Sleep-to-wake transition movement disorders. Sleep Med. 2011; 1 (Suppl 2) : S11-6.

Vreugdenhil S, Weidenaar AC. De Jong IJ, et al. Sleep-related painful erections: a meta analysis on the pathophysiology and risks and benefits of medical treatments. J Sex Med. 2018; 15 (1) : 5-19.

第**20**章

小児期の不眠症

Insomnia in childhood

Charlie Tyack

はじめに　*198*
Introduction

行動原理　*198*
Behavioural principles

入眠儀式と夜間覚醒　*200*
Sleep associations and night wakings

アセスメント　*202*
Assessment

介入　*203*
Intervention

スリープトレーニングの方法　*203*
Sleep-training methods

思春期の不眠　*208*
Adolescent insomnia

はじめに
Introduction

　様々な行動的アプローチが，入眠や夜間の再入眠に問題のある子どもたちの睡眠を改善することが知られている．これらの手法の基本は，健康状態や環境の違いにかかわらず同様である．よい睡眠には，毎晩就寝前にくつろぐ時間を確保した一定の睡眠時間（週末や学校・保育園が休みの日も変わらない）と，年齢相応の就寝時刻が基盤となる．

　小児の睡眠は，発達段階によって変化する．総睡眠時間は加齢とともに減少する傾向にあるが，個人差が大きいため，年齢だけでは理想的な就寝・起床時刻を導き出すことはできない．十分な睡眠がとれていない兆候としては，しっかり覚醒するまでに15分以上かかる，自然に目覚めず誰かに起こしてもらう必要がある，不適切な時間に眠ってしまう，制約なしでは2時間以上余分に眠ってしまう，普段より長く眠れたあとは気分や行動が著しく変化する等が挙げられる．

　本章では，低年齢の子どもが，入眠の際に親の同伴を「必要とする」ことにつながり，夜間覚醒を引き起こしうる睡眠との負の条件づけに対処するため，主に行動的介入に焦点を当てる．行動的介入には，養育者の関与が欠かせない．習慣を変化させるためには，関係者全員の努力が必要である．アセスメントの中核を成すのは子ども（可能であれば）とその養育者の目標を明確にすることである．社会的，文化的，家族的な影響により，患者（およびその家族）と臨床医の理想とする睡眠についての考えが一致しないことがある．また，薬物療法に対する考え方も影響する．行動変容に積極的に取り組むよりも，薬物療法によって変化をもたらすことを望む人もいる．動機づけ面接はこのプロセスに有用であり，SMART〔具体的な（Specific），測定可能な（Measurable），達成可能な（Attainable），目標に関連した（Reasonable），時間成約を設けた（Time-based）〕な目標を設定すべきである．

行動原理
Behavioural principles

　行動主義では，行動を観察して分類し，条件づけによって変化させることができるとされる．条件づけには大きく分けて2種類あり，どちらも睡眠に関係するものである．

古典的条件づけ（パブロフ型条件づけ）

- 元々中立的な刺激であったもの（ベルや光など）と，特定の反応を引き起こす無条件刺激（食物による唾液分泌など）を対にすることで，例え無条件刺激がない場合でも，ベルや光（条件刺激）がその特定の反応を引き起こすようになる
- 条件付き反応は学習解除（消滅）させることができる．例えば餌を与えずにベルを鳴らしたり，光を繰り返し点灯させるといったことである
- 古典的条件づけは，特に不眠症と入眠儀式の関連付けに適している

オペラント条件づけ

- 報酬と罰によって行動を変化させる．例えば，おもちゃの片づけを手伝った子どもにごほうびを与えることで，将来片づけをする行動を強化することができる．報酬で好ましい行動を強化するのである
- 親の気を引くことを期待して子どもが悪さをし，それに親が反応してしまったとすると，結果として行動が強化される恐れがある．例え親の反応が不快なもの（怒鳴るなど）であっても，子どもの行動を強化させる可能性がある．とりわけ親が子どものもっとよい行動に反応しない場合である．このように，大声を出すことで行動を強めてしまうことがありうる
- 褒めることは強力な促進因子（動機づけ）であり，望ましい行動を見つけて褒めることを心がけ，望ましくない行動には意図的に最小限の注意しか払わないことが，行動を形成する効果的な方法となる
  - 正の強化－特定の行動に対して報酬を与えること．例えば，子どもが騒ぎ立ててやかましいときに静かにすることを期待して，親が子どもにタブレットPCを与えるなど
  - 負の強化－ある行動に対して，望ましくない刺激を取り除くこと．例えば，子どもが十分やる気をもって家事を手伝わないときに，養育者が家事をやりなさいと要求し過ぎないといったことである
  - いずれの場合も，その行動が再び発現する確率を高める

正の強化，負の強化の効果は，強化パターンの確実性に影響される．

- 継続的強化：ある行動が起こるたびに同じ報酬が与えられる．例えば，子どもが自発的に宿題をするたびに親が褒める
- 断続的強化：報酬は与えられるが，その頻度が低い．これはスロットマシンに類似しており，散発的に報酬が与えられるため，強化作用が強い
- 断続的強化は行動を非常に強くするため，小児の睡眠の問題に対処するには特に適している．親は特定の望ましくない行動に対して一貫した対応をとるよう努めるかもしれないが，子どもの健康状態に対する不安や，親自身が疲れきっているといった理由で，決められた計画を守れないことがある．このような計画からの逸脱は，残念ながら，ほかの機会には一生懸命がんばっているにもかかわらず，望ましくない行動の大きな強化因子となる

入眠儀式と夜間覚醒
Sleep associations and night wakings

ベビーベッドやベッドから自発的に離れられるほどはまだ動けない子どもがいる家族は，なかなか入眠しない，あるいは中途覚醒したときになかなか眠らず親が添い寝しなければ再入眠できないことが繰り返され，睡眠クリニックに通うことが多い．

一部の文化圏では，ほかの文化圏と比べ添い寝が許容されている．そのため，医師は，養育者が理想とする成果がどのようなものかを聞き，両者の治療目標が一致していることを確認する必要がある（➡治療目標については第22章参照）．

夜間覚醒後に親の添い寝を必要とするのは初回入眠時の条件（例：授乳やマッサージ）が得られないことと関連付けられているのが通例である（図20.1）．

多くの場合，子どもは期待した反応を引き出せるように，大声で泣いたり叫んだりして，養育者に合図を送る（養育者の反応も条件づけされる）．

養育者は，初回入眠時の落ち着く状況を再現すると，子どもが眠って次の睡眠サイクルに入ることができると気づき，睡眠-覚醒-合図のサイクルが一晩中繰り返されることがある．特に夜間最初の3分の1～2分の1までの睡眠圧力が，深い睡眠段階を過ぎ弱まってしまったあとに起こりやすい．

夜間覚醒はごく普通のことだが，健康上の問題や神経症状（➡第21章と第22章）を抱えている子どもは，不快感に弱く，夜間覚醒につながっていく．

マネージメントの一般原則は以下のとおりである．

- 睡眠を損なう可能性のある要因（例：身体的不快感，健康上の懸念）といった，夜

入眠儀式と夜間覚醒　201

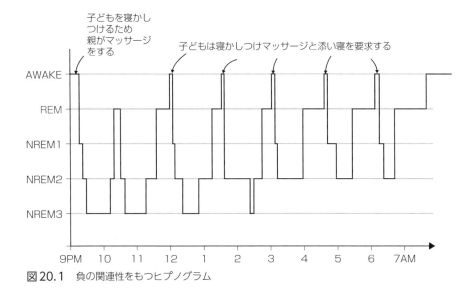

図20.1　負の関連性をもつヒプノグラム

間覚醒の原因を特定する．成功率を可能な限り高めるためには，睡眠の条件づけに対処する前に，これらを最適化する必要がある
- 就床時刻や，初回入眠時の条件を含めた入眠時のルーチンの定着が鍵となる．養育者ごとのアプローチの違いも含めて，できるだけ詳細に分析することで，調整や最適化が可能な領域を見出すことができる
- 睡眠の条件づけには，「ポジティブ」（自分で行う）と「ネガティブ」（養育者が行わなければならない）が含まれる可能性がある
- 行動介入を開始する前に，入眠時のルーチンと時刻を可能な限り一定にする必要がある
- 特に，子どもが両親各々の家に滞在している場合など，複数の場所で睡眠をとっている場合[※1]は，設定方法が重要となる
- 介入方法としては，子どもが負の関連付けで眠りについていたのを（図20.1），正の関連付けだけで眠りにつけるようにすることに焦点を当て，養育者が付き添うことを段階的に減らしていく

[※1]：両親が離婚していたり，同居していない場合に，子どもが父親と母親の別々の住居（あるいは祖父母など）に泊まる状況を指している

202 第20章 小児期の不眠症

- まずは，初回の入眠時の落ち着く状態に焦点を当て，それが，以後の夜間覚醒時にも適用できることが望ましい
- 夜間覚醒は続くであろうが，自分で落ち着けるようになるため，夜間覚醒が起こっても周囲に迷惑をかけなくなる
- 自分で落ち着けるようになるには，条件づけられた望ましくない反応を消す必要がある

アセスメント
Assessment

主な評価項目は以下のとおりである．

- 睡眠時刻（就寝前のルーチンを含む）
- 家族歴：家族構成，健康状態，家族の誰がどこに住んでいるか[※2]
- 睡眠環境：一人/複数，ベッド/ベビーベッド/その他，共有/単独，暗い/明るい，涼しい/暖かい，カバーあり/カバーなし，静か/騒がしい
- 電子機器に暴露されたタイミング
- 発達の懸念：発達が遅れている子どもは，その子よりも低年齢の子どもによく認められる睡眠の問題を示す可能性がある
- 子どもや家族の健康上の問題（➡睡眠を妨げる因子についての詳細は**第22章**を参照）
- 養育者がどのように子どもの行動をマネージメントしているか：夜間だけでなく，日中も
- 夜間覚醒をマネージメントするために現在用いられている方策
- 睡眠の質と環境に影響を与えうる社会文化的な問題
- 泣く強さが弱く泣く時間も短くなるが，介入目標に到達するまでに時間がかかるアプローチと，困難の早期解決につながるが，あまりおだやかでないアプローチとのバランスについての保護者の考え

[※2]：英国では親の離婚や再婚などで，家族が離れて暮らしていることも多い

介　入
Intervention

　対処すべき課題の困難さと養育者の好みに応じて，様々な行動マネージメントの方策を実施することができる．ここでは，睡眠の条件づけに対処する戦略に焦点を当てる．どのような方法を選択するにしても，スリープトレーニングの基礎となる心理的原則を再確認し，それに対する親の態度や感情を探ることが重要である．

　スリープトレーニングに取り組んでいる間は，初回入眠の前に，両親がそばにいなくても，子どものことを愛し，子どものことを気にかけていることを伝えるよう努める．その伝え方は，子どもの発達段階によって異なる．

スリープトレーニングの方法
Sleep-training methods

純粋消去

- 夜間覚醒や睡眠の条件づけの問題を速やかに解決できるが，すべての家庭で一貫して実施できるわけではない
- 1歳以降（定型発達の場合）で，夜間授乳が不要になった子どもに使用できる
- 定型発達の子どもでは，1週間未満，ときには2晩で目標を達成できたという親からの報告も多い

方法
- 子どもがまだ覚醒はしているが，うとうとしはじめたら，養育者は子どもをベビーベッドやベッドに寝かせ，その場を離れる
- 養育者は入眠時も含めて一晩中，子どもの泣き声には反応せず，子どもの安全を確認する
- 健康状態の確認は必要かもしれないが，この確認は可能であればインターホン式のビデオカメラで行い，親がそばにいることを最小限に抑える
- 最終的には子どもは泣き止み，一人で眠りにつく能力を身につける
- 純粋消去は，合図を強化しない養育者なら全員が達成できる．もし養育者が時折泣き声に反応してしまった場合，先述したように合図を断続的に（ひいては強力に）強化し，せっかくの進捗を台無しにする可能性がある

204　第20章　小児期の不眠症

- 明確な心理教育は，消去バーストの可能性のみならず強化の一貫性において極めて
重要である
  - 例えば，子どもが嘔吐してしまうことがあるが，この時点で両親が消去プログ
  ラムを中止すると，子どもは両親を呼び出すために嘔吐するようにうっかり訓
  練されてしまう可能性がある
  - 嘔吐やその他の汚染が生じた場合，養育者は必要に応じて汚れた寝具や子ども
  の寝間着を交換し，子どもをきれいに拭き，簡単な慰めと安心感を与えたのち，
  目覚めた子どもをベビーベッドやベッドに入れ，プログラムに沿って再開する
  - 子どもが過去に生命を脅かすような健康上の出来事を経験していた場合，子ど
  もが合図をした際に，養育者は特に強く反応し，対応したいという衝動を抑え
  ることが難しいかもしれない

　以前にも純粋消去を試み，消去バースト中に子どもの合図が強くなった際や，子ど
もが新たな行動を起こした際に，養育者が抑えられずに対応してしまい，泣き声がよ
り大きくなったり，新たな行動が強化されてしまうことがあったかもしれない．これ
は，スリープトレーニング法に対する信頼を失うことにもつながる．したがって，睡
眠クリニックを受診した親は，以下に説明するようなアプローチを選択することがで
きる．

段階的消去

　睡眠クリニックに通う親は，例え時間がかかりやすく泣くことが避けられないとし
ても段階的消去を選択することが多い．
　純粋消去法は，主に2つの方法でより段階的な方法に適合される．

コントロールされた確認

- 子どもがまだ覚醒はしているものの，うとうとしはじめたら，養育者は子どもをベ
ビーベッドやベッドに寝かせ，その場を離れる
- 子どもが合図を出したら，養育者はまず1分間待ったあと，子どもの安全を確認し
「眠る時間だよ」と伝え，子どもがベッドにとどまっていることを褒めてからその
場を離れる
- 親はこの時点でさらになだめることを選択するかもしれないが，これは合図を出す
行動を強化する可能性があり，プロセス全体を延長しうることを，心理教育の段階

で明確にしておく必要がある

- 子どもが再び合図を出したら，養育者は2分間待ち，必要に応じてこの手順を繰り返す．養育者の不在時間を分刻みに5分まで増やし，その後も5分刻みで延長する
- 不在時間は最長50分である
- 親としては，「洗濯物を確認しなければならない」など，不在である理由を説明し，その「用事」のために徐々に時間を延ばしていくことを好むかもしれない

Camping out[3]

- 子どもと養育者の物理的な距離を徐々に広げ，現在の落ち着く状態から，合意した目標（多くの場合，乳児が1人で，ベビーベッドで自力で眠りにつく）に向かって段階を踏んでいく
- 現状と目標の間に段階を設け，各段階で生じる不安を許容可能な水準にする
- 特定の段階で子どもが落ち着けるようになったら，次の段階を試すことができる．例えば，子どもが養育者に抱きついて眠る場合，第1段階として片方の腕をほどき，次にもう片方の腕をほどき，次に両脚をほどくというように
- 養育者が椅子に座ったり，近くのキャンプベッドなどで寝たりできるようになるまで，養育者との距離を徐々に広げてゆく
- 養育者がドアに到達するまで徐々に距離を広げる．その後，ドアの外に出て，閉じたドアの外にいるようにする
- もし，ある段階が過度に苦しいものであるようなら，1つ前の段階との差が小さくなるよう調整できる．うまくいけば引き起こされる不安が軽減され，子どもや養育者が許容できる
- 養育者が視界から消えることは困難を伴い，その場合は，見えなくなるかもしれないと事前に知らせるだけでなく，さらなる励ましとサポートを与える必要があるかもしれない
- 必要時はコントロールされた確認と組み合わせることで，子どもや保育者が難しい段階を許容できるようになる．子どもが各段階に慣れるまでには，最大1週間ほどかかることもある

初回入眠時の落ち着く状態が目標に達すると，通常子どもは中途覚醒後もこの設定

---

[3]：保護者が自分のベッドには入らず，徹夜で子どもを見守りながら，徐々に離れていくことを指すと思われる

に適応する

養育者は，中途覚醒の際にも強い肯定的・否定的な感情を伝えず，ほとんどロボットのように最小限の反応に抑える必要がある．これは，合図による不要な強化を最小限に抑えるためである．

年長児の入眠儀式

定型発達の年長児は，やがて自発的にベビーベッドやベッドから離れられるようになり，このことが事態を複雑化させる．

前述の手法はそのまま適用可能であるが，子どもが移動できるようになると，養育者は「迅速な復帰」を取り入れる必要がある．子どもが部屋を出た場合は計画的にUターンさせ，できるだけ早くベッドに戻し，騒ぎを最小限に抑えるよう誘導する．

- 子どもがすでに同じベッドにいることに目覚めて初めて気づいたと養育者は話すかもしれない．このような場合，子ども部屋のドアが動くと鳴るウィンドチャイム，インターホンなどを用いることで，より迅速に対応可能となり，睡眠の妨げを最小限に抑えることができる
- 年長児は，就寝時に絵本の読み聞かせや抱っこを要求したりして，就寝時刻を遅らせようとすることがある．このような要求にすぐに対応しがちな養育者や，要求が執拗な子どもの場合，その行動が強化され，永続的に続くことがある．したがって，このようなサイクルの仕組みと，その結果として生じる強化ループを養育者に明確に詳しく説明することが有効である．これに続き，より明確に構造化された就寝時間のアプローチを試してみることができる
- 子どもたちが適切に眠気に誘われて就寝時刻を迎えられるように，明確な休息ルール（wind-down routine）が設定されているかどうか再確認することが重要である．一部の家庭は日々の休息ルール（wind-down routine）を明確に定めることで恩恵を受けられるかもしれない．これは書面でも視覚的なものでもよく，必要に応じて言語聴覚士も参加することで，このプロセスをサポートすることができる

単に就寝時刻が子どもの概日時計に対して早過ぎるだけの可能性，子どもの発達により睡眠のタイミングが変化しており，養育者が予想する眠気をもよおすタイミングが不正確な可能性，必要な総睡眠時間が平均より少ない可能性もある．これらは，睡眠日誌やアクチグラフ，臨床の医療面接で調べることができる．

また，夜遅くまで働いている親の帰りを待つために起きていたり，テレビゲームや

電子機器を使用することで，睡眠開始時刻が遅くなっている可能性もある．このような場合，寝る前のルーチンを練り直して，毎晩一貫したルーチンにし，休息ルール（wind-down routine）も含めて，入眠予定時刻の少なくとも1時間前には電子機器の使用を禁止することで，入眠が促進される．

このルーチンが確立されたら，年齢を考慮した上で，その子に合った就寝時刻になるまで，就寝時刻と休息ルール（wind-down routine）のルーチンを毎晩5分程度ずつ徐々に早めていくと，より適切な睡眠時刻に達することができる．

短期的な報酬と長期的な報酬を区別して考えることができる子どもには，「就寝パス」が非常に有効で，子どもに主体性を持たせることができる．

- 子どもには2～3枚のパスが与えられ，夜間に養育者とのハグや，ちょっとした飲み物などの小さな報酬と交換することができる
- もし子どもが朝まで1枚もパスを使わないでいられた場合，翌日にはもっとよいごほうびを得ることができる
- パスを保持するための適切なごほうびを選択すれば，子どもによっては強力な動機付けになる！

追加支援

追加支援は，親がそばにいないときに，睡眠とのよい条件づけをもたらす場合がある．

- 大切にしていたおもちゃや，養育者の匂いがついた衣服は「移行対象」として機能し，親の存在なしで，落ち着いた状況への移行を容易にする
- ベルガモットやラベンダーなどのエッセンシャルオイルの香りを就寝時に部屋に広げ，朝には取り除く
- ホワイトノイズやピンクノイズなど，一定の音を睡眠中に流す
- 遮光ブラインドを使用することで，夜間でも明るさを一定にすることができる．部屋を真っ暗にしなければならないという意味ではない
- 必要に応じて薄暗い夜間照明を使用することができる．青色光はメラトニンを減少させ，覚醒を促す可能性があるので，赤色光にシフトするのが理想的である
- 暗闇に対する恐怖心が強い場合は，段階的な露光を行うことで，暗闇で落ち着いて過ごせるようになり，睡眠をさらにサポートすることが期待できる
- 起床時刻や就寝時刻に合わせて光ったり色が変わったりする機器を使うことで，起床時刻や就寝時刻に対する戸惑いを軽減することができる子もいる．手軽に使える

ものとしては，タイマーの付いたベッドサイドランプで，起床時刻に点灯するように設定する．これは，子どもにいつ起床時刻を迎えたかを身をもって把握させ，よりよい報酬を得るために，就寝パスと組み合わせることができる

● 起床時刻になったらベッドから出て，できるだけ早く，少なくとも20分以上光（理想的には自然光）を浴び，可能であれば体を動かすことで翌日の夜の睡眠圧を高めるだけではなく，子どもの概日時計を望ましい起床・睡眠時刻に同調させることを助ける

思春期の不眠
Adolescent insomnia

思春期になると，不眠の様式は大人と類似してくる．詳細は➡第4章参照.
10代の不眠対策の原則も同様だが，いくつか修正点がある.

● 思春期に入ると，入眠時刻が2時間程度遅くなる．不眠をもたらす不安な思考は早く眠らなければと思い込んでいる時刻が，今や生理的に眠るのが可能な時刻よりも早くなってしまっていることに関係しているのかもしれない．これには心理教育で対処できる

● 総睡眠時間は，大人が最低5時間なのに対し，最低6〜7時間が必要である．10代の若者は，必要な総睡眠時間が長いためである

● 10代の若者は，寝室が唯一のプライベートな空間であることが多いため，刺激コントロール法については創造的に考える必要があるかもしれない．部屋にビーンバッグ※をおいて「チルアウトゾーン（リラックスできる場所）」を部屋の中に作り落ち着いた活動をすることで，うまくいくかもしれない

● 思春期の若者は電子機器の影響を受けやすいため，特に睡眠前1時間は利用を制限することが重要である．10代の若者は，自分だけ特別扱いされるのは不公平と感じるかもしれない．門限になったら，家族全員にデバイスを使わないようお願いするのが効果的である！

※ ：日本のビーズクッションのようなものを指すと思われる

さらに知りたい方のために

家族へ）
The Children's Sleep Charity. Available at: https://www.thechildrenssleepcharity.org.uk/
The Sleep Council. Available at: https://sleepcouncil.org.uk/

医師へ）
Mindell JA, Owens JA. A Clinical Guide to Pediatric Sleep: Diagnosis and Management of Sleep Problems, 3rd ed. Philadelphia, PA: Lippincott Williams & Wilkins; 2015.
Owens J. Insufficient sleep in adolescents and young adults: an update on causes and consequences. Pediatrics. 2014; 134 (3) : e921-32.
Scantlebury A, Mcdaid C, Dawson V, et al. Non-pharmacological interventions for non-respiratory sleep systematic review. Dev Med Child Neurol. 2018; 60 (11) : 1076-92.

第21章

定型発達の小児における
一次性睡眠問題

Primary sleep problems in the typically developing child

Michael Farquhar

はじめに　*212*
Introduction

睡眠関連呼吸障害　*212*
Sleep-related breathing disorders

部分覚醒を伴うNREMパラソムニア　*216*
Partial arousal (NREM) parasomnias

睡眠中の運動　*220*
Movements in sleep

過眠症　*224*
Hypersomnias

概日リズム睡眠・覚醒障害　*229*
Circadian rhythm disorders

はじめに
Introduction

睡眠は，成長中の子どもの身体的および精神的発達と健康の両方に不可欠である．

人生の最初の2年間は，通常50%を超える時間が睡眠に費やされ，思春期までに総睡眠時間は約40%に低下する．

小児期の睡眠は，新生児に典型的に見られるような，数時間ずつとびとびに眠る赤ちゃんのパターンから，年長の子どもや大人に見られるしっかりした睡眠パターンへと進化する．特に最初の10年間で，睡眠の基礎となる構造は発達し，成人に通常見られるパターンへと進化する．

子どもや若者の睡眠の問題はよくあることであり，あらゆる年齢の子どもの親の約10%が，自分の子どもと自分自身の睡眠を妨げる問題を報告している．そして親自身の睡眠も妨げられている！　問題の多くはもともと行動に起因するものであるが，根底に器質的な疾患があるものもある．

行動の問題，集中力の低下，注意の散漫，昼間の眠気などの夜間の睡眠の分断化によって起こりうる日中の症状がある子どもには，型通りの診断評価を考慮する必要がある．

喘息，不安，てんかん，逆流性食道炎，湿疹，便秘，花粉症などの睡眠の質に影響を与える可能性のある医学的問題は小児期によく見られる．これらは，診断評価と治療の最適化の一環として積極的に考慮されるべきである．

夜間睡眠を妨害し睡眠の質を悪くする状態の多くは，睡眠自体に原因がある．この章では，これらの主要な診断について考察する．

睡眠関連呼吸障害
Sleep-related breathing disorders

⮞第7章で説明したように，睡眠は呼吸が相対的に不安定になる時間である．

子どもでは様々な睡眠関連呼吸障害を呈する可能性がある．定型発達中の小児における比較的一般的な閉塞性睡眠時無呼吸/低呼吸症候群 (obstructive sleep apnoea/hypopnea syndrome, OSAHS) から，先天性中枢性低換気症候群などの稀な遺伝の疾患などである．それに加えて，睡眠関連呼吸障害は，ダウン症候群，頭蓋顔面の疾患，またはデュシェンヌ型筋ジストロフィーなどの神経筋疾患などの診断を抱えた子どもにおいて多く認められる．これらのグループの子どもにおける睡眠関連呼吸障害を正

しく評価し治療することで，生活の質と長期的な転帰の両方を大幅に改善することができる．

アセスメント

成人と同様に，（呼吸も記録する）睡眠検査は確定診断の基礎である．

子どもの呼吸と睡眠のパターンは，年齢と発達とともに変化し，これは睡眠ポリグラフ検査の小児用の特別なスコアリング基準に反映されている．

- 特に中枢性呼吸イベントに関して，基準値となるデータは比較的少ない
- 新生児や乳児において周期性呼吸を含む中枢性の呼吸停止の回数が増えるのは正常なことであり，通常，酸素飽和度のベースラインの軽度の不安定性に関連している
- 中枢性呼吸制御が成熟することにより，通常1歳までに呼吸は安定する．小児期の中枢性睡眠時無呼吸についての詳細な議論は，このハンドブックの範囲外である．心配すべき点がある場合は，それについて小児呼吸器科医や睡眠専門医と話し合う必要がある

特に睡眠ポリグラフ検査の所見が異常範囲の軽症域にある場合は，治療の決定は常に全体的な臨床評価の一部として行われるべきである．

閉塞性睡眠呼吸障害

閉塞性睡眠呼吸障害（obstructive sleep-disordered breathing，閉塞性SDB）は複雑な状態であり，→第7章で説明されているように，多因子の病態生理学の理解が進んでいる．しかし，ほかに医学的問題のない子どもでは，アデノイドと扁桃肥大が有意の閉塞性睡眠関連呼吸障害の最も一般的な原因因子である．

OSAHSは，呈する症状は様々であるが小児期における最も一般的な睡眠関連呼吸障害である．

- 閉塞性低換気−肥満や神経筋障害などのほかの内科疾患との関連でより一般的に見られる
- 上気道抵抗症候群−SDBの軽微な病態であり，しかし，睡眠検査におけるこのパターンが，睡眠が妨害されていることを示唆する日中の症状と関連している場合，上気道に対する抗炎症薬による治療が有益である場合がある
- 一次性いびき

214　第21章　定型発達の小児における一次性睡眠問題

　昨今では睡眠関連呼吸障害の重要性が増し，その二次的な神経認知，循環器，代謝への影響がより詳細に述べられるようになってきている．小児期の睡眠の問題が，将来的に健康への重大な影響を及ぼす可能性があるので，これらの状態を早期に特定し，治療することがますます重要になっている．

　閉塞性SDBを示唆する症状は積極的に尋ねられなければならない．親が必ずしもこういった症状を自発的に申告するとは限らないからである．

　典型的な症状が存在する場合もあるが，明らかに存在しない場合でも，重大な閉塞性SDBが存在する可能性がある．典型的な症状には以下のものが含まれる．

- 大きないびき
- 呼吸停止の目撃
- 口呼吸
- 落ち着きのない睡眠[※1]
- あえぎや，うなり，またはため息

　親は以下のことも報告することがある．

- 「シーソー（See-saw）」（逆説的な）呼吸パターン[※2]
- 夜間発汗
- 異常な睡眠姿勢（通常，首を過度に伸ばすなど，気道の開放を促進するもの）
- 日中の症状：朝の頭痛，起床時の口渇，耳鼻科症状（ENT symptoms）[※3]，加えて認知機能と行動への影響
- 夜尿症－特に二次性夜尿症[※4]をきっかけとして，ほかの閉塞性睡眠時無呼吸（obstructive sleep apnoea，OSA）の症状をたずねなければならない

　親の携帯電話の映像が，OSAの臨床診断を確定するのに役立つことがよくある．

　閉塞性の呼吸によって夜間睡眠の質が乱れ，睡眠が断片化する．これにより，部分覚醒を伴うNREMパラソムニアなどの睡眠関連疾患が起こりやすくなる可能性がある．

[※1]：睡眠中に頻繁に寝返りを打ったり，移動を繰り返すこと
[※2]：腹部と胸部が逆の動きをする呼吸のこと
[※3]：鼻閉や鼻炎症状などを指すと考えられる（これはOSASを悪化させると考えられている）
[※4]：おねしょがいったん6カ月以上消失してから再開するものを指す

睡眠検査の診療戦略

　小児の睡眠の評価には米国睡眠医学会（AASM）のスコアリング基準の修正版が使用される．イベント自体のスコア基準を調整するだけでなく，AHIに基づく重症度スケールも別のものが使用される．

　小児では，OSAHSは次のように重症度診断がなされる．

- 正常：＜1イベント/時間
- 境界域：1～1.5イベント/時間
- 軽症OSAHS：1.5～5イベント/時間
- 中等症OSAHS：5～10イベント/時間
- 重症OSAHS：＞10イベント/時間

マネージメント

　軽症OSAHS，または日中に有意な二次性の症状がないOSAHSでは，最初に薬物治療を考慮することがある．

- 上気道の炎症を軽減するための薬，例えばモンテルカストや鼻用ステロイドスプレー
- 6～12カ月後に再度睡眠検査を行って経過観察する

　OSAHSの重症度が中等症以上の場合，または日中に有意な症状がある場合は，さらなる治療介入を検討する必要がある．

- OSAの明確な症状があって，ほかの危険因子がなく，アデノイドと扁桃肥大がある定型発達の小児では，それ以上の検査は必要なく，手術介入（アデノイド扁桃摘出術）に進む決定を小児耳鼻咽喉科医が行う
  - 症状のあるOSAを有する定型発達の小児の大多数（約80％程度）において治癒が見込まれる
  - 一般的に安全な治療と考えられているが，潜在的なリスクと合併症を伴うため，手術の決定は慎重に検討する必要がある．最近用いられている被膜内アブレーションなどの最新の外科技術で，合併症の発生率を減らすことができる
  - 扁桃組織は通常再発しないが，アデノイドは，特に年少の子どもでは再成長する可能性があり，間隔をあけての症状の再発につながる
- ほかの危険因子が存在する場合（例：年齢，合併疾患，重度の閉塞の疑い），オキ

シメトリを使用して疾患の重症度を判定し分類できる．これにより，周術期のサポートについて十分な情報に基づいた決定を下すことができる．重大な危険因子をもつ子ども，または重症のOSAが疑われる，もしくは確認された子どもは重症用の病棟ベッドへのアクセスも含めて，専門の小児科チームとともに管理する必要がある

- 外科的介入が適切でないと考えられる子ども，または試みられて効果がなかった子どもは，長期の換気によるサポートが必要になる場合がある（➡第9章）．重篤な症例では，併存する病態との関連で，気管切開術が適切となるかもしれない．評価と管理は，小児呼吸器/長期換気専門の集学的チームと連携して実施する必要がある．

部分覚醒を伴うNREMパラソムニア
Partial arousal (NREM) parasomnias

幼児期と小学生の時期には，深い睡眠の割合が相対的に増加する．脳が正常に発達している小児期において，この年齢の子どもが，部分覚醒を伴うNREMパラソムニアを引き起こしやすい時期であることを意味する．この状態は深いNREM睡眠と覚醒の両方の要素が併存する．また，部分覚醒を伴うNREMパラソムニアが生じやすい遺伝的要素もあり，家族歴から，若い頃に同様のエピソードをもっていた親，おば，おじ，いとこ，またはきょうだいの話を聞けることがある．

部分覚醒を伴うNREMパラソムニアは，親が心配し，家族の残りの睡眠の妨げになる可能性があるが，通常は良性であり，本人にはイベントの記憶がなく，重大な後遺症を引き起こすこともない．説明をして保護者を安心させることが医師の主な責務である．子どもにおいては睡眠検査や投薬がそのまま適用されることはない．

親や年長の子どもは，「ギアチェンジ」と例えられる仕組みの恩恵を受けている．私たちは，毎晩寝るときに，比較できるやり方で睡眠段階を移行している．これらの移行は通常，スムーズで目立たないものだ．しかし，車のギアチェンジでギアを飛ばしたり，ギアが外れたりすることがあるのと同じように，睡眠段階の間を移動するときに脳に同じことが起こることがときどきある．これにより，深い睡眠と覚醒の間で（普段は生じない）移行が生じ，両方の要素が「混在する脳」の状態になる．時間が経つにつれて，脳はスリップしたギアを見つけて修正し，脳を純粋な睡眠段階（深い睡眠または覚醒）に戻す．

夜驚症
年齢を問わず起こる可能性があるが，よく見られるのは就学前の子どもにおいてで

ある. 小児の約5%にエピソードがある. 一般に, 年齢を重ねるにつれて, 頻度は減少する傾向がある.

夜驚症のエピソードでは家族に非常に苦痛なものとなることがあり, 以下のような特徴がある.

- 睡眠からの突然の覚醒, 見たところ極度の動揺, 恐怖, 混乱した様子である
- 目は大きく開き, 脈拍は上昇し, 顔は青白く, 皮膚はベトベトしている
- 「助けて！」「やめて！」など, 具体的でない苦痛の言葉を頻繁に叫んだり, 親/保護者を呼んだりする
- 子どもを落ち着かせたり抑え込もうとしたりすると, 攻撃したり, さらに興奮したりすることがある
- エピソードは最大1時間続き, 中央値は約15分である
- エピソードは通常自然に消退し, 正常な睡眠に戻るか, 完全に目覚めてから再び眠りにつく. この時点で, 両親に対して, 悪魔が取り憑いた状態を見たわけではないことを (これに対する伝統的な治療法は悪魔払いだが), ちゃんと説明して安心させる必要がある. そして両親にはアルコール度の強い酒 (a stiff drink) がいるかもしれない[5].

親, もしくは保護者への説明は以下のような考え方を基に行うのが通常有益である. 夜驚症は混乱した脳のパニック反応であり, 「戦うか, 逃げるか」の反応に関連したタイプの自律神経反応と行動特徴を引き起こしている, という説明である.

睡眠時遊行症

睡眠時遊行症はさらに日常的に目にするもので, 約20%の子どもが定期的なエピソードを経験し, 約40%の子どもが小児期に少なくとも1回は経験する. どの年齢の子どもでも起こる可能性がある, 通常, 夜驚症よりも少し年長の子どもに見られる. ほとんどの子どもは, 10代までに睡眠時遊行症がなくなるが, 少数では成人期まで持続する場合もある (→第17章).

典型的な特徴は次のとおりである.

---

[5] : ここは両親に対して「少しお酒でも飲んで落ち着く必要がある」という意味と思われ, 英国流のジョークであろう

- イベントは通常，夜間の睡眠時間の最初の3分の1つまり，深睡眠が優勢な時期に起こる
- エピソードの持続時間は5分〜1時間で，中央値は約15分である
- 全くないわけではないが，エピソードが同じ夜に再発することはほとんどない
- 子どもは両親の寝室に現れたり，通常では考えられない場所で排尿したり，外見からは問題なく階段を上手に移動したりする
- 目は開いていることがありうるが，直接会話しても意味のある反応を示さない
- イベントは通常自動的に修正され，子どもはベッドに帰り，いつもの「正常な」睡眠に戻る
- 睡眠時遊行症の主なリスクは，二次的な怪我であり，進路上の予期せぬ障害物によってもたらされる
- 子どもは典型的には，翌日にエピソードを覚えていないが，時折，特にエピソードの終わりを部分的にぼんやりと思い出す子どももいる

　家族は通常，子ども自身よりもこのイベントで悩んだり混乱したりする．パラソムニアのイベントが，それのみで睡眠の分断による翌日の重大な症状につながることはほとんどない．

　子どもや家族への説明は，夜驚症の場合と同様の方法で，「混乱した脳」の例えを有効に利用して行う．年長の子どもにおいては混乱した脳が，パニックタイプの反応（これが夜驚症に相当する）ではなく，「オートパイロット（自動操縦）」の行動を引き起こすということになる．

誘発要因

　部分覚醒を伴うパラソムニアは，睡眠の質に影響を与えるほかの要因との関連でより発生しやすい．

- 睡眠自体に直接関連する状態〔OSAHS，周期性四肢運動異常症（Periodic limb movement disorder，PLMD）など〕
- 睡眠の質に影響を与える可能性があるほかの状態としては，併発するウイルス性疾患や膀胱充満などの身体的症状，不安などの精神的症状の両方が考えられる．さらにライフステージの移行期や変動期の前後に部分覚醒を伴うパラソムニアイベントが増加することは珍しいことではない（例：休暇のあとの学校再開時など）
- どんな理由であっても睡眠奪取状態ではエピソードが生じる可能性が上がる．ま

た，通常の睡眠習慣や環境が変化する状況でも同様である（例：休暇中など）

鑑別診断

病歴から診断は通常明らかであるが，

- 「夜驚症」と「悪夢」という用語はよく混同されて使われる．ただし，臨床的な区別は通常明確である．REM睡眠から生じる悪夢は，夜の睡眠の後半3分の1に見られる可能性が高い．子どもはしばしばおびえているように見えるが，意識があって，周囲を認識できていて，夢の中で起こった怖かったことを物語のように説明する
- 場合によっては，部分覚醒を伴うパラソムニアを睡眠関連てんかん発作[6]と区別するのが難しい場合がある（⊃第17および25章）．てんかん発作を示唆する臨床的特徴は次のとおりである
  - エピソードは睡眠のどの時間帯でも発生する
  - ほかの原因では説明できない重大な日中の症状（特に翌日の眠気）
  - 一晩で複数のエピソードが定期的に発生する
  - 夜尿症は部分覚醒エピソードで生じやすい（夜驚症自体が比較的よくあることである），しかし夜間のエピソードに伴って定期的に夜尿症が生じる場合は，てんかん発作を疑うべきである

検　査

診断は通常，病歴から自信をもって下すことができるが，特定の状況では検査が必要になる場合がある．

- OSAHSまたはPLMDなどの病態を臨床的に疑い，かつこれらの病態が睡眠の断片化を引き起こし，トリガーとして作用している可能性があるなら，PSGが適応になることがある
- 親の携帯電話でエピソードがビデオ録画されていると，診断に役立つ場合がある．これは，てんかん発作が疑われる場合に特に役立つ
- 夜間てんかん発作の確定診断は困難な場合があり，ビデオ付きPSG/EEG同時記録の組み合わせが必要になる場合がある．これは，検査中に発作が生じるかによって

---

[6]：原著ではnocturnal seizure夜間てんかん発作と記載されているが，必ず夜間睡眠時に起こるとは限らないため，ここではsleep-related seizure睡眠関連てんかん発作と訳した

診断がつくかどうかが決まり，再度検査が必要な場合もある

マネージメント

伝統的な方法について自信をもって説明し，安心させ，アドバイスを与えることが最も重要である．

- 中心となるよい睡眠のルーチンと習慣を強く奨励しなければならない
- 睡眠時遊行症については，リスクを最小限にするための戦略をたてるべきである．ドアと窓はしっかりとロックしなければならない．子どもの寝室のドアにベルをつけておけば，子どもの夜間徘徊の警報となる
- イベント中に子どもを起こしても何のメリットもない．起こすと死んでしまうというのはくだらない迷信だが，子どもを無理やり覚醒させても混乱しているだけで，何もよいことはない．夜驚症から目覚めると，なぜこのように感じるのかは子ども自身には理解できない．単純に，子どもをベッドに戻すだけで十分である．同様に，夜間の出来事について次の日に子どもと話し合うこともほとんど効果がない
- 発作イベントが，予測可能な時間に定期的かつ頻繁に発生する場合，2〜4週の間，発作イベントが予想される時刻の約15〜20分前に予め起床させる（子どもを軽く起こす）と，悪循環を断ち切るのに役立つことがある

  特定の医療介入
- OSAやPLMDなど，睡眠を妨げる原因となるその他の状態を評価するべきであり，これらが存在する場合は治療する必要がある
- 投薬が必要になることはめったになく，イベントが頻繁に発生したり，症状がひどいために，子どもが怪我をしたり，家族が何らかの害を被る場合にのみ考慮する必要がある．短時間作用型のベンゾジアゼピンと三環系抗うつ薬が使用できるが，これについては小児睡眠専門医と話し合う必要がある

睡眠中の運動
Movements in sleep

睡眠中の動きは正常である可能性が高いが，異常な動きも多くの病態で見られる．これらには，睡眠の質を乱す病態がすべて含まれ，異常な運動の結果として覚醒反応が生じる．

レストレスレッグズ症候群・周期性四肢運動異常症

➡第13章で詳しく説明されているこれらの状態は，子どもや若年者で比較的よく見られる．有病率は約5%と推定されている．子どもや若年者ではほぼ間違いなく過小診断されている．

レストレスレッグズ症候群（restless legs syndrome，RLS）の診断は，小児，特に年少の子どもではあまりはっきりしないことがある．RLSの古典的な感覚症状を「うずきと痛み」という，より一般的な用語で説明する可能性がある．これはしばしば「成長痛」と誤解されることがある．

典型的な病歴は次のとおりである．

- 明らかな脚の不快感があり，動くことで軽減される．特に夕方や夜においてである
- 入眠に時間がかかるという病歴
- 家族歴が役立つことがある．小児科クリニックで親子の両方を診断することは珍しくない！
- 入眠時の四肢の「おかしな感覚」について自由回答形式の質問をすると，「足がシューシュー泡立っている」「目に見えない何かが這い回る感じ」などという答えが返ってくることがある

その他の症状としては次のものがある．

- 周期性四肢運動（periodic limb movements of sleep，PLMS）に夜間に落ち着きなくそわそわする，睡眠中の「蹴る」動作，または睡眠中の体動の全般的な増加を伴っている．PLMSは単独で（RLSを伴わず）出現することもあるが，その場合には診断にはPSGが必要である
- 日中の症状として注意散漫，多動，または集中力低下（睡眠の質を低下させるその他の病態で認められるものと同様である）
- RLS症状とPLMSは，ナルコレプシーやADHDなどの診断を受けた子どもによく見られる．PLMSとOSAには高い関連性がある

治療は主に以下に重点をおく．

- 中核となる睡眠ルーチンと習慣を最適化する
- RLS/PLMSを悪化させる可能性が高い物質を避けること．例えば，カフェインや

処方薬剤である．後者には子どもが眠りにくいときの助けとして処方される場合がある鎮静作用のある抗ヒスタミン薬が含まれる

- 非薬物療法として就寝数時間前に行う運動など
- 適切な鉄分レベルの維持（➔第13章）．ほとんどの小児科の検査室では，フェリチン値が30 ng/mL未満であっても「正常」であると報告されるが，RLS/PLMDの診断の可能性がある場合は，フェリチン値が50 ng/mL未満であっても経口にて鉄分補給を試しに行ってみることを検討する必要がある．最初に50〜80 ng/mLを目標とする．RLS/PLMDが明確に存在し，フェリチン値が30 ng/mL未満の小児や若年者の場合には，鉄剤の静脈内投与により症状が急速に解消する可能性がある
- RLS/PLMDの子どもに追加の薬物治療が必要と思われる場合は，こういった病態の治療経験がある小児睡眠専門医と常に話し合う必要がある

睡眠関連律動性運動異常症

これらは比較的よくあり，通常は良性で，子ども自身よりも家族が心配することがよくある．

特徴は次のとおりである．

- 大きな筋群の反復的でリズミカルな，そして常同的な動きを呈する．典型的なものとしては頭部を前後に動かすヘッドバンギング（頭うちつけ）や体幹を激しく動かすボディロッキング（身体揺すり），少し滑らかに動かすローリング（身体回し）が見られる．最も一般的には放置しておくとひとりでに治る（親指しゃぶりに類似）．通常は入眠時に見られる
- 律動性の音声を伴うことがある（ハミングなど）
- 日中でも比較的意識が別のことに向いている時間帯（テレビを見ているときなど）や，ストレス状態にあったり，動揺しているときにも生じることがある
- 一晩中，間隔をおいて何回も起こりうる
- 睡眠分断を増加させる病態は何であっても，律動性運動をより頻回に起こす可能性がある

その他の主な兆候．
- 多くに認められる：1才未満の幼児の約60％，18カ月児の33％，5歳児の5％に見られる
- 通常，年齢とともに頻度が減少する

- 神経発達症の子どもにより多く見られるものの，これらの運動異常を呈する子どもは正常に発達する
- 気をそらすことでこの運動異常がなくなっていくことがある．親が気にすると頻度が減るどころか，運動異常がひどくなる

　親の心配の主なものは，子どもが怪我をするのではないか（これは比較的稀）．また，運動時の騒音によってほかの家族が眠れなくなるのではないかということである．

マネージメント

- 安心させて説明すること
- 安全対策（ベビーベッドのクッションやヘルメットなど）は不要である
- ベッドに別条がないことを確認する（動きによってネジが緩む場合がある）
- 親の注意がいかないようにして，運動異常が強化されることを最小限にする
- 二次的な騒音を減らす−ベッドを壁から離す
- 中核となる睡眠ルーチンと習慣を最適化する〔年少の子どもの場合，睡眠時間を長くする（昼寝，就寝時間を早める）と頻度が減る場合がある〕
- 睡眠の質に影響を与える可能性のある個の要因を見つけて治療する
- ハンモックの使用を検討する

　薬物療法や睡眠制限療法が必要になることは稀だが，これらに関しては小児睡眠専門医と話し合って検討する必要がある

歯ぎしり
（→第19章も参照）

- 多くに認められる（すべての子どもの約15%）
- 不安を抱えている場合によく見られるが，小児期の歯ぎしりの患児の多くには不安障害があるわけではない
- うっとうしいが，害があるものではない
- 定期的に発生する場合は，6カ月ごとに歯科医の診察が必要である．−ごく少数の子どもにおいて，二次的な歯の磨耗を減らすために，夜間のマウスガードが益になることがある

224　第21章　定型発達の小児における一次性睡眠問題

● 中核となる睡眠ルーチンと習慣を最適化する

過眠症
Hypersomnias

　日中の過度の眠気（excessive daytime sleepiness，EDS）が主症状である過眠症は，思春期前の小児には通常は稀である．したがって，この年齢の子どもの日中の眠気は，別の原因が見つかるまでは，病的であると考えるべきである．日中の眠気は原発性の睡眠関連疾患（例：OSAまたはナルコレプシー）が原因になっているか，睡眠の質に影響を与えうるほかの要因により二次的に引き起こされている．

　思春期の日中の眠気は，多くの場合，診療がより難しいことが多い．睡眠の生理的な概日リズムのタイミングが生物学的に変化し，さらに社会的な圧力[*7]と相まって，必要な睡眠時間を確保することが難しくなる．

　したがって，眠そうなティーンエイジャー達については考えられるすべての原因を考慮して，徹底的に評価することが必須である．

ナルコレプシー

　ナルコレプシーは➡第14章で詳しく解説されるが，通常，小児期，特に10代に発症する．ごく少数が思春期よりも前に発症することがあり，幼児期に発症することもある．

　小児期と思春期のナルコレプシーの診断と治療を成功させるには，ナルコレプシーを強く疑った上で，家族や学校，およびナルコレプシーの治療経験が豊富な多職種集学的なチームの緊密なコミュニケーションが必要である．

　小児期および思春期にナルコレプシーを発症したかなりの数の患者は，典型的な症状の発症後何年もの間，症状が正しく認識されずに過ごすことが多い．診断の遅れのために，成人患者によく見られる抑うつや不安のようなメンタルヘルスの問題を二次的に引き起こすことがある．さらに，診断の遅れによって，ナルコレプシーの子どもと若者の学校の成績が通常達成できるレベルに達しないことがあり，ここでも重大な二次的影響が生じる．

　ナルコレプシーはおそらく，小児では嚢胞性線維症などの遺伝性疾患と同じくらいの有病率である．男児にも女児にも同じ頻度で発症する．

───────────────

[*7]：勉強や課外活動が多くなることを意味すると思われる

過眠症　225

　豚インフルエンザワクチンのPandemrix®の使用と2009年から2010年における子ど
もや思春期のナルコレプシー症例の増加と関連が見られた．Pandemrix®がこれらの
症例でナルコレプシーを引き起こしたのか，それとも元々ナルコレプシーを人生のど
こかの時点で発症する危険性のある潜在的な患者において症状を引き起こすきっかけ
になったのかは不明のままである．注目すべきは，Pandemrix®が使用されていない
中国で，豚インフルエンザ自体に反応してナルコレプシーの報告例が増加したことで
ある．

　さらに，一般の人々が特に子どもと若者のナルコレプシーの症状に関して注意を向
け，認識するようになったことで，Pandemrix®を接種していないが，ナルコレプ
シーの症状が以前からあった若年者が以前よりも専門医によるアセスメント目的で紹
介されることが増えたとも言えよう．

症　状

　ナルコレプシーの主な症状は，小児期でも成人と同じであるが，比較的不明瞭な場
合がある．歴史的に，小児期の症状は，てんかん症候群，精神疾患，および失神を含
む様々な病態と誤診されてきた．

- EDS−小学生の場合，別の原因が見つかるまでは，病的であると考えるべきである
- カタプレキシー（情動脱力発作，症状の発症時には存在しない場合がある）
  - この症状があれば，通常はナルコレプシーの診断がつく
  - カタプレキシーと似た症状を示す比較的稀な病態としては，Niemann-Pick病タ
    イプC，脳の器質性病変，Prader-Willi症候群などがある
  - 特に若年患者では，疾患発症時に「カタプレキシー顔貌」と呼ばれる非典型的な
    症状を呈することがある．この場合，長く続く顔面筋のカタプレキシーのエピ
    ソードとなり，顔をしかめる，舌を突き出す，あるいはチック様の運動を呈し，
    感情的な刺激で増悪する．このエピソードはジストニア，複雑な運動異常症，
    またはチック症などに誤診されることがある
- 入眠時/出眠時幻覚[*8]および睡眠麻痺．ナルコレプシーの患者によく見られるが，
  子どもはこれらの現象をうまく説明できないことがある．子どもたちがこういった
  夜間の怖い出来事を報告した場合，ナルコレプシーの疑いを強くもつ必要がある

[*8]：覚醒から睡眠への移行時を「入眠時」(hypnagogic)，睡眠から覚醒への移行時を「出眠時」(hypnopom-
　　pic) と呼ぶ

226　第21章　定型発達の小児における一次性睡眠問題

- 夜間睡眠の分断
- 自動行動とマイクロスリープ：子どもにおいては，半ば目的があるようにも見える行動をし，しばしば反復的である．白昼夢，欠神発作，または複雑部分てんかん発作と間違われることがある

加えて，

- OSA，PLMD，部分覚醒を伴うパラソムニアなど，ほかの睡眠関連疾患の発生率を増加させることがある．可能な場合は，これらを同時に特定して治療する必要がある
- 多くの場合，日中の眠気が出現してきたときと同時期に，体重が大幅に増加する
- 思春期早発症が生じやすい

診　断

　成人の診断基準が小児での診断基準の基礎となるが（詳細については，→第14章を参照），子どもの年齢と発達段階に照らして考慮する必要がある．

- 成人では，睡眠時間が6時間未満の場合，睡眠潜時反復測定検査（multiple sleep latency test，MSLT）は無効とみなされる．生理学的に長い睡眠時間が必要な子どもおよび思春期では，睡眠不足による眠気により，見かけ上MSLTが陽性になってしまうことがある．逆に，ナルコレプシーの子どもは，MSLTではより長い平均睡眠潜時（MSLs）（8分以下ではなく10〜15分）が見られる場合がある
- ナルコレプシーの可能性がある子どもの評価は，小児睡眠専門医によってなされるべきである．子どもの睡眠検査，特にMSLTの十分な実施経験のある睡眠ラボにおいて，実施されるべきである
- MSLTの前にアクチグラフィを実施することは必須であり，それによって睡眠時間やパターンを適切に評価し，睡眠の質に関するベースライン情報を得ることができる
- MSLTにおいて，ナルコレプシーのREM睡眠はN1睡眠から生じることが多く，睡眠不足においてREM睡眠はN2睡眠から生じることが多くなる
- HLA検査は役立つこともあるが，確定診断はつけられない[※9]
- CSFヒポクレチン-1検査は，カタプレキシーがある患者において高い感度/特異性を示すが，小児科の診断検査の一部として必要になることはめったにない．症状がはっきりせず，MSLTの解釈が難しい場合に役立つことがある

[※9]：HLA検査では陰性の場合にタイプ1の除外はできるが，陽性でも確定診断はできない

過眠症　227

● 神経画像検査は必須ではないが，突然発症した場合，神経学的診察で異常所見がある場合，あるいは発症前に頭部外傷の既往がある場合は考慮する必要がある

マネージメント

　小児睡眠の多職種集学的なチームと連携して実施する必要がある．症状のコントロールを改善することが目標になる．治癒は不可能だからである．以下を取り入れた全人的なアプローチが不可欠である．

● 非薬物治療
  ● 患者と家族にナルコレプシーに関する教育を行う
  ● 中核となる睡眠ルーチンと習慣を確立し強化するが，その際，夜間の睡眠の質を最適化することに重点をおく
  ● 短い仮眠を計画的にとること（10〜20分）
  ● 体重管理
● 薬物治療
  ● 日中の中枢神経刺激薬
    ○ メチルフェニデート（通常は徐放剤[10]を使用）
    ○ モダフィニル
  ● 抗カタプレキシー薬（venlafaxineなど）
  ● EDSとカタプレキシーの両方を治療する薬（例：sodium oxybateとpitolisant）
● 教育的サポート－教師は，ナルコレプシーの症状と，これらが授業中にどのように現れるかをよく理解している必要がある
  ● マイクロスリープと自動行動を理解することが不可欠である
  ● 簡単な対策（教室の座席位置など）
  ● 必要に応じて定期的な昼寝を組み込む
  ● 試験に関して必要に応じたサポートをする

　早期の診断と治療の確立により，ナルコレプシーと診断された若年者の生活の質を大幅に正常化できることがよくある．小児と若年者において，できるだけ通常の活動に参加できるようにサポートする必要がある．例えば，カタプレキシーのある人が水泳のような活動をするには適切に見守るといった調整である．

---

[10]：日本では徐放剤はナルコレプシーに保険適応されていない

228 第21章 定型発達の小児における一次性睡眠問題

薬物治療では，まずは日中の眠気を軽減することを目的とする．

- メチルフェニデートは，小児や若年者に投与されてきた経験と知識がほかの薬よりも大きいため，依然として第一選択である．夜間の睡眠の乱れやカタプレキシーを直接的に治療するわけではないが，これらの症状は，日中の眠気が和らぐにつれて改善することがよくある
- カタプレキシーへの投薬は，症状が通常の活動に支障をきたす場合や，カタプレキシーが起こることを怖がるあまり，カタプレキシーを引き起こす可能性のある状況を患者が避ける場合に限って開始する[11]
- 英国では，ナルコレプシーに対する sodium oxybate（Xyrem®）の処方は，小児ナルコレプシーのアセスメントと管理を専門とするセンターのみに厳密に制限されている．現在[12]，この薬の投与が可能なのは，ほかの治療戦略で何をやってもカタプレキシーのコントロールが十分にできない，思春期を過ぎた若年成人のカタプレキシーを伴ったナルコレプシーに対してのみである

特発性過眠症

特発性過眠症については，**第15章**で詳しく説明されているが，思春期に発症することもあるものの，年少の小児にはめったに見られない．ほかの疾患（例：ギラン・バレー症候群または Epstein-Barr ウイルス），もしくは頭部外傷のあとに引き起こされることもある．

評価には，詳細な病歴，診察，および適切な検査が必要であり，小児睡眠専門医と話し合う必要がある．

Kleine-Levin症候群（KLS）[13]

KLSは非常に稀な疾患であり，**➡第15章**で詳しく説明されている．

発症年齢は思春期であることが多く，過眠症を呈するティーンエイジャーを評価するときには，この疾患の存在を念頭におくことが必要である．

KLSの診断が考えられる場合，必ず小児睡眠専門医と話し合う必要がある．

---

[11]：タプレキシーが「笑い」などの陽性の感情によって引き起こされるために，笑わないようにしたり，皆で盛り上がる楽しい場を避けるという行動を指している

[12]：日本では sodium oxybate は未承認である

[13]：反復性過眠症，周期性傾眠症とも呼ぶ

概日リズム睡眠・覚醒障害
Circadian rhythm disorders

　小児および若年者の概日リズム睡眠・覚醒障害を認識するには，出生から思春期に及ぶ睡眠と覚醒のタイミングおよび，パターンの正常な生理的変化を十分に理解する必要がある．2〜4週間にわたってアクチグラフィを使用して睡眠（と覚醒）のタイミングを客観的に評価することで小児期の概日リズム睡眠・覚醒障害を詳細に評価することができる．

　小児および若年者における最も一般的な概日リズム睡眠・覚醒障害は，睡眠・覚醒相後退障害である．

　小児期のその他の概日リズム睡眠・覚醒障害には睡眠・覚醒相前進障害や非24時間型睡眠・覚醒相障害などがあるが，あまり頻度は高くない．これらの状態については，➡第16章で詳しく説明する．これらの病態が疑われる小児や若年者のアセスメントとマネジメントには，常に小児睡眠専門医が関与する必要がある．

　概日リズム睡眠・覚醒障害の治療は難易度が高いものとなりうる．患者とその家族の治療意欲と理解が高いことが通例必要である．

思春期の睡眠・覚醒相後退障害

　子どもが思春期に入ると，睡眠のタイミングに正常な生理的変化がある．これにより入眠が多くの場合で1〜2時間遅くなる．この結果，多くの10代の若者の生理学的な入眠時刻は，午後10時から午前0時の間になる．

　思春期の必要な睡眠所要時間は，7〜11時間と幅がある．10代の必要な睡眠時間の典型的な中央値は約9.5時間である．主に学校に通うという社会的な必要性のために多くのティーンエイジャーが必要な睡眠時間を確保するのに苦労している．生理学的な入眠時刻が午前0時で，必要な睡眠時間が9.5時間であるティーンエイジャーが，毎朝学校に行くために午前7時に起きなければならないなら，毎晩2.5時間睡眠不足になる．慢性的な睡眠奪取状態は，思春期の若者によく見られる．これは身体的および精神的な健康問題を引き起こし，学校での学業成績に悪影響を与え，糖尿病やてんかんなど，ほかの疾患の症状管理に悪影響を与える．

　一部のティーンエイジャーでは，体内時計がさらに後退し，いつも午前0時過ぎに入眠する結果となる．これは重大な日中の症状を引き起こし，過眠症の症状と間違われるような昼間の眠気が生じる．気分，行動，および認知の続発症を引き起こす．

　この病態には総合的な評価が必要である．治療は，患者である10代の若者，家族，

および教師に思春期の「正常の」睡眠について教育し，適切な中核となる睡眠のルーチンと習慣の重要性を強調することにかかっている．治療の成功には動機づけが鍵となる．きわめて重要なのは睡眠のルーチンが10代の生理的な概日リズムの変化と整合していなければならないことである．すなわち，ティーンエイジャー個々の体内時計に対して早過ぎる睡眠時間を設定すると，就寝前の不安や欲求不満が高まり，問題が悪化することがよくある．

スマホなどの電子機器による光の睡眠相に対する影響と毎晩午後10時以降の電子機器の使用の制限を勧める理由を説明し，ティーンエイジャーにとってなぜこれが重要なのかを理解できるようにしなければならない．

週末も含めて一貫して同じ時刻に起床し，明るい光を，それもできれば自然光を浴びることが体内時計の前進に役に立つ．これに加えて，メラトニンを適切に使用して一貫した時刻に入眠することと，特に冬期[※14]には早朝に明るい光のランプを使用することでサポートすることができる．

体内時計がシフトした結果，生理的な入眠時刻が大幅に（数時間）後退したティーンエイジャーには，7〜10日間かけて覚醒/睡眠のタイミングを前進させる概日リズムの治療法が効果的である．これは，小児睡眠専門医のコンサルテーションを受けながら行う必要がある．

さらに知りたい方のために

患者と家族向け）

Dawson J, Hewitt O. Mind your Head. london: Hot Key Books. [an excellent guide for young adults on mental health issues in adolescence in general.]

NHS Choices. Children's Sleep. available at: ℘ https://www.nhs.uk/live-well/sleep-and-tiredness/healthy-sleep-tips-for-children/

NHS Choices. teenager's Sleep. available at: ℘ https://www.nhs.uk/live-well/sleep-and-tiredness/sleep-tips-for-teenagers/

Raising Children Network. available at: ℘ "http://raisingchildren.net.au/" http://raisingchildren. net.au/

臨床医向け）

Kaditis ag, alonso alvarez Ml, Boudewyns a, et al. Obstructive sleep disordered breathing in 2-to 18-year-old children: diagnosis and management. Eur Respir J. 2016; 47（1）: 69-94.

Mindell Ja, Owen J. a Clinical guide to Pediatric Sleep: Diagnosis and Management of Sleep Problems, 3rd ed. Philadelphia, Pa: lippincott Williams & Wilkins; 2015.

Turnbull JR, Farquhar M. Fifteen-minute consultation on problems in the healthy child: sleep. arch Dis Child Educ Pract Ed. 2016; 101（4）: 175-80.

[※14]：日照時間が短くなる地域では，自然光が使えないため

第22章

小児の神経障害と睡眠

Paediatric neurodisability and sleep

Paul Gringras

はじめに　*232*
Introduction

治療目標　*232*
Goals of treatment

一般的な治療アプローチ　*234*
General treatment approaches

特異的な神経障害　*239*
Specific neurodisabilities

はじめに
Introduction

　神経障害は，神経系の障害に関連する状態の包括的な用語であり，自閉症や脳性麻痺，てんかんなどの疾患が含まれる．そのような疾患が合併することは稀ではない．神経障害の割合は，男子の8.8%，女子の5.8%と推定されている．これらの子ども，若年者の多くは日常生活の多くの場面で問題を抱えており，英国の学習障害のある子どもたちが経験する不平等と低いケア水準を浮き彫りにした報告がいくつかある．

　小児の睡眠関連疾患は見過ごされがちである．睡眠不足の子どもには，日中に単に眠気があるのではなく，記憶力低下，学習能力の低下を伴い，過敏性や多動性として現れることが多い．そのような認知障害は，コミュニケーション能力が制限されることがありうる神経障害のある子どもではさらに悪化し，睡眠困難は，このグループの子どもには不釣り合いなぐらい影響を及ぼす．

　このような神経障害のある子ども達の睡眠問題は，低年齢で始まり，遷延しがちで，子どもやその保護者の心身の健康に弊害をもたらす．

　本章では，通常広く不眠症として分類されている神経障害に関連した状態のマネージメントに焦点をあてる．こういった不眠としては，睡眠関連型，入眠の問題，そして日中の障害と関係している睡眠維持の問題が挙げられる．

　本章では，神経障害のある小児に関連のある一般的な事項をまとめるだけでなく，いくつかの特定の神経障害，それらに特有の睡眠問題とマネージメントについても焦点をあてる．

　本章では，小児神経障害に合併しうる睡眠関連疾患のすべてのマネージメントには焦点はあてていないが，それは小児の睡眠問題全般について，これまでの章で述べられているのと同様の取り扱いがなされるべきであるからである．

治療目標
Goals of treatment

　明確に統一された治療目標の定義がこれまでなされておらず，多くの小児神経障害の研究の解釈が妨げられており，効果的な臨床上のマネージメントも損なわれる可能性がある．

　保護者がのぞむ睡眠介入の成果は，子どもがのぞむ睡眠介入とは異なり，また臨床医や研究者が意図するものとも異なる．介入の成功には，系統的にモニタリング可能

な，現実に合致した成果を定義する必要がある．

主観的睡眠評価

子どもに関連するもの

　これらは通常，親を代理人とする標準化されたアンケートの使用に依っている．"理想的な"質問紙をさらに作成する必要があるかもしれないが，臨床用，研究用には以下がよく使用されている．

- 小児睡眠習慣質問紙　The Children's Sleep Habits Questionnaire（CSHQ）
- 小児睡眠問題尺度　The Sleep Disturbance Scale for Children（SDSC）
- 複合睡眠問題指数　The Composite Sleep Disorder Index（CSDI）

親/保護者に関連するもの

　子どもの睡眠が両親や保護者に及ぼす影響を把握することは，等しく重要である．重度の睡眠困難のある子どもの世話をすることは，精神衛生，離婚率，雇用に影響を及ぼす．

　自閉症と神経障害のある子どもに対する最近の2つのメラトニン試験で，子どもの睡眠問題の治療が成功したあと，両親の日中の眠気〔エプワース眠気尺度（Epworth Sleepiness Scale）を用いて測定される〕が減少し，WHO-5を用いた測定で両親の生活の質が改善されたことが示された．

客観的睡眠評価

- 睡眠日誌．紙媒体であろうと電子媒体であろうと，依然として最も信頼できる．睡眠日誌の限界は，疲弊した親は入眠潜時を過大評価しやすく，夜間覚醒を過小評価しやすいことである
- アクチグラフィは，どんどん普及しつつあり，保護者からの申告よりも子どもの睡眠覚醒パターンを客観的に，かつその子のいつもの自然な睡眠のもとで長時間記録する性能がある．子どもの睡眠が両親に及ぼす影響をより客観的に理解できるため，両親や保護者がアクチグラフィを使用している研究がある．この方法は，子どももアクチウォッチ（手首に装着するタイプの機器）を装着し，親との比較ができる場合は間違いなく強力であり，家族内の睡眠パターンのメカニズムや影響をよりよく理解することができる．中途覚醒検出の特異性の低さと運動障害のある子ども

への適用性にいくつかの問題点がある．治療最適化のために休薬期間と異なる用量期間との比較が行われる"*n*-of-one"試験[*1]形式において，特に臨床に役立つ可能性がある

● 睡眠ポリグラフ検査（polysomnography：PSG．脳波全電極装着の有無によらず）は多くの睡眠関連疾患診断のゴールドスタンダードであるが，高価であり，少数の専門医療機関でしか利用できず，時間経過に伴う睡眠の量と質の変化の追跡には実用性や正確性はない

客観的な変化（量）の大きさ

どの睡眠評価が重要かはまだ合意が得られていない．

● ときには，パラメータの最適な選択が非常にシンプルになることもある．例えば，入眠が唯一の問題である場合，入眠潜時が明らかな評価項目である
● 夜間覚醒の影響を捉えるための最も適切なパラメータは，より難しい．午後11時から午前0時までの間の10回の覚醒と，夜間1時間おきの10回の覚醒とでは大きな違いがある
● 睡眠効率が使用されることがあるが，どのように記録され，どの程度の変化が重要かについては統一されていない
● 新しい睡眠評価項目である"最長睡眠時間"は，変化への鋭敏さ，子どもの行動と両親の生活の質の変化に相関するものとして有望である

表22.1は（睡眠日誌またはアクチグラフィに基づいて）よく使用される一般的な変数と，治療評価を計画するために臨床的に有意な変化と思われるものをまとめたものである．

一般的な治療アプローチ
General treatment approaches

子どもの不眠症型睡眠関連疾患の管理についての現行のガイダンスでは，睡眠不調の生理学的要因が除外されたら，両親による子どもの睡眠の管理を変えることを目的

[*1]：1人の患者に対してランダム化・ブラインド化した複数の介入を反復（交互に2つ以上の治療を行う）手法

表22.1　一般的な変数のまとめ

測定項目（単位）	治療目標（有意な変化）	根拠となる文献等
入眠潜時（分）	最低15分間の改善と30分未満の潜時	保護者のフォーカスグループワークとコンセンサス（Gringras et al. 2012）
総睡眠時間（分）	最低45分間の改善	Sadehによる子どもの睡眠制限と延長に関する仕事
入眠後覚醒（分）	変動が大きい：35分での有意な変化とする	PSGによる標準値（Scholle et al., 2011）
睡眠効率（%）	85%以上（6%以上で有意な変化とする）	PSGによる標準値（Scholle et al., 2011）
最長睡眠時間	最低45分間の改善を目指す	健康に関連した生活の質研究における標準偏差0.5を基準（Gringras et al., 2017；Scholle et al., 2011）

PSG (polysomnography)：睡眠ポリグラフ検査

とした介入を"最初の呼び水"とすべきであると提案している．このガイダンスは神経障害のある子どもにも適用されるが，行動的介入のみの有効性に対するエビデンスはあまり強くない．（メラトニンのような）薬物介入は，行動的介入が効果的でないことが判明した場合，あるいは親が主導するアプローチと並行して行うことが推奨される．

身体的および薬理学的な睡眠妨害因子を除外する

　神経障害に関連した別個の不眠症ではないかと考える前に，神経障害のある児では，睡眠問題のよくある医学的および薬理学的原因を考慮することが重要である．"睡眠妨害因子"を話すことができない対象者から特定することは困難なので，特に考慮すべき特異的な要素がいくつかある．

疼　痛
筋攣縮と関節

- 筋攣縮や関節痛は，脳性麻痺やほかの運動障害のある若年者にはよく見られ，しばしば過小評価され見過ごされる
- 様々な筋弛緩薬の適応があり，効果がなかったときは外科的介入が必要とされるかもしれない
- 例えば，内転筋攣縮にボツリヌス毒素注射など奏功する治療は，疼痛スコアと睡眠

の質ともに改善することがよく記録されている

胃食道逆流と便秘

- 胃食道逆流と便秘は神経障害のあるすべての子どもによく見られると言ってもいいくらいである．そしてそれらが引き起こす痛みや不快感は，常に夜間に悪化する
- 身体検査，X線，腹部超音波検査は正確な診断に有用である
- 便秘は適切な治療と再発予防のための長期フォローが必要である
- 胃食道逆流もまた，多くの神経障害のある子どもたちによく見られ，pHインピーダンス検査は酸性または非酸性逆流の鑑別におそらく最も有用な検査である
- 胃食道逆流は夜間，臥床しているときに増悪し，痛み，咳嗽，中枢性無呼吸を伴うことがある．逆流に対する薬物治療や外科的治療によって，睡眠は劇的に改善されることが多い

耳鼻咽喉科と歯科

- 耳鼻咽喉科的および歯科的な問題は，定型発達児にも起こりうるが，神経障害があり，話すことができない子ども達とのコミュニケーションの難しさが，検査や効果的な管理をより難しくする可能性がある
- ときに経験的なアプローチがとられるが，入院し，全身麻酔が必要であるかもしれない検査であっても，必要であれば保留にすべきではない

薬物治療

- 神経障害のある子どもはしばしば筋緊張，痙攣，挑発的な行動を減らすため，複雑な組み合わせの中枢作用性の薬物治療を受けている
- "中立的"な薬物というものは存在せず，すべての薬は睡眠に直接的または間接的に影響を及ぼしうる
- いくつかの特定の例は，**⊃特異的な神経障害**，p.239で論じる

併存する生理的睡眠関連疾患

- 定型発達児に既に論じられている睡眠関連疾患の多くは，様々な要因による神経障

害のある子ども達により多く見られる．例えば閉塞性無呼吸 (obstructive sleep apnoea, OSA) は，筋緊張低下，顎顔面形態，肥満，鎮静剤などが起因となって神経障害と関連することが多い

- 睡眠関連疾患の正確な診断には，正式なPSGが必要な場合があるが，そのような検査を実施するのは難しいであろう．どちらかというと，神経障害のある子ども達には敷居の低い検査が推奨される
- 入院中の睡眠モニタリングができない場合，外来でのポータブル機器を用いたモニタリングを検討すべきである

行動的介入

　神経障害のある子どもの不眠症を治療する場合，親主導の行動的睡眠介入が常に第一アプローチである．

　若年者の理解度や別の医学的リスク (夜間の痙攣など) によりアプローチの違いはあるが，一般的な基本原則は➔第20章ですでに述べたものと同じであり，エビデンスは弱い．

　神経障害のある子ども達の家族は疲弊し，途方に暮れることが多く，このような行動的介入が，副作用のリスクがなく，睡眠薬のように強力であると説明することが重要である．

薬理学的介入

　小児の睡眠関連疾患に対するたいていの薬理学的介入は，強固なエビデンスを欠いており，大半の薬剤は非認可か適応外使用であろう．研究は小規模で管理は不十分であるが，状況は緩やかに改善されつつある．しかしながら多くの場合，レスパイトや行動的支援を得るための資源がない状態で，子どもの耐えがたい睡眠問題に対処しなければならない絶望的な状況の家族にとって薬理学的介入はほとんど慰めにはならない．

　以下のセクションでは神経障害のある子どもの不眠症タイプの睡眠問題のマネージメントについて用いられることがある薬物の概要を解説する．

メラトニン

- 神経発達症のある子どもの異常なメラトニン分泌と概日リズムを示すエビデンスが集積されている．特に自閉スペクトラム症 (autism spectrum disorder, ASD) における，生後1年から出現する睡眠−覚醒周期の異常な発達を説明できるかもしれない

238　第22章　小児の神経障害と睡眠

- メラトニンは最も豊富なエビデンスベースがあり，小児用徐放剤はASD児に現在認可されている[※2]
- ASDや注意欠如多動症（attention-deficit/hyperactivity disorder，ADHD），その他の神経障害のある子どもへの使用を支持する確かな研究結果がある
- 通常用量：0.5〜10 mg
- 一般的な副作用：気分の変調，眠気，残存作用[※3]

抗ヒスタミン薬

- 抗ヒスタミン薬の副作用としての鎮静作用は，小児期の不眠症や鎮静に長い間使用されてきた
- 短期間で睡眠を改善し，睡眠行動プログラム（不眠症の行動療法）をスピードアップする可能性がある
- 一部の子どもたちには逆に激しい過興奮を引き起こす可能性がある
- 急速に耐性ができる可能性があるため，通常は短期間の使用でのみ有効である
- 一般的な副作用：口渇，眠気，めまい

抱水クロラール

- 子ども用の睡眠薬として以前からよく使用されてきたが，活性代謝物の半減期が非常に長く，子どもでは"残存（hangover）"作用の可能性が少なからずある
- 現在では主に診断のための検査時に鎮静剤として使用されている
- 一般的な副作用：逆説的興奮，眠気の持続，運動失調

クロニジン

- クロニジンは，高血圧症の治療によく使われるアルファ2受容体作動薬であるが，鎮静作用もある
- 通常用量：0.025〜0.125 mg
- 高用量でREM睡眠抑制を引き起こし，中止すると反復性のREM睡眠増加が起こる

[※2]：日本での保険適応は「小児期の神経発達症の入眠困難」となっており，徐放剤ではない
[※3]：朝の起床時に眠気が強く，二日酔いのような状態になる

- クロニジンは，ADHDおよび/または神経認知障害，睡眠関連疾患のある小児患者に広く使用されているが，公表されたエビデンスは非常に限られている
- 一般的な副作用：低血圧，中止後の反跳性血圧上昇，徐脈，または頻脈，易刺激性，不快感，めまい，頭痛，胃腸障害，口渇

ベンゾジアゼピン系および非ベンゾジアゼピン系睡眠薬

- ベンゾジアゼピン系薬剤および，ゾルピデム，ゾピクロン，zaleplonなどの新しい非ベンゾジアゼピン系薬剤"Z薬"は，成人では入眠潜時を短縮し，覚醒時間を減少させる効果がある
- 子どもの睡眠に最もよく使われるベンゾジアゼピンはクロナゼパムで，主に子どもの睡眠時遊行症や夜驚症などの覚醒時のNREMパラソムニアに使用される
- 日中の行動の脱抑制，運動失調，健忘などの副作用があると思われる子どもや若年者に対して，ベンゾジアゼピン系薬剤や"Z薬"の使用を支持する説得力のある子どものデータはない

抗うつ薬

　三環系抗うつ薬は強力にREM睡眠を抑制し，徐波睡眠も抑制する．以前は子どもに使用されていたが，心臓やほかの副作用の問題および，ほかの治療選択肢により，神経障害のある子どもへの処方は減少している．

　トラゾドンは，鎮静作用のある5-HT$_2$受容体拮抗型抗うつ薬で，難治性不眠症の子どもにしばしば第二選択薬，第三選択薬として使用される．

- 通常用量：25〜50 mg
- トラゾドンの一般的な副作用：口渇，眼のかすみ，めまい，頭痛，胃腸障害．非常に稀であるが，持続勃起症のリスクは重要で，適切な議論が必要である

特異的な神経障害

Specific neurodisabilities

　特定の症候群が睡眠関連疾患を"悪化させる"のか"様々な"睡眠関連疾患を引き起こすのかについては不明である．様々な症候群に対する睡眠の"エンドフェノタイプ"（プロファイル）を同定することは，病因の理解とテーラーメイド治療に役立つかも

240 第22章 小児の神経障害と睡眠

しれない．現在のところ，このような理解は，数の少なさ，個人差，睡眠の測定方法が一致していないこと，知的能力障害の程度や発作などの基礎的要因の調整が困難であることなどに制限されている．それにもかかわらず，"確かにそうだと思える"特定のパターンがあるようであり，その群の横断的な比較に関心が高まっている．

自閉症のある子ども
背　景

- 子どもの約1%は自閉スペクトラム症（autism spectrum disorder，ASD）に罹患
- 原因はいまだに不明であり，遺伝的素因と環境またはその他の未知の要因の組み合わせが反映されている可能性がある

睡眠の問題

- ASD児は，定型発達児に比べ，睡眠が妨げられがちで，ASD児の睡眠関連疾患の有病率は約70%である
- 最も多い訴えは，入眠困難と睡眠維持困難である．これらの困難は，幼児期から成人になっても続く
- ASD児の子育てで経験する負担やストレスの増加，睡眠関連疾患や睡眠時間不足が子どもや保護者の日中の行動や認知機能に悪影響を及ぼす可能性を考慮すると，こうした睡眠問題の影響は特に懸念される
- 併存症は例外というよりも，むしろ原則的に認める．ADHD，学習障害，チック症，発作などのよく知られた併存症は，これらすべて睡眠に各々独立した影響を及ぼし，しばしば習慣性となることを理解する必要がある．
- この状況はさらに複雑で，ASDで睡眠不足の子どもは，よく眠る子どもに比べて，易刺激性を含む日中の問題行動や外在化問題行動（特に多動性や攻撃性）が有意に高いことが示されている
- メラトニン投与前に行動的介入を行い（多くはメラトニンを必要とせずに効果がある），メラトニン投与を併用しながら行動的介入の継続を支持するエビデンスがある（両者の組み合わせは，いずれか一方だけよりも効果的であったことが示されている）
- 最新の無作為対照研究では，ASD児の不眠症の治療において，小児用メラトニン徐放剤[※2]がプラセボと比較して忍容性が高く，効果的で安全であることが示された
- この薬剤は現在，ASD児の不眠症治療薬として認可されており，子どもの行動改

善に相当する総睡眠時間，中途覚醒のない睡眠期間（最長の睡眠継続時間），および入眠潜時について臨床的に著明な改善を示し，2年間にわたる両親の生活の質を測定し改善が示された

注意欠如多動症のある子ども

背　景

- ADHDは子どもや若年者の3〜5％に認められ，一般的に，男児でより多く認める
- 子どもの睡眠の量と質の悪さから生じる多くの行動と認知の問題は，ADHDで述べることと重なる．さらに，併存症は原則認め，ASD，学習症，チック症，発作が併発しうる
- ADHDは"年中無休"の障害として最もよく理解されており，日中に見られる衝動性や落ち着きのない動きは，夜間にも同じように出現する

睡眠問題

- 正式にADHDと診断される前に睡眠困難を認めている場合が多いので，両者の関係については，"鶏が先か卵が先か"の議論になる
- ADHD患者の75％で，生理的な睡眠相で，睡眠ホルモンであるメラトニンの量，深部体温の変化などの睡眠に関連する生理的な徴候を示すが，睡眠に関連する行動異常の変化はすべて遅延する
- RLS（レストレスレッグズ症候群），睡眠時無呼吸，睡眠相後退症候群を含めた多くの睡眠関連疾患がADHDに関連している
- ASDの治療に合わせて，メラトニン，行動的介入，親への教育・介入が，様々な領域の睡眠問題を改善するための最も効果的な戦略だと思われる
- 2つのランダム化比較試験はADHD児に対するメラトニンの有効性を示した．特に入眠潜時を短縮させる効果があった
- ADHD児では，日中の管理が重要であることが多く，個々の児に対して時間をかけて薬を変化させる"n-of-one"試験が必要な場合が多い
- 概して，ADHD治療の基盤をなす中枢神経刺激薬は，一部の子どもにとって入眠潜時を著しく増加させうる．しかしながら，夕方に少量の速放性製剤を投与することで，逆に若年者の過覚醒のレベルが落ち着き，就寝が容易になる状況も数多くあるだろう

242 第22章 小児の神経障害と睡眠

- ADHD症状の日中管理に使用される薬物の中には入眠潜時を延長しにくいもの（例：アトモキセチン）もある一方で，眠気を強めて入眠潜時や，ときには睡眠効率を改善するもの（例：クロニジン，グアンファシン）もある
- このように，ADHDの若年者における睡眠問題の管理は複雑であり，複数の内服治療とそれらの睡眠への個々の効果について慎重な検討を要することが多い

てんかんのある子ども

背　景

子ども・若年者におけるてんかん特有の生活の質は発作だけで決まるのではなく，子どもの学習，精神衛生，社会的支援などの要因によって決まる．

睡眠問題

- ほぼ睡眠にのみ関連する発作性疾患は数多く存在する
- 夜間発作は睡眠を妨げるが，抗てんかん薬や睡眠関連疾患など様々な要因が睡眠の断片化を引き起こし，発作を悪化させる可能性がある
- 抗てんかん薬および，その他の非薬物性てんかん介入は，すべて睡眠の質に影響を与える可能性がある
- 親が主導する行動的な睡眠介入は活用されていないが，子どもとその家族の睡眠を改善する可能性がある
  ➜第25章も参照

脳性麻痺のある子ども

背　景

脳性麻痺は，運動，姿勢，協調運動に影響を及ぼす生まれたときからの疾患群の名称であり，通常，出生前，出生時，または出生直後に起こった脳の損傷によって引き起こされる．

睡眠問題

- 知的能力障害，発作，運動障害を伴うため，"典型的な睡眠パターン"を保護者が経験することはほとんどない
- 身体的な原因や痛み，不快感を考慮する（胃食道逆流，筋スパズム，股関節痛など）

- 睡眠時無呼吸を除外する必要がある
- 薬理学的アプローチは，日中と夜間に複数の薬を服用することで複雑になる
- 高用量の鎮静剤が使用されがちであるが，残念ながら，急に耐性がつくことがあり，薬剤の副作用なのか症状自体に関連する問題なのかの区別が難しいことがある

Down症候群の子ども

背　景

- Down症候群は知的能力障害の最も広く知れわたった遺伝的原因である．691人の出生に1人の発生率であり，細胞分裂のエラーにより21番染色体が過剰に存在することが原因である
- 認知能力と身体的成長の障害，軽度～中等度の発達障害，および，いくつかの健康問題のリスクが高くなることがある

睡眠問題

- Down症候群の子どもは，中顔面低形成，狭い鼻咽頭，小顎症，小さな喉頭，巨舌，上気道の弛緩につながる筋緊張低下などの頭蓋顔面の特徴をもち，睡眠呼吸障害問題，特に閉塞性睡眠時無呼吸（obstructive sleep apnoea，OSA）を抱えるリスクが高くなる
- 約50％にOSAがあり，信頼できる診断用質問票がないため，すべての症例で定期的なOSA診断のための入院検査やポータブル検査が推奨される
- 子ども達はまた，より多くの中途覚醒，全体的な睡眠時間の短縮，全体的な睡眠の質の低下を経験し，睡眠ステージ1の時間が長くなり，回復性睡眠の時間がより少なくなる
- Down症候群の子どもは，Down症候群ではない同年齢の子どもと比較して，就寝時の抵抗と不安感が強い．66％のDown症候群の子どもが親や兄弟のベッドで眠る．20％近くに早朝覚醒がある．40％が1晩に1回以上中途覚醒を認める
- ときにはメラトニンを併用する行動戦略は，入眠潜時の短縮に有用である

Smith-Magenis症候群

背景

- Smith-Magenis症候群は複数の先天性奇形と，自傷行為や異常な睡眠パターンなどのはっきりと定義できる重度の問題行動を特徴とする
- 最も一般的な原因は，17番染色体p11.2の3.5 Mbの中間部欠失による

睡眠問題

- 24時間のメラトニン分泌パターンを調べた結果では，内因性メラトニンの分泌パターンがほぼすべての症例で逆転していることを立証している
- Smith-Magenis症候群の子ども，入眠困難，頻回の中途覚醒，早朝覚醒，昼寝が必要なほどの日中の眠気がある
- 気道異常のリスクが高く，OSAの可能性を考慮し，必要に応じて検査する必要がある
- メラトニンリズムが逆転している場合，朝のベータ遮断薬（acebutolol 10 mg/kg）と夜のメラトニンの併用が有効であることが臨床試験で示唆されている
- このような併用は，日中のメラトニン産生を抑制し，日中の覚醒を維持し，夜間睡眠の安定化を改善する．その結果，いくつかの行動改善につながる可能性がある

Angelman症候群

背景

- Angelman症候群は，発達の遅れ，発話の欠如，運動障害，てんかん，および睡眠問題を含む特徴的な行動表現型を特徴とする神経遺伝学的疾患である
- 母由来染色体15q11-q13の*UBE3A*遺伝子の機能喪失により発症する

睡眠問題

- 総睡眠時間の減少，入眠潜時の延長，頻回の中途覚醒による睡眠構築の乱れ，REM睡眠の減少，周期性下肢運動
- 睡眠と発作の相互作用が重要となる場合がある
- 特に幼児では，管理が難しい場合がある．主に行動学的アプローチが必要であるが，薬物療法が必要な場合もある．薬物療法は，睡眠の必要度が少ないというリス

特異的な神経障害　245

クと発作コントロール増悪のリスクとのバランスをとる必要があるため，専門家の
管理が必要である
- 症例報告によるとメラトニンはほとんど効果がなく，睡眠時間を短縮し，睡眠
  をより断片化してしまうという主要な特徴がある
- クロニジンもほとんど効果はないが，トラゾドンは特に効果があると思われる

Rett 症候群
背　景

- Rett症候群は，主に女性が罹患する重度の神経系疾患である．一般に*MECP2*遺伝
  子の変異により発症する
- 睡眠関連疾患の有病率は，*MECP2*遺伝子が広範に欠失（large deletion）を認める症
  例や，p.R294X または p.R306C の変異を認める症例で最も高いようである

睡眠問題

- 80%以上の症例で睡眠問題が起こる
- 夜間の笑い声と叫び声が特徴的な中途覚醒である
- 夜間の笑い声と夜の叫び声の有病率は年齢とともに減少する．一方で，夜間の発作
  と日中の睡眠は年齢とともに増加することが報告されている
- 様々な呼吸と覚醒の表現型をよりよく理解するために，複雑な自律神経検査が提案
  されているが，エビデンスに基づいた明確な治療法はない
- ビデオ脳波検査は，発作や睡眠に関連した呼吸の誘因の特定に役立てるために必要
  とされることが多い

Williams 症候群
背　景

- Williams症候群は，第7染色体の特定領域（7q11.23）の微小欠失によって発症する
  発達障害である
- 有病率は7,500人に1人と推定される
- 神経系，神経認知系，心血管系，筋骨格系，内分泌系異常などの様々な主要な表現
  型が現れる

睡眠問題

- Williams症候群のある児の睡眠効率は，対照群と比べ有意に低下している
- 小規模な研究では，Williams症候群と周期性四肢運動との関連が示されたが，その後の大規模な研究では，この関連は確証されなかった
- Williams症候群の被験者は，対照群と比べて呼吸関連覚醒の頻度が高い
- PSGは，併存する睡眠関連疾患の除外に有用である

結節性硬化症

背 景

- 結節性硬化症 (tuberous sclerosis complex, TSC) は，6,000人に1人の割合で発症する遺伝性疾患であり，腫瘍抑制遺伝子である *TSC1*，*TSC2* の変異が原因である
- TSCでは，これらの遺伝子の変異が，皮膚，腎臓，心臓などの多数の臓器に影響を及ぼし良性腫瘍を引き起こす
- 90％以上で，脳に影響を及ぼし，発作，知的能力障害，自閉症，ADHD，うつ病，不安症などの罹患率が高い
- TSCの70〜90％にけいれん性疾患を発症し，最も多いのは生後1年以内である

睡眠問題

- TSCの子どもでは，重度の睡眠問題は，睡眠に関連したてんかん発作が原因であることがよくある
- PSGを用いた研究によると，TSCで発作を認める子どもは，発作を認めない子どもよりも睡眠構築が乱れることが示されている
- 中途覚醒，早朝覚醒，発作関連の睡眠問題，およびEDS (excessive daytime sleepiness) を含む睡眠関連疾患は，より重度のTSC患者とその家族にとって，ストレスの原因と結果になることが多いことが以前から認識されていた
- メラトニンは，入眠が遅い場合に有用である

さらに知りたい方のために

保護者向け）

Autism Speaks Sleep Toolkit. Available at: ✎ https://www.autismspeaks.org/science/resources-programs/ autism-treatment-network/tools-you-can-use/sleep-tool-kit

Raising Children Network: ADHD and Sleep. Available at: ✎ http://raisingchildren. net. au/articles/adhd. html

医師向け）

Boban S, Leonard H, Wong K, et al. Sleep disturbances in Rett syndrome: impact and management including use of sleep hygiene practices. Am J Med Genet A.2018; 176 (7) : 1569-77.

Cortesi F, Giannotti F, Sebastiani T, et al. Controlled-release melatonin, singly and combined with cognitive behavioural therapy, for persistent insomnia in children with autism spectrum disorders: a randomized placebo-controlled trial. J Sleep Res.2012; 21 (6) : 700-9.

Gibbon F, Maccormac E, Gringras P. Sleep and epilepsy: unfortunate bedfellows. Arch Dis Child.2019; 104 (2) : 189-92.

Gringras P. When to use drugs to help sleep. Arch Dis Child.2008; 93: 976-81.

Gringras P, Gamble C, Jones A. Melatonin for sleep problems in children with neurodevelopmental disorders: randomised double masked placebo controlled trial.BMJ.2012; 345: e6664.

Gringras P,Nir T,Breddy J, et al. Efficacy and safety of pediatric prolonged-release melatonin for insomnia in children with autism spectrum disorder. J Am Acad Child Adolesc Psychiatry. 2017; 56 (11) : 948-57.

Mindell JA, Owen J. A Clinical Guide to Pediatric Sleep: Diagnosis and Management of Sleep Problems, 3rd ed. Philadelphia, PA: Lippincott Williams & Wilkins; 2015.

Raising Children Network. ADHD and Sleep. Available at: ✎ http://raisingchildren.net.au/articles/adhd.html

Sadeh A. The role and validity of actigraphy in sleep medicine: an update. Sleep Medicine Reviews. 2011; 15(4): 259-67.

Scholle S, Beyer U, Bernhard M, et al. Normative values of polysomnographic parameters in childhood and adolescence: quantitative sleep parameters. Sleep Med. 2011; 12 (6) : 542-9.

Taylor D, Paton C, Kapur S (Eds). Maudsley Prescribing Guidelines, 10th ed. London: Informa Healthcare; 2009. Available at: ✎ http://fac.ksu.edu.sa/sites/default/files/rescribing_Guidelines11.pdf

Van der Heijden KB, Smits MG, Van Someren EJ, et al. Effect of melatonin on sleep, behavior, and cognition in ADHD and chronic sleep-onset insomnia. J Am Acad Child Adolesc Psychiatry. 2007; 46 (2) : 233-41.

第23章

睡眠と認知

Sleep and cognition

Ivana Rosenzweig, Michelle Olaithe,
Romola S. Bucks, and Mary J. Morrell

はじめに　*250*
Introduction

臨床的特徴　*251*
Clinical features

高齢期の睡眠　*252*
Sleep in older age

睡眠関連疾患と認知機能　*255*
Sleep disorders and cognition

睡眠と認知症　*255*
Sleep and dementia

はじめに
Introduction

睡眠は脳の現象であり，多くの認知・感情プロセスにおいて睡眠が主要な役割を果たすことは，次第によく理解されるようになってきた．このような認知プロセスには，注意，知覚，ワーキングメモリー，短期・長期記憶の獲得，保持，想起，想像，思考の際に活動する脳領域間の神経活動の振動や同期が含まれる．

ここ数十年，臨床医，統計学者，神経科学者は，様々な臨床集団において，睡眠問題の重症度と認知機能障害の程度に大きな関連があることを明らかにしてきた．特に臨床的に注目すべき点は，睡眠問題とそれに伴う認知機能障害は，初期のアルツハイマー病（Alzheimer's disease，AD）やパーキンソン病（Parkinson's disease，PD）を含む神経変性疾患の最も初期の症状の1つである可能性があるという点である．

睡眠は，認知能力に関連する多くの機能において重要な役割を果たすと考えられており，以下のようなものがある．

- 記憶処理と脳の可塑性—睡眠は，記憶の符号化と定着に関与しており，これらは両方とも記憶が長期間にわたって存続するために必要である
- グリンファティックシステム（glymphatic system）とは，最近見つかった肉眼レベルで観察される排泄システムであり，アストログリア細胞によって形成された固有の血管周囲腔であり，中枢神経系から可溶性タンパク質と代謝物の効率的な排出を促進している．グリンファティックシステムは，老廃物の排出とは別に，グルコース，脂質，アミノ酸，神経伝達物質など，老廃物以外の物質の分配を助ける働きもあるとされる．このシステムは主に睡眠中に機能し，覚醒時にはほとんど関与していない．徐波睡眠（slow wave sleep，SWS）の時期に，アミロイドβを含み潜在的に神経毒性をもつ老廃物の排出が，このシステムを通して起こることが示唆されている

現在，夜間に起こる記憶想起の促進現象を説明するために，陳述記憶に関連する睡眠依存性の神経可塑性モデルが2つ用いられている．

1. 海馬—大脳新皮質の双方向性の神経回路：睡眠，特に徐波睡眠時には，新皮質回路内の短期記憶から長期記憶への情報の移行が促進される
2. シナプスホメオスタシス仮説：徐波睡眠は覚醒時に作られるシナプス結合の減少を促し，可塑性を維持する．REM睡眠は，学習や認知に不可欠な神経回路内のシ

ナプス再構成が起こる神経環境を提供する

臨床的特徴
Clinical features

睡眠の質・量と認知機能

　個別の神経発達段階において推奨される睡眠時間よりも短い，もしくは長い睡眠時間と認知機能低下とが関連しうるとされている．

- 睡眠時間が経時的に減少すると，記憶機能以外の様々な認知機能テストのスコア低下と関連することが示されている
- 一晩に11時間以上眠る人は，7時間眠る人と比べて，全般的な認知スコアが有意に低い
- 短い昼寝は，覚醒度，眠気，短期記憶，正確性を向上させることがわかっているが，反応時間への影響は示されていない
- 概日リズム相の微妙な変化が認知に及ぼす影響については，ほとんど研究されていない（例：週末に爆睡することやサマータイムなど）．しかし，週末に睡眠相を遅らせた形で睡眠をとると，記憶タスクと発語の流暢性のタスクの効率が有意に低下することを明らかにした研究が1つだけある
- 恒常性と概日リズムとが時間的にずれないようにすることが認知のパフォーマンスにとって極めて重要であることは広く認められている
- 睡眠時間不足による日中の作業効率の低下は，社会経済的，社会的，人的コストに大きく関係している
- 睡眠時間不足には大きく分けて，急性睡眠時間不足（例：1回の連続した長時間覚醒）と慢性睡眠時間不足（例：複数日にわたる睡眠時間不足からなる）の2種類がある

臨床における実践的知識

　短期間の全睡眠奪取（48時間未満）が認知機能に与える影響には，以下のようなものがある．

- より複雑な作業は，最初のうちは全睡眠奪取の影響を受けにくい
- 単純な注意や警戒が最も強く影響されることが示されている
- 職業適性テストや運転適性テストに対する研究が示唆する重要な点として，持続的

に注意を向けたり，注意を分配したりができなくなるのは，結果的により複雑なスキルの認知的失敗を警告する早期のサインである可能性があることが挙げられる

- 睡眠負債とは，認知の欠陥という代償を払っている付加的な覚醒として表現することが可能であり，時間の経過とともに蓄積される
- 睡眠の生理学的恒常性プロセスは，限度容量を補充することができるが，過去の睡眠負債を改善するためにどのくらいの睡眠が必要かは明らかではない
- 神経画像のエビデンスにより睡眠時間不足の影響を特に受けやすい脳領域として，前頭葉と頭頂皮質が示唆されている
- 中枢神経刺激薬を用いて覚醒や注意力を回復させても，睡眠奪取による高次機能は低下したままであることが明らかにされている．これは，全般的な認知機能の低下や注意力の低下によって生じる効果以上に，睡眠時間不足が特定の認知システムに影響を及ぼす可能性があることを示唆している
- 睡眠奪取は，感情的なデータに依存している認知システムにも特に影響を及ぼしうる

このように，睡眠奪取が特定の認知プロセスにどの程度影響するかは，いくつかの要因によると考えられる．すなわち，注意力の全体的な低下，特定の認知機能が感情処理する神経回路にどの程度依存しているか，その認知プロセスが関連領域をどの程度活用して補完できるか，という要因である．

睡眠の質，すなわち夜間に実際にどの程度よく眠っているかも認知機能に重要な役割を果たし，乱された睡眠は認知機能障害の発症リスクの上昇と強く関連している．

高齢期の睡眠
Sleep in older age

正常な加齢は，睡眠を開始し，維持する能力の低下と関連している．成人の年齢による睡眠の生理的変化は，小児期と比べて比較的よく明らかにされている．それは，睡眠構築の変化，睡眠の断片化の増加，閉塞性睡眠時無呼吸（obstructive sleep apnoea, OSA），不眠症，REM 睡眠行動異常症（rapid eye movement sleep behaviour disorder, RBD）などの特定の睡眠関連疾患に罹患しやすいことなどが含まれる．50歳を超えると，いくつかの特徴的な睡眠構築の変化が見られるようになる．

- 睡眠のタイミングが前進する（例：就寝時刻や起床時刻が早くなる）
- 入眠潜時が長い（つまり，眠りにつくまでの時間が長い）

- 全睡眠時間が短い
- 睡眠の断片化の増加（中途覚醒や覚醒反応が多く，まとまった睡眠が少ない，あるいは浅い睡眠段階への移行が多いなど）
- より不安定な睡眠（外界の感覚刺激で目覚める可能性が高い）
- 徐波睡眠が減少する
- 浅いNREM睡眠である段階1，2の時間が増加する
- NREM-REM睡眠サイクルが短縮し，サイクル数が減少する
- 夜間の覚醒時間が増加する
- 睡眠の変化に関する性差や男女差はよく知られている．睡眠の変化の大部分は男性で顕著であるが，閉経後の女性ではこれが変化する（次章参照）
- 昼寝の頻度が壮年期以降に増えることが報告されている．55〜64歳の成人では10％，75〜84歳の成人では25％が該当する．医学研究評議会（Medical Research Council）の認知機能と加齢に関する研究（CFAS）では，ベースライン時の日中の昼寝は，2年後および10年後の追跡調査において認知機能低下のリスクが低いことと関連していた．また，日中の過度の眠気（excessive daytime sleepiness，EDS）と夜間の睡眠時間が6.5時間未満であるとの申告は，10年後の追跡調査において認知機能低下のリスクの増加と関連する

閉経前後の変化

　成人女性の生涯にわたり，睡眠は卵巣ホルモンの影響を受ける．女性の卵巣機能の低下は，睡眠異常や認知機能の低下と関連しており，これらの症状の調節にエストロゲンやプロゲストゲンが重要な役割を果たすことが示唆されている．卵巣ホルモンが睡眠と認知プロセスに及ぼす影響については，これまで別々の研究分野で調べられてきており，互いに交わることはなかった．閉経後の睡眠関連疾患の発症が，高齢女性の認知機能低下や認知症の加速に寄与することを示す証拠が増えてきている．

- エストロゲンに関連する中枢神経系の作用として知られているのは，神経伝達物質の増加，ニューロンの成長促進，シナプスの形成，抗酸化作用，カルシウムを介したセカンドメッセンジャー系に対する調節作用などである
- 思春期，妊娠，更年期など卵巣ホルモンの変動が大きい時期に睡眠に関する訴えが増加する
- 月経周期に伴う睡眠の変化については，黄体期中期から後期にかけて最も睡眠の質が悪くなることが報告されており，この時期には夜間の覚醒回数や覚醒反応回数が

増え，徐波睡眠が減少することがわかっている
- また，経口避妊薬を服用している女性では，客観的な睡眠変数に差があることが観察されており，自然な性周期を保っている女性と比較して，N2，REMが増加し，徐波睡眠が減少している

約40～60％の更年期女性が睡眠の乱れや不眠を訴える．更年期は，自己申告される睡眠問題の頻度の増加と関連しており，その内容としては，入眠や睡眠維持に関するものと総睡眠時間の短縮である．

- 睡眠や認知などの中枢神経系に対するエストロゲンの影響の重要な決定要因は，更年期と年齢との関係におけるエストロゲン曝露のタイミングであると思われる．認知機能に関しては，更年期の早い時期や閉経後にエストロゲンに曝露すると認知機能に有益であるが，更年期の遅い時期に曝露すると有益でない，むしろ有害であるという「臨界期仮説」を支持するエビデンスもある
- 卵胞刺激ホルモンのレベルは睡眠の質にも関与している可能性があり，睡眠に不満のない更年期女性において，中途覚醒時間，覚醒回数や覚醒反応の回数と正の相関がある
- 更年期に変わっていく時期の睡眠構造の乱れは血管拡張症状（ホットフラッシュ）の有無と関連し，より睡眠効率が悪く，睡眠に関する訴えが多くなる
- コルチゾールレベルが高い，あるいはコルチゾール反応性が高いことは，ホットフラッシュ，睡眠，抑うつや不安症状を認知機能低下と関連付ける機序の1つかもしれない．コルチゾールはホットフラッシュ後に増加し，コルチコステロイドを実験的に投与すると，言語記憶の低下を引き起こし，内因性コルチゾールレベルが高いほど記憶課題の成績が悪くなることと関連している．エストロゲン補充療法は，このストレス反応を緩和する可能性を示している
- OSAの有病率は更年期に大きく上昇するが，これは，一部には体重増加の影響であり，その他，必ずしも明らかではないものの，ホルモン分泌やほかの機序も影響していると考えられる
- 更年期の睡眠の乱れは，レストレスレッグズ症候群や概日リズム障害など，既存の睡眠関連疾患を悪化させる可能性がある
- また，不眠症やうつ病・不安症のリスクが高いことが報告されている
- 閉経後の女性でホルモン補充療法を受けた場合，入眠潜時が短く，夜間の覚醒回数や覚醒反応回数が少ない

- 閉経前後の女性にエストラジオールを8週間投与した場合，自己報告による不眠症状の軽減と睡眠の質の改善に関連する
- 抗うつ薬やホルモン補充療法は，特にホルモン変化の初期段階において重要な治療的役割を果たすと考えられる．しかし，その正確なメカニズムは不明である

睡眠関連疾患と認知機能
Sleep disorders and cognition

　観察研究から得られた知見は，認知障害の発症に睡眠異常（睡眠時間，断片化，OSAなど）が関与していることを裏付けている．不眠症や概日リズム障害と認知機能との関連についてのエビデンスはそれほど明確ではない．

- OSA患者は，注意や覚醒度，長期記憶（エピソード記憶），言語や視覚記憶，視空間もしくは構成能力などの認知領域で障害を抱えることが示されている
- OSA患者では遂行機能のあらゆる側面が影響を受ける可能性がある．例えば，1つの課題から別の課題へシフトするあるいは，心的構えを変える能力や，有意反応を抑制する能力である．また，これらは作業記憶の表象を確認・更新し，意味記憶に効率的にアクセスし，流動性維持や課題解決を行う際の能力である
- 情報処理や巧緻運動制御が低下する可能性がある
- 短期記憶障害や表現・受容言語の顕著な低下については，エビデンスはそれほど一貫したものではない
- より若年期に軽度認知障害（mild cognitive impairment，MCI）からADへ移行する可能性がある
- OSAをCPAPで治療することで，MCIの発症年齢を遅らせ，ADの認知機能を改善することができるかもしれない
- AD患者はOSAのリスクが5倍高い場合がある
- AD患者の約50％が初めて診断されてからのちのいずれかの時期にOSAを併発し，予後やQOLに悪影響を及ぼす

睡眠と認知症
Sleep and dementia

　睡眠の乱れは，大半の神経変性過程の中核をなすものであり，多くの認知症の臨床

的発症のかなり以前に，特徴的な睡眠異常が出現することが示されている．

認知症患者において睡眠問題の有症率が増加することはよく知られており，神経変性過程に起因すると考えられているが，睡眠問題が認知機能低下や認知症のリスクを高める可能性にも焦点が移ってきた．睡眠と覚醒のサイクルは，記憶や認知機能に関与する脳領域と神経伝達回路との複雑な相互作用によって制御されている．この脳領域間の神経回路の観点から，睡眠問題はADやその他の認知症の人によく見られるというだけでなく，病気の進行に寄与し，疾患そのものの進行過程を形づくっている可能性が高い．

アルツハイマー病

認知機能が正常の高齢者，MCI患者，AD患者において，主観的・客観的な睡眠不良の指標と皮質アミロイドβ負荷の重症度，アミロイドβの脳脊髄液（cerebrospinal fluid，CSF）測定値，CSF中のリン酸化タウとの間に有意な相関があることが示されてきた．

同様に，ADではヒポクレチン/オレキシン作動性システムがきちんと制御されておらず，神経変性過程の進行に伴い，そのシステムの出力と機能が過剰に発現しているように見える．

ADにおける睡眠問題の有症率は，軽症～中等症の症例で25％，中等症～重症の症例では50％に達すると推定されている．

成人ADでは，概日リズム障害やいわゆる夕暮れ症候群（昼過ぎから夜にかけての混乱や落ち着きのなさ）が頻繁に報告されており，視交叉上核やMeynert基底核のコリン作動性ニューロンの変性に起因すると考えられている．

一般住民を対象とした検証では，軽症～中等症のAD患者は，夜間の不眠や断片的な睡眠，昼間の過眠がしばしば報告されており，その強度は認知症の重症度と相関している．

健忘型MCI患者では，睡眠紡錘波の減少やSWSの減少といった脳波異常が見られる．

同様の睡眠異常は，アポリポタンパクE（apolipoprotein E，APOE）遺伝子のε4（ε4 allele）の保有者である高齢者にも認められる．ε4 allele保有が多いほど，より重度の認知障害を示す．

MCIやADの患者では，REM睡眠を選択的にとらせないようにしたあとにREM睡眠量の減少，REM睡眠潜時の延長，REM睡眠リバウンドの鈍化が起こりうる．

REM睡眠時の脳波の質的低下は，AD患者と認知機能正常な高齢者を識別するためのバイオマーカーとなりうることが提案されている．

その他の神経変性疾患

パーキンソン病

- 認知症ではないPD患者の約80％が8年以内に認知症を発症する
- REM睡眠を減らすと，覚醒中にREM睡眠が出現するようになり，幻覚が誘発されることがある
- 幻覚はRBDの存在と有意に相関しているが，年齢，性別，罹病期間とは無関係である．しかし，ドパミン系薬剤の量とは関連している
- RBDは，シヌクレイノパチー〔レビー小体型認知症（dementia with Lewy bodies, DLB），PD，多系統萎縮症など〕の初期症状である（→第18章参照）
- PD患者の3分の1は，認知症の有無にかかわらず脳波の緩徐化を呈する

レビー小体型認知症

- 有意に睡眠の乱れ，日中の傾眠，睡眠関連疾患が出現する
- ヒポクレチン/オレキシンレベルは正常である
- OSAは最大で88％，PLMSは最大で74％の患者に起こる可能性がある
- 睡眠効率が悪い

脳血管性認知症

- 脳血管性認知症患者は，AD患者と比較して，睡眠の質の低下に伴う睡眠-覚醒サイクルの乱れが有意に大きい
- 睡眠異常の程度と知的退行の程度との相関は確認されていない
- OSAとの強い関連性がある
- ADよりも脳波の発現部位の大きな変動が報告されており，覚醒度の低下と認知機能の変動が増大していることを反映している

前頭側頭型認知症

- 睡眠恒常性と睡眠・覚醒リズムの乱れを伴う
- 覚醒時の脳波の緩徐化を伴う

進行性核上性麻痺（progressive supranuclear palsy）

- EDSが一般的である
- オレキシンレベルが低くなることがあり，病気の期間と逆相関がある
- 病気の進行に伴い，REM睡眠の大幅な減少や欠如が一般的に観察され，認知機能の低下と相関がある
- 前頭葉の課題遂行機能低下の程度と脳波の緩徐化との間に正の相関がある

クロイツフェルト・ヤコブ病（Creutzfeldt-Jakob disease，CJD）

- 覚醒時脳波の特徴は，びまん性病変を示唆する全般的な低振幅徐波を背景として，そこに周期的な鋭波複合が存在することである（CJD患者の3分の2に存在し，ほかの疾患では9%にしか観察されない）
- 睡眠パターンの乱れ，睡眠ステージ間を突然ジャンプするかのように移行する
- 睡眠紡錘波とK複合（N2）がほぼ認められない
- N3ステージの欠如または有意な減少
- REM睡眠率およびREM密度※の低下

将来の治療にむけて

　NREM徐波睡眠を調節する治療的介入（例えば，聴覚閉ループ刺激や経頭蓋電流刺激）は，将来，AD発症の予防策として使用されるかもしれない．その対象は，若年AD患者や，将来ADを発症しやすい集団，すなわちダウン症患者や顕著な睡眠問題を抱えるε4 alleleをもつ人である．同様に，コリンエステラーゼ阻害薬は，REM睡眠の質と時間を増加させ，一部の認知症患者の記憶，気分，感情的な症状を改善することが示されている．

　しかし，現在，認知症患者の睡眠異常に対する主な治療法は，ほかの年齢層と異なるところはなく，ほかの章で述べたような，背景にある睡眠関連疾患の治療に重点をおくことが主体である．

※：REM density：急速眼球運動の密度のこと

さらに知りたい方のために

Bernier A, Beauchamp MH, Bouvette-Turcot AA, et al. Sleep and cognition in preschool years: specific links to executive functioning. Child Dev. 2013; 84 (5) : 1542-53.

Bucks RS, Olaithe M, Rosenzweig I, et al. Reviewing the relationship between OSA and cognition: where do we go from here? Respirology. 2017; 22 (7) : 1253-61.

Killgore WD. Effects of sleep deprivation on cognition. Prog Brain Res. 2010; 185: 105-29.

Krause AJ, Simon EB, Mander BA, et al. The sleep-deprived human brain. Nat Rev Neurosci. 2017; 18 (7) : 404-18.

第24章

睡眠と頭痛性疾患

Sleep and headache disorders

Alexander D. Nesbitt

はじめに　*262*
Introduction

片頭痛　*262*
Migraine

群発頭痛　*264*
Cluster headache

睡眠時頭痛　*266*
Hypnic headache

睡眠時無呼吸性頭痛　*267*
Sleep apnoea headache

頭部爆発症候群　*268*
Exploding head syndrome

歯ぎしり　*268*
Bruxism

二次性頭痛　*268*
Secondary headaches

はじめに
Introduction

睡眠問題と頭痛は，最も経験する頻度の高い一般的な症状である．

両者が互いに関係していることは意外ではないが，これらに相互作用が起こる機序はかなり複雑でとらえどころがない．頭痛と睡眠覚醒にかかわっている解剖学的，生理学的，薬理学的に見た脳システムには相当な重なりが何層にもわたって存在すると思われるが，これについて検証することは，この章の範囲を超えるため扱わないこととする．

片頭痛
Migraine

片頭痛は，最もよくある神経疾患である．頭痛は片頭痛という症候群の中では最も認められやすい症状であり，典型的には拍動性で，悪心（や嘔吐），感覚過敏（光，音，嗅覚や運動による痛みの増悪）などの頭痛以外の症状を伴う．頭痛発症の前には前兆相が見られることがある．前兆は大脳皮質全体にニューロンの脱分極が扇形に広がっており，視覚，感覚，言語，ときに運動および，脳幹障害症状をきたす．発作の持続時間は原則72時間以内である．

片頭痛と睡眠との多面的な関連は複雑で，未だよく理解されていない．両者の各レベルでの関連は，以下のとおりである．

- 睡眠の不調（睡眠不足＞睡眠過多）は強い片頭痛誘発因子である（ストレスに次いで2番目に多い）
- 睡眠の不調は片頭痛発作の前兆としての特徴である場合がある
- 圧倒的な眠気が脳幹性前兆のある片頭痛の前兆であることは稀である
- 不眠や眠気は発作の後症状の一部として起こることがときどきある
- 睡眠は，特に子どもの場合に，発作を終結させる治療的役割がある
- 小児期のパラソムニアの既往は，発症のマーカーとなる可能性がある

片頭痛発作は朝に起こることが最も多く，これは概日リズムもしくは睡眠ホメオスタシスの影響かもしれない．朝型クロノタイプの人は夜型クロノタイプの人よりもやや片頭痛の有病率が高い．これは，家族性睡眠相前進症候群2型（familial advanced sleep phase syndrome 2, FASPS2）患者が前兆を伴う片頭痛をもっているという観察に裏付けられている．

　長期間の集団の追跡研究からはオッズ比1.7という一定の結果が出ており，これは11年間の観察にて不眠のある人々が片頭痛を発症する場合，また逆に片頭痛のある人が不眠を発症する場合である．また同じ期間を追ったときに中～高頻度で片頭痛を起こす人が不眠を発症するオッズ比は2.2に上がっていた．

　レストレスレッグズ症候群（restless legs syndrome, RLS）も片頭痛と関連しており，対象者がプールされていたコホート研究では，オッズ比は1.2であった．

　併存する睡眠関連疾患〔慢性不眠症，閉塞性睡眠時無呼吸（obstructive sleep apnoea, OSA），周期性四肢運動異常症，概日リズム睡眠・覚醒障害，NREMパラソムニア，特発性過眠症〕は慢性片頭痛を発症するリスクであるため，早期に治療介入されるほうがよいが，いったん慢性片頭痛が発症してしまえば，治療は必ずしも頭痛改善に寄与しない．

　片頭痛治療は睡眠に影響する可能性がある．その関連としては以下のとおりである．

- 非ステロイド性消炎鎮痛薬（NSAID）使用によるメラトニン分泌振幅の抑制
- 傾眠はトリプタン系製剤の一般的な副作用である．中枢神経系に浸透するもので認められやすく（エレトリプタン，ゾルミトリプタン），浸透しにくいものでは起こりにくい（almotriptan，ナラトリプタン）
- プロプラノロールはメラトニンレベルを抑制し，REM睡眠中の覚醒閾値を下げる鮮明な夢を増やす
- アミトリプチリンはもう1つのよく用いられる予防薬だが，傾眠そして睡眠をもたらし，睡眠慣性を引き起こすことが多く，RLSの悪化をまねくことがある
- メラトニンは，ときに片頭痛の補助治療薬として使用されることもあるが，一時的あるいは限定的にしかうまくいかない

　睡眠習慣を改善するための標準的なアドバイスは，片頭痛患者にも非常に重要で，不眠に対する認知行動療法（cognitive behavioural therapy for insomnia, CBT-I．睡眠制限療法は片頭痛を悪化させうるので，睡眠圧縮療法を用いる）は期待できそうないくつかの事例報告があり，不眠を治療し，同時に片頭痛発作の頻度を減らすことができたとされている．

群発頭痛
Cluster headache

群発頭痛（cluster headache，CH）発作は大部分の患者を毎夜覚醒させてしまい，一般にほぼ同時刻，入眠後の60〜90分の夜間就寝中に起こる．発作によっては眠るたびに起こる場合がある．患者の多くは覚醒中にも発作を経験する．

- 有病率は0.12％
- 男性が女性よりも多い（男性：女性＝2.5〜3.5：1）
- 通常，発症年齢は30〜50歳である
- 罹病者の70％は，喫煙者または喫煙歴があるが，因果関係は不明である
- 頭痛発作は厳密に片側性であり，典型的に眼窩とこめかみに痛みが集中する
- 極めて強い痛み（痛みスコア11/10，これまでに経験した中で最悪の痛み，突き刺すような，拍動する，焼けるような）
- 以下の症状が痛みと同側に様々な組み合わせで出現する
  - 眼瞼下垂
  - 結膜充血（発赤）
  - 流涙
  - 鼻閉と鼻汁
  - 額の発汗
  - 顔面腫脹
  - 耳の膨満感
- 片頭痛とは正反対で，患者の90％に不穏や興奮が出現し，歩き回ったり，身体を揺らしたり，自ら頭部を打ち付けたりする

発作は急激に始まり，瞬時に痛みの強度がピークに達し，15〜180分持続する．1回/48時間〜8回/24時間の頻度で出現する．古典的には毎日同じ時間帯に出現する．多くの患者（50〜75％）は夜間と日中の両方に頭痛発作があるが，20％の患者では夜間の発作のみである．長めに睡眠をとったときにも起こる場合がある．発作の誘因として，アルコール（少量摂取で1時間以内に発症）と溶媒（ペンキや香水）が挙げられる．

発作は群発してひと続きのものとなり，平均して8週間続く．この8週間が1年のうち平均1もしくは2回起こり，しばしば1年のうちで同じ時期に当たっており，睡眠時間の変動が最大の時期，つまり春もしくは秋である．約10％の患者では，慢性

的にCHがあり，発作消失期間がない．

　機能画像の研究では，CHの発症機序として後部視床下部領域の役割を指摘している．様々な研究結果に沿うと，ヒポクレチン/オレキシン系の何らかの役割が示唆されており，少なくとも発作回数を調節するとされているが明確なエビデンスはない．

　睡眠中の頭痛発作は，REM睡眠からNREM睡眠へのタイミングで発症し，ほかのどの睡眠パラメーターとも関連がなかった．

　いくつかの既存の研究では，CH患者では一般人口に比較しOSA発症率が高いと報告されている．しかし，陽圧呼吸療法（positive airway pressure，PAP）を用いたOSAの治療では，群発頭痛の発症を防げない．慢性CHとOSAをもつ患者は，標準的なPAPマスク装着は不快感が強いので，ピロータイプマスクを好む．

　その他の睡眠関連疾患や訴えが併存する可能性があり，特に夜間の発作による慢性睡眠時間不足は日中の眠気の原因になったり，ときに，眠るのが怖いという理由から不眠の原因になったりする．CHにRLSが併存する割合は不明である．可能な限り夜間の発作のために生じる睡眠時間不足の影響を軽減するような試みに取り組むべきである．

　夜間の高用量メラトニン（最大15 mg）はCHに有用な補助薬となる可能性がある（また低用量でも，CHが関連している不眠症には助けとなりうる）ものの，エビデンスは少ない．少数症例での難治性慢性CHの検討では，sodium oxybateの夜間投与が有効である可能性が示唆されたが，これはまだ系統的に検証されていない．

　CH患者は，頭痛性疾患に関心のある脳神経内科医の診療を受けるべきである．

　治療は，1回毎の頭痛発作を頓挫させることを目的とする．

- 非経口のトリプタン製剤（例：スマトリプタンの皮下注射製剤）
- 高流量の酸素吸入：流量12〜15 L/分で15分間[*1]，非リザーバーマスク使用
- 一時的な痛みの中断を目的とした後頭神経ブロック手技

　以下，発作発症予防薬

- ベラパミル，リチウム，トピラマートなどの薬剤
- 慢性CHに対するデバイス治療．非侵襲性迷走神経刺激，低侵襲性口蓋神経節刺激

[*1]：日本の慢性頭痛診療ガイドラインでの記載は流量7 L/分 15分間

さらに稀ではあるが，関連した病態が存在することがあり，頭痛発作が増悪によって患者を睡眠から覚醒させてしまい，結果的に睡眠時間不足や睡眠の断片化をきたす．例えば発作性片側頭痛は本質的に非常によく似ているが，持続は短く（2～30分），より頻度が高い傾向がある（24時間で5回以上）．持続性片側頭痛は，片頭痛に似た持続性の片側頭部の痛みであるが，極度に増悪したときにはCHと類似している．これらの2種の頭痛はいずれも患者を睡眠から目覚めさせてしまうが，CHに比べるとそれほど定期的には出現しない．発作性片側頭痛と持続性片側頭痛は両方ともインドメタシンの連日使用に非常によく反応し，改善する．インドメタシンの使用はOSAを顕在化させる可能性があるため，定期的な評価とスクリーニングを検討する必要がある．

睡眠時頭痛

Hypnic headache

睡眠時頭痛は稀な一次性頭痛で必ず睡眠中か，もしくは睡眠からの覚醒後に起こる（典型には夜間睡眠時に起こるが，昼寝中にも見られる）．

- 有病率は不明
- 50歳以上の人によく起こる
- 1カ月に10夜以上日常的に頭痛で目が覚め，典型例では入眠後2～5時間で発症する（CHより遅い時間帯である）．軽～中等度の（20%では激しい），鈍く特徴のない頭痛（両側または片側）が出現し，15～240分間続く
- 軽い片頭痛様症状（例えば，弱い嘔気など）が見られることがあるが，典型的ではない

いくつかの研究では平均AHIが10回/時間と高かったことを指摘しているが，ほかの一次性睡眠関連疾患が存在するからといって必ずしも睡眠時頭痛の診断は否定できない．単に事態を複雑化させているだけである．

MRIを用いた画像研究では，睡眠時頭痛の患者で視床下部灰白質の体積減少が示されている．CHのように，REM睡眠，NREM睡眠中のいずれの眠期でも起こり，明らかな誘因がない．

夜間に起こるその他の頭痛（→**二次性頭痛**，p.268）と鑑別し，かつ除外するために慎重な病歴の聴取と検査によってアセスメントを行う．大多数の人々は頭部MRI

の撮像を推奨するであろうが，得られる情報は少ないことが多い．疑いがある場合，終夜睡眠ポリグラフ検査（polysomnography，PSG）は，睡眠関連疾患のスクリーニングとして役に立つ．

　睡眠時頭痛の治療は，症例報告によって得られたものに大きく依存している．
- カフェイン－就床前に予防として，そして症状が出現した急性期に投与（不眠症を引き起こすことがある）
- インドメタシン：就床前に予防として（OSAを悪化させることがある）
- リチウム（RLSを悪化させることがある）
- メラトニン（3〜6 mg）
- ラモトリギン（少数例のみの報告）

睡眠時無呼吸性頭痛
Sleep apnoea headache

　朝の頭痛は，閉塞性睡眠時無呼吸（obstructive sleep apnea，OSA）の症状としてよく知られている．国際頭痛分類（International Classification of Headache Disorders, third edition，ICHD-3）では，（明らかに）OSAと関連した頭痛の1型と定義している．
　診断のためには以下が存在しなければならない．

- 睡眠時無呼吸の診断がすでについている
- 因果関係が少なくとも以下の2つ以上を満たすことによって示されなければならない
  - OSA発症と時間的に近い時期に頭痛が発症している
  - 以下の一方または両方
    - 頭痛は，OSAの悪化と並行して悪化している
    - 頭痛は，OSAが改善もしくは寛解するのと並行して有意に改善したか消失している
- 頭痛は，以下の3つの特徴のうち，少なくとも1つを有する
  - 1カ月につき15日以上発現する
  - 以下のすべて
    - 両側性
    - 圧迫感
    - 悪心，光過敏，音過敏を伴わない

- 4時間以内に改善する
- ほかに最適なICHD-3の診断がない

　OSAを有する患者の睡眠時無呼吸性頭痛の有病率は，12〜18％である．興味深いことに，睡眠時無呼吸性頭痛があるOSA患者とないOSA患者の間でOSAパラメータ（AHI）には差異がない．つまり，酸素および/または二酸化炭素レベルが頭痛と関連があるだろうという長年の疑いは頭痛発症の病態生理学的機序としては考えにくい．

頭部爆発症候群
Exploding head syndrome

　この現象は，➡第19章に詳記されている．ここで述べておきたいことは，このドラマチックな名称のために，痛みの状態を指しているという誤解があるが，そうではなく，この症候群は感覚誤認もしくは感覚性の入眠時ぴくつきの亜型を表している．

歯ぎしり
Bruxism

　歯ぎしりも，➡第19章で詳記する．歯ぎしりは，顎関節機能不全の原因の1つで，顎の痛みが，頭部に放散することがある．咬合スプリントと下顎前方移動装置（mandibular advancement devices，MAD）が可能だが，非専門家の調整ではうまくいかないことが多い．また，催眠療法を含む行動療法が成功した症例報告がいくつかある．

二次性頭痛
Secondary headaches

　夜間または朝方の頭痛は，ときにより深刻な疾患の症状として発症することがある．これらのうち，睡眠関連または朝方の頭痛を訴える患者を評価する際に考慮すべき最も適切なものは以下のとおりである．

- 高血圧症（REM睡眠期に血圧が上昇する：診断されていない褐色細胞腫）
- 1型糖尿病による夜間，早朝の低血糖
- 代謝性障害（潜在性の一酸化炭素中毒など）

- 血管性疾患
  - 可逆性脳血管攣縮症候群
    - 特発性雷鳴頭痛の頻発が夜間にシリーズを形成して頻発する
    - 一過性であるが，少なくとも3週間持続する
    - 脳卒中を合併することがある
    - 一般的には中年女性に多く，選択的セロトニン再取り込み阻害薬（selective serotonin reuptake inhibitor，SSRI）や鼻粘膜局所血管収縮薬の使用によっても起こりうる
  - くも膜下出血
- 眼科疾患による頭痛（例えば急性閉塞隅角緑内障）は典型的には早朝の時間帯に出現する

体位による頭痛の影響も考慮する必要がある．横たわるたびに悪化する頭痛は，頭蓋内圧亢進の可能性がある．反対に，床上安静によって改善し，垂直の姿勢で悪化する『起立性』頭痛は，脊椎穿刺の後遺症，もしくは発症機序不明の低髄液圧による頭痛を強く示唆する．

さらに知りたい方のために

Evers S (Ed). Special issue on headache and sleep. Cephalalgia. 2014; 34 (10) : 723-4.
H7olle D, Naegel S, Obermann M. Hypnic headache. Cephalalgia. 2013; 33 (16) : 1349-57.
Nesbitt AD, Goadsby PJ. Cluster headache. BMJ. 2012; 344: e2407.

第25章

睡眠とてんかん

Sleep and epilepsy

Sofia Eriksson

はじめに　*272*
Introduction

皮質の興奮性と発作が生じる時間帯への概日リズムの影響　*272*
Circadian influence on cortical excitability and distribution of seizures

睡眠関連てんかん　*273*
Sleep-related epilepsy

てんかんを悪化させる睡眠関連疾患　*275*
Sleep disorders exacerbating epilepsy

睡眠関連疾患を悪化させるてんかんおよび抗てんかん治療　*276*
Epilepsy and antiseizure treatment exacerbating sleep disorders

マネージメント　*276*
Management

おわりに　*277*
Conclusion

はじめに
Introduction

睡眠とてんかんの間には複雑な関係がある．一部のてんかん発作は主に睡眠中に生じるためパラソムニアとの鑑別が問題となる場合があり，逆もまた同様である．てんかんは，睡眠奪取や睡眠を妨げる睡眠関連疾患によって悪化する可能性がある．他方，てんかんや抗てんかん薬が睡眠関連疾患を悪化させることがある．

皮質の興奮性と発作が生じる時間帯への概日リズムの影響
Circadian influence on cortical excitability and distribution of seizures

てんかん発作が時間に関係した発作パターンを示す傾向があることは古代バビロニアの時代から知られていた．19世紀後半にGowersは発作を，日中，夜間，およびびまん性の3つに分類した．

前頭葉起始の発作が主に睡眠中に生じるように，1日の特定の時間帯に発作が起こるという傾向は，発作起始部位による影響を少なくとも部分的には受けているようである．側頭葉起始の発作は主として覚醒時に二峰性の分布で生じ，主なピークは午後遅くで2番目のピークは午前中である．てんかん発作はNREM睡眠中のどの睡眠段階でも生じる可能性があるが，睡眠段階が変わるときや，深い睡眠よりも浅い睡眠段階により生じやすい．REM睡眠中に発作が起こることは稀である．

睡眠中には，視床皮質ネットワーク内で漸進的な同期が見られ，徐波や睡眠紡錘波などのNREM睡眠期に見られる脳波振動を生成している．同様の回路が，全般てんかんにおける棘徐波放電の生成に関与していると考えられている．発作間欠期のてんかん性放電は発作起始部位にかかわらず通常の睡眠時間中に最も多く見られる．したがって，発作間欠期のてんかん性放電の活性化は主に睡眠によって促進されるものの，発作間欠期から発作への移行は，てんかんネットワークが形成されている場所，またはてんかんのタイプに関連する概日リズムの要素によって調節されるようである．

睡眠時間不足は，てんかん発作の一般的な要因である．経頭蓋磁気刺激を使用した研究では皮質の興奮性が覚醒時間とともに増加することが示されたが，てんかん症候群によって違いが見られ，全般てんかんでは両半球で変化が見られたが，焦点てんかんでは焦点側のみであった．興奮性は概日相（概日リズムのどの時間帯に当たるか）によっても変調され，夕方には皮質の興奮性が低下する．したがって，概日的な時間調

節機構と睡眠の恒常性（つまり，覚醒と睡眠の持続時間）および覚醒状態のすべてが，皮質の抑制性と興奮性のバランスに寄与していると考えられる．

睡眠関連てんかん
Sleep-related epilepsy

臨床的特徴と疫学

睡眠時に生じる3つの主要なタイプの発作が1990年代に記載された．

- 発作性覚醒
  - 睡眠からの突然の覚醒
  - 非常に再現性の高い（毎回同様の）運動症状および/または発声
  - 手足のジストニー姿勢または，しかめ面/恐怖の表情がよく見られる
  - 多くの場合，ほんの数秒の非常に短い時間であり，覚醒を伴わなければ過少に報告される可能性がある
- 夜間発作性ジストニア
  - 多くの場合，発作性覚醒から始まるが，その後に更に複雑な動作が続く
  - 手足の単純なジストニー姿勢の場合や，体幹や骨盤のリズミカルな揺れやねじれのような動きなど，奇妙に見えることもよくある．発声もしばしば見られる
  - 発作は通常2分未満と短いが，もっと短く突然終了することもある
- 発作性夜間徘徊
  - 通常，前述の発作イベントのあとに発生し，ベッドから出て興奮した様子で歩き回ったり，単純なうめき声，またはうなり声から意味のとれる言葉に至るまで，叫び声やその他の発声を伴う
  - 自転車漕ぎのような動き，走る，蹴るといった半意図的のように見える複雑な自動症を示すことがある

以前は夜間前頭葉てんかんという用語が一般的に使用されていた．発作は時間帯によらず睡眠に関連して発生し，また前頭葉以外の領域からも発作が生じる可能性があるため，近年名称を睡眠関連運動亢進てんかん（sleep-related hypermotor epilepsy，SHE）に変更することが推奨された．

SHEの有病率は，成人10万人あたり1.8〜1.9人である．SHEは遺伝的または器質的な病因をもつ可能性が指摘されているが，多くの場合は不明である．

診断のための検査

診断のための検査には以下が含まれる

- 頭部MRI画像－てんかんを引き起こす根底にある原因を調査するために行われる．脳腫瘍，脳血管障害，先天性血管奇形，皮質形成異常などの脳病変は，てんかん発作を引き起こす可能性がある
- 発作間欠期脳波（発作を起こしていないときの記録）は，大多数のSHE患者において異常はない．発作間欠期のてんかん性放電は，睡眠時脳波の45％，覚醒時脳波の33％で見られる
- 発作時脳波－発作中であっても，通常脳波は正常であるか，筋活動によるアーチファクトによって不明瞭となる

てんかんとパラソムニア，特にNREMパラソムニアとの鑑別診断を容易にするために，主に発作の臨床的特徴に基づいて，多くの評価スケールとスコアが開発されている．これらのスケールの感度と特異度は明らかではなく，日常の臨床診療ではめったに使用されていない．➡表17.1，p.170に概説されているように，夜間の発作イベントを鑑別するのに役立つ可能性のある臨床的特徴がいくつかある．例えば常同行動およびジストニー姿勢は，発作時に一般的に見られやすい特徴であり，一方，パラソムニアにおいては，症状の漸増漸減，持続時間の延長が見られ，いつ発作が終了したのかはっきりしないことが一般的である．

症候学－ビデオに記録された睡眠関連の事象（目撃された臨床的特徴）は，てんかん発作を睡眠関連疾患（主にパラソムニア）と区別する上で重要な役割を果たす．ホームビデオは貴重なデータを提供できるため推奨される．

SHEの3つの診断レベルの提案．

- SHEの可能性あり（possible SHE）：目撃者からの情報を基としたSHEによる過運動発作の症候学的側面と，しっかりとした病歴から十分に診断される
- 臨床的診断によるSHE（clinical SHE）：過運動発作の音声・動画記録が必要．少なくとも1つ（できれば2つ）の発作全体（目撃者によって典型的なものであることが確認されたもの）を記録する必要があり，発作の開始，進展，および症状の非対称性を含んだものとする
- 確定診断されたSHE（confirmed SHE）：これには発作のビデオ—脳波記録が必要となる．過運動発作が睡眠中に記録され，明確なてんかん放電または発作間欠期てん

かん性異常が関連する場合に，SHE と確定される

てんかんを悪化させる睡眠関連疾患
Sleep disorders exacerbating epilepsy

　日中の過度な眠気（excessive daytime sleepiness，EDS）または睡眠の問題は，てんかん患者によく見られ，抗てんかん薬が原因であることがよくある．ただし，EDSを引き起こし，発作のコントロールを悪化させる可能性のある睡眠関連疾患が合併していないかに注意することが重要である．

● 閉塞性睡眠時無呼吸（obstructive sleep apnoea，OSA）は一般集団よりもてんかん患者に多いようであり，てんかんの重症度に関連しているのかもしれない．しかし，OSAの危険因子（男性，肥満，高齢）は一般集団と同じである
　・ OSAは睡眠の断片化や睡眠奪取を引き起こす可能性があり，どちらも発作のコントロールに悪影響を与えうる
　・ 発作の抑制が不十分なてんかん患者，特にOSAの危険因子がある場合はOSAを考慮すべきである
　・ OSAの治療に成功すると，発作のコントロールが改善することはこれまでに観察されている
　・ 発作が抑制されていないてんかん患者において，睡眠呼吸障害（sleep-disordered breathing，SDB）の重症度にかかわらずSDBの治療が考慮されるべきである
● レストレスレッグズ症候群（restless legs syndrome，RLS）および周期性四肢運動（periodic limb movements of sleep，PLMS）—てんかん患者での発症率は不明だが，日中に眠気のあるてんかん患者では本症を考慮する必要がある
　・ RLSやPLMSが睡眠の分断に関係している場合，本症を治療する必要がある
　・ 睡眠関連てんかんの患者では，RLS/PLMDの治療薬でもあるプレガバリンやガバペンチンなどの抗てんかん薬の選択が望ましい場合がある[1]
● 不眠症は，てんかん患者でよく報告されている
　・ てんかんを合併していない患者と同様に，てんかん患者の慢性不眠にはまず認知行動療法（cognitive behavioural therapy，CBT）を試みるべきである．ただし，CBT

---

[1]：プレガバリンは，日本では抗てんかん薬としては認可されていない．なお，プレガバリン，ガバペンチンとも日本ではRLS/PLMDへの保険適応はされていない

の一環として睡眠制限/圧縮療法を行う場合は注意が必要である．何故ならこの方法は，睡眠奪取を起こし，てんかん発作を誘発する可能性があるからである

- 薬物治療は，使用される薬物が発作閾値を下げるものでなければ，てんかん患者の不眠症の治療に使用することができる

睡眠関連疾患を悪化させるてんかんおよび抗てんかん治療
Epilepsy and antiseizure treatment exacerbating sleep disorders

　発作および頻繁な発作間欠期のてんかん性放電は，睡眠構築を乱し，さらに睡眠を不安定にする可能性がある．発作後にREM睡眠の量が減少することが報告されている．
　抗てんかん薬は睡眠に対して様々な効果があり（**表25.1**にまとめられている），長期的および短期的な効果が異なるものもある．

- 抗てんかん薬はOSAを悪化させうる．それは，呼吸ドライブと上気道の筋緊張を低下させたり（ベンゾジアゼピンやフェノバルビタールなど），体重増加に寄与したり（バルプロ酸ナトリウム，プレガバリン，ガバペンチンなど）することによる
- RLSとPMLSは，トピラマートとゾニサミドで治療された一部の患者で報告されている
- 不眠症は，ラモトリギンで治療された患者でしばしば報告されている．用量を変更するか，夕方に低用量を服用するか，午後の早い時間に夕の用量を服用すると症状が改善するかもしれないが，これは正式な研究で評価されたものではない

　迷走神経刺激は，内服加療では難治であるてんかん患者の発作頻度を減らすための緩和処置であるが，おそらく喉頭の運動機能の変化を介して，一部の患者でSDBを誘発または悪化させることが示されている．

マネージメント
Management

　睡眠関連てんかんは，抗てんかん薬で治療する必要がある．夜間前頭葉てんかんの初期の説明では，効果的な第一選択治療薬としてはカルバマゼピンがよく挙げられていた．ほかの抗てんかん薬も同様に効果的である可能性があり，第一選択薬の選択は

表25.1　抗てんかん薬と睡眠への影響

抗てんかん薬	てんかんにおける睡眠への影響								睡眠関連疾患への影響	
	SE/TST	SL	WASO	N1	N2	N3	REM	覚醒反応	改善	悪化
フェノバルビタール	↑	↓	—	—	↑	—	↓	↓	不眠	OSA
フェニトイン	—	↓	—	↑	↓	↓/↑	—/↓	—	なし	なし
カルバマゼピン	—	↓	—	—	—	↑	↓	↑	RLS	なし
バルプロ酸	—	—	—	↑	↓	—	—	—	なし	OSA*
ガバペンチン	—	—	—/↓	—	↑	↑	↑	—	RLS	OSA*
ラモトリギン	—	—	—	—	↑/—	↓/—	↑/—	—	なし	不眠
トピラマート	—	—/↓	—	—	—	—	—	—	OSA*	RLS PLMD†
レベチラセタム	—	—	—	—	↑	↓	—	—	なし	なし
プレガバリン	↑	—	—	↓	—	↑	—	—	RLS	OSA*
ゾニサミド	—	—	—	—	—	—	—	—	OSA*	RLS
ラコサミド	—	—	—	—	—	—	—	↓	なし	なし
エスリカルバゼピン	—	—	—	—	—	—	—	—	なし	なし
ペランパネル	—	—	↓	—	—	↑	—	—	不眠 RLS	なし

*体重変化による，†少数の症例報告

—：変化なし，↑：増加，↓：減少，OSA (obstructive sleep apnoea)：閉塞性睡眠時無呼吸，PLMD (periodic limb movement disorder)：周期性四肢運動異常症，REM (rapid eye movement)：REM睡眠期，RLS (restless legs syndrome)：レストレスレッグズ症候群，SE (sleep efficiency)：睡眠効率，SL (sleep latency)：睡眠潜時，TST (total sleep time)：総睡眠時間，WASO (wakefulness after sleep onset)：入眠後覚醒

個々の患者の特性に応じて調整する必要がある．

おわりに
Conclusion

　睡眠とてんかんの間には密接な関係がある．発作性の夜間のイベントを正しく診断することは依然として課題である．睡眠関連疾患はてんかん患者によく見られるため，臨床医は睡眠と睡眠関連疾患の症状について質問し，発作をコントロールできな

くなることや日中に極端に眠くなったりすることの原因について，抗てんかん薬以外の原因がないかを検討することが重要である．てんかんに合併する睡眠関連疾患を見つけ出して治療することは，患者を適切にケアするために重要である．

さらに知りたい方のために

Derry CP, Harvey AS, Walker MC, et al. NREM arousal parasomnias and their distinction from nocturnal frontal lobe epilepsy: a video EEG analysis. Sleep 2009; 32 (12) : 1637-44.

Khan S, Nobili L, Khatami R, et al. Circadian rhythm and epilepsy. Lancet Neurol. 2018; 17 (12) : 1098-108.

Tinuper P, Bisulli F, Cross JH, et al. Definition and diagnostic criteria of sleep-related hypermotor epilepsy. Neurology. 2016; 86 (19) : 1834-42.

第26章

睡眠と痛み

Sleep and pain

Alexander D. Nesbitt

はじめに　*280*
Introduction

睡眠に影響を及ぼす薬物　*280*
Drugs influencing sleep

睡眠を複雑化する併存症状　*281*
Coexisting symptoms complicating sleep

痛みを難治化させる睡眠　*281*
Sleep complicating pain

マネージメントとなりうる選択肢　*282*
Possible management options

はじめに
Introduction

慢性疼痛に悩む人は人口の10％を占めており，慢性疼痛をもつ人々の50〜75％は睡眠になにかしらの困難を抱えている．疼痛は様々な異なる機序で睡眠の持続と質を低下させ，逆に質の悪い睡眠，短時間の睡眠，遷延した睡眠が慢性疼痛を増幅するというしばしば双方向の関係が認められる．

この相互作用は様々な慢性疼痛の原因となる疾患に関係しており，必ずしもある疾患に特異的ということではない．慢性疼痛患者の大多数が睡眠の質の低下を訴えるが，その原因疾患には以下が含まれる．

- 腹痛（過敏性腸症候群，消化不良，膀胱障害）
- がん性疼痛（直接的侵襲，高カルシウム血症）
- リウマチ性疼痛（関節炎，線維筋痛症）
- 神経障害性疼痛（火傷，神経障害）
- 外傷後疼痛
- 口腔顔面痛と歯痛

睡眠関連症状には不眠，日中の過度の眠気（excessive daytime sleepiness，EDS），レストレスレッグズ症候群（restless legs syndrome，RLS），いびきや，ごく稀であるが睡眠時異常行動も含まれる．患者の睡眠行動（睡眠衛生）習慣はしばしば不良である．

睡眠に影響を及ぼす薬物
Drugs influencing sleep

処方薬の使用により，しばしば睡眠に重篤な問題が引き起こされる．痛みに関連する薬物には，以下が含まれる．

- オピオイド
  - EDS
  - SDB（sleep-disordered breathing，睡眠呼吸障害）
- 抗うつ薬
  - 覚醒作用のある薬物による不眠

- REM 睡眠の乱れ
- RLS と周期性四肢運動異常症（periodic limb movement disorder, PLMD）
- 非ステロイド性抗炎症薬
  - メラトニン分泌抑制
  - 胃食道逆流症

睡眠を複雑化する併存症状
Coexisting symptoms complicating sleep

慢性疼痛患者に共通する併存症状の多くは睡眠にも影響を及ぼす．併存症状には以下が挙げられる．

- しばしばよく起こるものとして極度の疲労状態（EDS よりも重度であることが多い）
- 気分症群〔うつ病（major depressive disorder, MDD）を含む〕
- 不安
- はっきりしない認知および記憶の障害がしばしば認められる
- 自律神経機能障害（起立性調節障害，発汗など）を引き起こす運動不足状態
- 悪夢も頻度がより高くなることがある
- 薬物依存状態もよくある問題であり，対象としては処方薬（オピオイド，ベンゾジアゼピン），アルコール，違法薬物（特に大麻）の使用などがある

痛みを難治化させる睡眠
Sleep complicating pain

この関係に関与するメカニズムとしては，次のものが含まれる場合がある．

- 徐波睡眠（slow-wave sleep, SWS）喪失はおそらく REM 睡眠喪失よりも侵害受容を亢進させる[1]
- 痛みの程度には日内変動があるのかもしれない（疼痛はしばしば朝方に悪化する）
- 睡眠の分断化が，炎症誘発性サイトカイン（IL-6, TNF-α）を増加させる
- 睡眠の分断化が，視床下部-下垂体のストレス反応を変調させる

---

[1]：痛みを悪化させる場合がある

- 高次疼痛調節ネットワークに長期的な塑性変化が起こりうる
- 睡眠の乱れによって痛みの認知知覚は悪化する場合がある

慢性疼痛に特異的な客観的睡眠ポリグラフ（polysomnography, PSG）所見はないため，PSGは原発性の睡眠関連疾患が強く疑われる場合にのみ検討されるべきである．観察される変化は以下のとおりである．

- 睡眠効率の低下
- 睡眠潜時の延長
- 入眠後の覚醒の増加
- N1，N2の増加，N3の減少
- 覚醒反応指数の増加
- SWSへのアルファ波の侵入（アルファ-デルタ睡眠と呼ばれている現象）
- 相的な覚醒反応の変化（CAP，cyclic alternating pattern）

病的な睡眠が存在することがあるが，その原因は多因子である可能性が高い．一般的に同定されている原因としては次のものが挙げられる．

- SDB（不動，体重増加，オピオイド使用）
  - 閉塞性睡眠時無呼吸（obstructive sleep apnoea，OSA）
  - 中枢性睡眠時無呼吸〔（central sleep apnoea，CSA）入眠時CSA，オピオイド使用によるもの〕
- 周期性四肢運動（抗うつ薬の使用によるもの）
- 歯ぎしり
- ときに，素因のある症例においてNREMパラソムニア

マネージメントとなりうる選択肢

Possible management options

多面的な治療アプローチがしばしば最も有効である．改善の程度は低いが，なんらかの改善が見られ，累積効果も期待できる．手法には次のものが挙げられる．

- 睡眠関連行動の改善
  - 環境改善（枕，マットレス，快適な姿勢の最適化）
  - 睡眠に関する全般的なアドバイス，寝室に電子機器やテレビを置かない，ペットを入れないなど
  - 日中の十分な光への暴露
  - 夕方以降は薄暗い環境にする
  - ベッドでの休息や，昼寝を避ける[※2]
- 非薬物療法
  - 温熱/冷却療法
  - 理学療法
  - マッサージ
  - 漸進的筋弛緩法とメンタライゼーションを基本とした技法
  - マインドフルネス
  - 経皮的電気神経刺激（transcutaneous electrical nerve stimulation，TENS）機器
  - 一部の患者では不眠に対する認知行動療法（cognitive behavioral therapy for insomnia，CBT-I）が有効な可能性もある
- 薬物療法
  - 速効性の鎮痛薬（パラセタモールは夕方以降の使用が望ましい）
  - 局所性の鎮痛薬（リドカインパッチ，capsaicin creams）
  - 筋弛緩薬（一部の症例にはバクロフェンを検討）
  - 短期間の睡眠薬の使用（Z薬，ベンゾジアゼピン）
  - 時間生物学的薬剤（低用量メラトニン）
  - 睡眠を促進する神経障害性疼痛治療薬
    - アミトリプチリンまたはノルトリプチリン
    - ガバペンチン
    - プレガバリン
  - 睡眠を促進する抗うつ薬
    - トラゾドン（注意−慢性片頭痛を悪化させる可能性がある）
    - ミルタザピン
    - Doxepin
    - ドスレピン

[※2]：昼間にベッドで休んだり，昼寝をとらないようにすることを指す

可能であれば，オピオイドの長期使用は避けるべきであり，使用した場合は緩徐に中止し，推奨される既存薬へ置き換える．

また，疲労（段階的な運動療法）だけでなく，抑うつと不安〔心理療法，睡眠を促進する薬物（前述）を使用〕などの併存疾患を治療することも重要である．

さらに知りたい方のために

Choy EH. The role of sleep in pain and fibromyalgia. Nat Rev Rheumatol. 2015; 11 (9) : 513-20.

Tang NK, Lereya ST, Boulton H, et al. Nonpharmacological treatments of insomnia for long-term painful conditions: a systematic review and meta-analysis of patient-reported outcomes in randomized controlled trials. Sleep. 2015; 38 (11) : 1751-64.

Tang NK, Wright KJ, Salkovskis PM. Prevalence and correlates of clinical insomnia co-occurring with chronic back pain. J Sleep Res. 2007; 16 (1) : 85-95.

第27章

睡眠と精神疾患

Sleep and Psychiatric Disorders

Ivana Rosenzweig and Ricardo S. Osorio

はじめに　*286*
Introduction

臨床上の留意点　*286*
Clinical considerations

はじめに
Introduction

睡眠の不調は精神疾患症例の50～80％に影響すると言われる．睡眠は，免疫系，代謝系，中枢神経系の再生と維持，記憶の定着，感情のコントロールに重要な役割を担う．徐波睡眠（slow-wave sleep，SWS）は，脳の修復，解毒，恒常性維持，認知機能に，REM睡眠は，記憶，神経発達，感情調節に関与すると考えられているため，特にSWSとREM睡眠は，脳神経学者，精神医学者，心理学者に強い関心をもたれてきた．しかし，精神疾患における睡眠の中断や睡眠不足の影響については今もほとんどわかっていない．さらに，今でも臨床の場では，睡眠の不調（sleep disturbance）は精神疾患の症状の一部として扱われることがまだ多い．

睡眠関連疾患は精神疾患の発症リスクを高める．閉塞性睡眠時無呼吸（obstructive sleep apnoea，OSA）があるとうつ病の発症リスクが1.8倍，うつ病があるとOSAの発症リスクが1.6倍高くなる．また，不眠症は，睡眠の開始または維持が困難なため日中に影響を及ぼすと定義されるが，多くの精神疾患によくある症状である．OSA，レストレスレッグズ症候群（restless legs syndrome，RLS），周期性四肢運動異常症（periodic limb movement disorder，PLMD），REM睡眠行動異常症（REM sleep behaviour disorder，RBD）などいくつかの睡眠関連疾患が併存すると精神症状の発現に影響することも知られている．

睡眠と精神疾患が双方向に影響しあうことはますます認識されてきた．よって，すべての精神疾患の治療において，睡眠も同時に積極的にマネージメントすることは臨床上極めて重要である．

臨床上の留意点
Clinical considerations

「精神障害の診断と統計マニュアル（Diagnostic and Statistical Manual of Mental Disorders, fifth edition，DSM）」および「国際疾病分類（ICD）」で，うつ病（major depressive disorder，MDD），双極症（bipolar affective disorder，BPAD），全般性不安症（generalized anxiety disorder，GAD），心的外傷後ストレス症（post- traumatic stress disorder，PTSD），統合失調症などを含むいくつかの代表的な精神疾患において，睡眠の症状が存在することは，それらの診断基準の本質的な部分であるか，少なくとも必須症状の1つに挙げられている．

うつ病

うつ病（MDD）は，女性の10～25％，男性の5～12％が罹患し，成人早期に発症するとされる．うつ病患者の90％に睡眠の不調が認められ，多くの睡眠関連疾患（OSA，ナルコレプシー，不眠症など）がMDDの発症リスクの増加に関連する．

睡眠関連の自覚症状

- 寝付くことができない（入眠困難）
- 頻回の中途覚醒
- 早朝覚醒
- 総睡眠時間の減少または増加
- 睡眠の質の低下
- 悪夢

臨床上の留意点

- 著しい不眠または過眠のある患者ではMDD発症のリスクは増大する（最大10倍）
- MDD患者の約20～44％は，薬物療法（抗うつ薬など）や心理療法（認知行動療法など）が十分に行われても睡眠が問題として残存する
- 不眠症状の残存は，うつ病の再発と認知機能障害残存のリスク増加と相関する
- 睡眠がきちんととれていないMDD患者は，睡眠の不調のない患者に比べて，治療反応が遅く寛解率が低い
- 睡眠がきちんととれていないことはQOL低下の独立した相関因子である
- MDDで寛解期にも自覚的な睡眠の乱れ（sleep disruption）が残存することは，うつ病の重症化と再発リスクの予測因子となる
- 季節性うつ病や非定型うつ病など抑うつ症群の一部や，双極症（BPAD）のうつ病エピソードなどでは，過眠が主症状となることもある

睡眠ポリグラフ（polysomnography，PSG）所見

MDDに特異的な睡眠および睡眠段階の変化はないため，PSGを行う意義は不明で臨床的有用性も限定的ではあるが，MDDのPSG所見には次のようなものがある．

- REM睡眠：REM睡眠開始までの時間（REM潜時）の短縮，REM睡眠1分あたりの

急速眼球運動数（REM密度）の増加，REM睡眠の割合の増加，初回のREM睡眠の持続時間の延長
- SWS欠損：SWSの量が減少する
- REM潜時の短縮とSWSの減少は，MDDのPSGでは最も有意な特徴である
- REM密度の増加と睡眠の不調は，MDDの急性期で最も顕著に見られる

断眠療法

- 全体的，部分的，および慢性的なREM睡眠奪取（REM sleep deprivation）が，気分症群の中でも特に日内変動顕著な患者に計り知れない影響を及ぼすことがある
- 一晩の完全な断眠は強い抗うつ効果があり，翌日午後までにピークに達すると報告されている
- 断眠療法の臨床的有用性は限定的であり，治療後の患者が短時間でも再び眠ると効果が消失するのが一般的である

自殺の危険因子

- 睡眠の不調は，すべての年齢層で希死念慮，自殺企図，自殺既遂のリスクを有意に増加させる
- MDDの治療計画には注意深い睡眠の観察も含めるべきである．そのような治療管理がMDD患者の重要な自殺予防手段にもなる

双極症

双極症（BPAD）は，MDDと異なり，有病率は人口の約1％で性差もない．睡眠奪取はBPADの症状を悪化させる傾向があり，特に躁病エピソードを発症させやすいと言われている．睡眠量の不足がBPAD患者の躁転を促進する機序はわかっていない．しかし，現在までの抗躁薬治療のほとんどに有意な睡眠促進効果があること，および，BPADの躁病相あるいは軽躁病相の診断基準に日中の著しい機能障害を伴わないがほとんど病的なまでの睡眠欲求の減少が含まれることは注目すべきである．また，正常気分ないしうつ状態から躁状態への移行は睡眠中に起こると考えられている．

睡眠関連の自覚症状

- 総睡眠時間の減少（不眠と間違われる）
- 日中の有意な機能障害を伴わない睡眠欲求の減弱
- 逆に，過眠は双極症のうつ病相では最も一般的な症状で，抑うつでの過眠症状はうつ病相よりも双極症で多く見られる
- MSLT（multiple sleep latency test）を施行した患者に臨床的に有意な日中の眠気を示す客観的所見が得られない

PSG所見

- MDDの睡眠変化と類似している
- BPADの治療薬であるリチウムは，RLSを誘発したり悪化させたりすることがある．また，リチウム使用下ではSWSの増加，REM睡眠の抑制，REM潜時の延長が見られる

全般性不安症および，その他の不安症

　全般性不安症（GAD）は，慢性的な不安と過度で広範にわたる予期憂慮が特徴で，生涯有病率は約6％である．睡眠の不調（入眠や睡眠維持の困難）はGADの中核的な症状で過半数に見られる．

　不眠があると不安症の発症リスクが2倍になると言われ，GADやその他の不安症の患者に不眠を標的とした治療を行うことの臨床的重要性を支持する研究報告もある．しかし，不眠の治療がGADの予後に影響するかどうかは明らかにはなっていない．

睡眠関連の自覚症状

- パニック発作が睡眠中に起きることで，睡眠と不安状態が関連づけて認識され，不眠症になる可能性がある
- パニック症患者の68％に入眠に問題があり，77％が十分な睡眠の維持の困難を訴える
- パニック症患者の44〜71％が睡眠時パニック発作を経験しており，パニック発作の18〜45％が睡眠中に起こっている

臨床上の留意点

- これらの疾患に対する治療は一般的に長期にわたる
- ベンゾジアゼピン系薬剤（クロナゼパムなど）が広く使用されており，抗不安効果は用量非依存性に持続すると報告されている
- 選択的セロトニン再取り込み阻害薬（selective serotonin reuptake inhibitor, SSRI）とセロトニン・ノルエピネフリン再取り込み阻害薬〔serotonin and norepinephrine（noradrenaline）reuptake inhibitor, SNRI〕（ベンラファキシンなど）も有効である．これらはベンゾジアゼピン系薬剤と異なり，併存するうつ病への治療効果もある
- 三環系抗うつ薬や抗ヒスタミン薬も有効とされる
- 大規模な横断研究で，パニック症の61%，GADの44%に不眠症状が認められた
- RLSは不安症の患者においては過小診断される
- RLSと不安症（特にパニック症）は共通する症状が非常に多いので，おそらく共通のドパミン異常によると考えられる
- 抗うつ薬（三環系抗うつ薬，SSRI，ベンラファキシン，特にミルタザピン）はRLSの悪化に関連する
- bupropionはRLS症状を悪化させず，むしろドパミン作動性であることからRLS治療に有効である可能性がある
- RLS/不眠症と精神疾患（特に不安症と気分症群）の併存例に対するプレガバリン，ガバペンチン，tiagabineの役割について研究が急速に進んでいるところである
- 英国では，プレガバリンは睡眠専門医なら適応外処方ができる．GADへの適応は承認されており，周期性四肢運動，睡眠時間帯の中ほどの時間での不眠，睡眠の断片化に対しても適応外で処方される．プレガバリンが，急性期の躁病，うつ病，難治性BPADの維持期などへの補助治療として有効である可能性を示唆する研究報告もある
- 認知行動療法（cognitive behavioural therapy, CBT）はGADや不眠症の治療で非常に有効性が高く，副作用の観点からベンゾジアゼピンが相対禁忌とされる高齢者への推奨度も高い

PSG所見

- 入眠潜時の延長，覚醒反応の増加，夜間中途覚醒時間の増加
- REM睡眠潜時やREM睡眠持続時間には顕著な変化はない

- 夜間パニック発作は，通常，NREM睡眠の第2段階と第3段階の移行時に起こり，夜間に覚醒した際に起こるパニック発作と同様に，夜驚症やほかのパラソムニアとは区別される

心的外傷後ストレス症

　心的外傷後ストレス症（PTSD）は，生死にかかわるような強い衝撃を受けた過去の体験の記憶が，望まないのに繰り返し再体験されることが特徴で，機能低下，回避行動，過覚醒の症状を引き起こす．生涯有病率は約8％で女性は男性の2倍である．アルコールや薬物の乱用および依存が多く，睡眠関連疾患（OSA，パラソムニア，不眠症など）や，ほかの精神疾患（MDD，パニック症）が併存しやすい．PTSDでは睡眠関連の症状の重症度が機能障害に関連すると報告されている．PTSDの治療を効果的に行うには，すべての併存する臨床的問題を包含する必要がある．

睡眠関連の自覚症状

- 苦痛な夢や悪夢を見る（再体験現象として見られる）
- 不眠症（入眠困難と睡眠維持困難）
- PTSDとOSAを併存する患者は，不安の増強によって眠気がマスクされうるため，典型的な日中の眠気ではなく，疲労や倦怠感として表現されることがある

臨床上の留意点

- 悪夢はPTSD患者の最大96％で見られ，主にREM睡眠で出現する
- 外傷体験後にPTSDを発症した患者の訴える夢内容は，その外傷体験となった出来事をある程度再現している
- 悪夢には，暴露・緩和・再記述療法，睡眠力学療法，催眠療法，イメージ・リハーサル療法，CBTなど，いくつかの非薬物療法が単独または組み合わせて有効であると報告されている
- 眼球運動脱感作・再処理（EMDR）もPTSDの睡眠効率の改善に役立つと考えられる
- OSAはPTSD患者に非常に多く，持続陽圧呼吸療法（continuous positive airway pressure，CPAP）でOSAを治療することで悪夢や不眠症状が著明に改善する可能性がある
- SSRI（セルトラリン，パロキセチンなど），は有効とされ，それよりも比較的程度

は低いが三環系抗うつ薬，モノアミン酸化酵素阻害薬も有効な場合がある
- プラゾシン（a-1アドレナリン受容体拮抗薬）および非定型抗精神病薬（クエチアピン，オランザピン，リスペリドンなど）の併用により，早期に有効な二重効果が期待される

PSG所見

- 総睡眠時間の減少
- 最初の入眠以降の覚醒時間が増加する
- 入眠後の覚醒時間の増加と悪夢の関連
- REM密度（REM睡眠1分あたりの急速眼球運動）の増加などREM睡眠の変化が報告されている

統合失調症

統合失調症の生涯有病率は0.5〜1％である．消耗性の神経発達障害で，主に青年期後半に発症する．妄想や幻覚を含む精神病症状，解体した言語や行動，機能低下などを特徴とする．認知機能や実行機能の低下もしばしば見られる．

睡眠や概日リズムの障害は，統合失調症の中核症状ではないものの，頻繁に報告される．この集団の睡眠の不調に関する系統的な疫学データは存在しないが，OSA（15％），PLMS，不眠症などの合併率の増加が報告されている．重度の不眠は，抗精神病薬中断による精神症状の悪化や精神病再燃への前駆症状であることもある．

睡眠関連の自覚症状

- 重度の睡眠の不調は急性精神病のエピソードの発症前によく見られ，再発の重要な徴候であることもある
- 薬物療法で症状が安定している患者であっても，入眠期および中間期の不眠はよく見られる
- 統合失調症の患者は，睡眠の質の低下，落ち着かなさ，焦燥感，悪夢をよく訴える

臨床上の留意点

- 統合失調症における抗精神病薬治療は日中の過度の鎮静をもたらし，睡眠覚醒サイ

クルを昼夜逆転させ，逆説的に不眠を悪化させる可能性がある
- 統合失調症で代謝異常はよく見られ，肥満やOSAのリスク増加につながることがある
- 統合失調症群ではOSAがあっても認識されないことが多く，攻撃的な行動を含む精神症状増悪の一因にOSAが関与していることがある．OSA合併の統合失調症患者でCPAPが有益であったという症例報告もある
- ナルコレプシーの幻覚が統合失調症の精神病症状と誤診されることがある．これは治療上重要なことであり，精神刺激薬（stimulant therapy）はナルコレプシーの入眠時/出眠時幻覚を改善するが，統合失調症の精神病症状を増悪させる恐れがある
  - ナルコレプシーの幻覚：多くの場合，視覚，聴覚，触覚など多様式の知覚体験を特徴とする
  - 明らかな統合失調症幻覚：幻聴を主とする単様式で，妄想症状や洞察力の制限を伴う

PSG所見

- 入眠潜時の延長
- 夜間の覚醒時間の増加
- 総睡眠時間の減少
- REM潜時の短縮
- 紡錘波の密度と振幅の減少
- NREM睡眠におけるSWS量の減少とNREM睡眠期の脳波上の徐波の振幅の低下
- 妄想，幻覚，まとまりのない思考などの陽性症状は，REM潜時の短縮，入眠潜時の延長，睡眠効率の減少と相関がある
- 陰性症状（情動の平板化，意欲・発動性欠如，言語の貧困，注意の低下など）の重症度は，NREM睡眠の脳波上の徐波の振幅の低下およびREM潜時の短縮と相関する
- 夜間のREM睡眠の割合の高さやREM密度の増加は，統合失調症の希死念慮のリスク増加と相関する

しかし，PSGの変化は統合失調症に特異的なものではなく，また各研究で一貫した所見が得られているわけではないため，これらの所見の臨床的意義や病態生理的意義は不明である．

294 第27章 睡眠と精神疾患

薬物乱用

薬物の乱用や依存はよく見られる．乱用度の高い物質は睡眠に大きな影響を与える．不眠を含む睡眠困難は薬物乱用のリスクを高める．

臨床上の留意点

アルコール依存

概日リズムの乱れや不眠 (36〜72%) がよく見られる．

- 睡眠の不調と相対的な REM 睡眠の増加は，断酒後も数年間持続する可能性がある
- 断酒中の睡眠の不調が再飲酒に関連することはいくつかの研究で報告されている
- 睡眠の不調は，入眠期のアルコールによる鎮静・催眠作用に続いて起きる反跳的な覚醒に起因する
- アルコールは短期的には REM 睡眠を抑制し，NREM 睡眠を相対的に増加させるが，その後は睡眠の乱れと REM 活動の増加が起こり，中間期の不眠や悪夢につながる．飲酒を繰り返して催眠効果に耐性が生じると，この問題はエスカレートする
- アルコールの使用は，OSA，PLMD，RLS などの睡眠関連疾患や，睡眠時遊行症，RBD などのパラソムニアも悪化させる可能性がある
- OSA といびきは，飲酒 1 杯だけでも悪化する
- 1 日に 2 杯以上の飲酒をすると，PLMD と RLS の有病率が 2〜3 倍に増加する
- 睡眠時遊行症などのパラソムニアの悪化は，「セクソムニア」(睡眠中に性行為が行われる暴力的なパラソムニア) などを含め，訴訟問題に発展する場合もある
- ベンゾジアゼピン系睡眠薬および Z 薬 (ゾピクロン，ゾルピデム，zaleplon など) は不眠症治療薬であるが，依存症患者では断酒中に乱用する可能性があるため使用しない
- アルコール依存群で睡眠の不調の改善が報告されている薬剤は，トラゾドン，カルバマゼピン，アカンプロサート，プレガバリン，ガバペンチンなどである

Cannabis (tetrahydrocannabinol)

- 効果にばらつきが生じることがあり，それは鎮静作用のあるもの，cannabidiol のような覚醒促進作用のあるものなど，多数の化合物を含むためである
- 大麻使用者では，REM 睡眠とその密度の低下が報告されている
- nabilone は synthetic cannabinoid の一種であり，PTSD の悪夢の治療で一定の有効

性が示されている

● tetrahydrocannabinolの離脱症状は睡眠の不調と関連しており，最もよく報告されるのは不穏な夢を見ることである．離脱症状は最終使用から2～3日後に始まり7週間頃まで持続することがある

オピオイド

● 乱用度（依存性）が高く，睡眠の維持，睡眠構築に対して破壊的な影響をもつ
● 急性投与では，総睡眠時間，REM睡眠，SWSが減少する
● オピオイドの離脱期には，不眠が頻繁に起こりSWSの減少とREM睡眠の著明な抑制を保っている
● 第一選択薬ではないが，オピオイドはRLSを改善する：OSAでは禁忌である
● メサドン維持療法中の患者では，中枢性無呼吸との混合性無呼吸の併存率が高いことがいくつかの研究で報告されている．サーボベンチレーションによるCPAPが様々な成果を挙げている
● 慢性heroin使用者では，REM睡眠とSWSの抑制は断薬後2～3日が最大で，5～7日後までいくらかの抑制が持続する
● メサドン使用者では，REM睡眠とSWSのリバウンドがメサドン中止後13～22週目に起こり，遅発性の行動変化を引き起こす可能性がある

Cocaine

● cocaineの睡眠に対する急性期の作用はamphetamineなど，ほかの精神刺激薬に類似している．睡眠潜時の延長，総睡眠時間の短縮，REM睡眠の抑制が認められる
● cocaineの急性離脱症状では，未治療の慢性不眠症と同じように総睡眠時間が著しく減少する．睡眠潜時は延長，睡眠効率は低下し，REM睡眠の割合が増加し，REM潜時も短縮する（「夢を見るようになる」という離脱時の自覚症状と一致する）
● cocaine離脱の亜急性期（10日目前後）には認知能力が著しく低下するが，患者がこれを自覚していないことが多いことに注意が必要である．亜急性期の離脱では主観的には「睡眠が改善した」と述べる．このことは，睡眠の質を過小評価する原発性不眠症患者の睡眠誤認とは正反対である．このパラドックスは，デルタ波帯域の密度の増加が睡眠の自己評価の改善に関連しているのではないかと示唆されている．

296 第27章 睡眠と精神疾患

　併存する気分障害や睡眠問題（sleep disorders）が無自覚で未治療の患者では，物質による気分転換効果や多幸感，併存する睡眠や気分の問題の治療効果（セルフメディケーション）の結果，物質探索行動が続いてしまう可能性がある．

精神疾患患者における睡眠の治療の注意点

　精神疾患の治療は睡眠構築を変化させることが多く，逆に睡眠関連疾患（sleep disorders）の治療が精神疾患のリスクを増強する可能性もある．

薬物の睡眠への影響
抗うつ薬

- 不眠症や睡眠の断片化の治療に適応外で使用され，MDDの治療に使用される場合よりも低用量で処方される
- 睡眠の治療目的で処方される頻度の高い抗うつ薬は，トラゾドン，ミルタザピン，アミトリプチリン，doxepinである
- しかし，プラセボ対照試験が行われているのはdoxepinとtrimipraminだけである
- モノアミン酸化酵素阻害薬，三環系抗うつ薬，電気けいれん療法，SSRI，SNRIはすべてREM睡眠を抑制する
- bupropion，nefazodone，ミルタザピン，トラゾドンは，REM睡眠への影響はほとんどなく，NREM睡眠のSWS量と脳波上の徐波振幅を増加させる傾向がある
- アルコール依存の治療に用いられるアカンプロサート〔N-methyl-d-aspartic acid receptor antagonistとGABAタイプA（GABA$_A$）受容体に対する陽性アロステリック調節因子〕は，入眠後の中途覚醒を減らしREM潜時を短縮させると報告されている

抗精神病薬

- 統合失調症の主要な治療薬であるが，MDD，BPAD，不安症でも併用または単剤で用いられる
- 第一世代（定型）抗精神病薬は，主にドパミン神経阻害薬であるが，抗ヒスタミン作用，抗コリン作用もある
- 第二世代（非定型）抗精神病薬は，セロトニン受容体拮抗作用もあり，陰性症状や認知機能の改善と関連する
- 非定型抗精神病薬は，睡眠構築に様々な影響があるが，全体としては睡眠効率を改

善すると考えられている：入眠潜時を短縮し，REM睡眠を抑制する傾向がある

● 抗精神病薬の中枢性H1抗ヒスタミン作用は有意に鎮静作用をもつ．これが睡眠の促進・維持作用の1つと考えられる：睡眠の治療に用いる場合はより低用量で処方する

● 鎮静力が最も強いのはクロザピンとクロルプロマジン（60％），次いでリスペリドンとオランザピン（30％），ハロペリドール（23％），鎮静が最も少ないのはクエチアピンとziprasidone（16％），アリピプラゾール（12％）と報告されている

よくある睡眠に対する有害作用

● 不眠および睡眠の不調が，bupropion，SSRI，およびベンラファキシンで引き起こされることがある

● 神経遮断薬は，そのドパミン受容体拮抗作用によりPLMSやRLSを引き起こしたり，悪化させたりする可能性がある

● SSRI，SNRI，リチウム，クエチアピン，ミルタザピンは，RLSおよびPLMDとしばしば関連している

● 精神科治療で使われる神経遮断薬の中には，体重増加によりメタボリックシンドロームやOSAのリスクが高くなるものもある

● 歴史的に，抗うつ薬が6％程度までの頻度でRBDの症状を誘発すると報告されている．しかし，MDDとRBDは潜在するパーキンソン病（Parkinson's disease，PD），レビー小体型認知症（dementia with Lewy bodies，DLB），多系統萎縮症（multisystem atrophy，MSA）などの神経変性シヌクレイン症のどれかの初期症状である可能性があると考えられており，これらの薬剤は単にRBDを露呈させただけで，薬がRBDを誘発したのではないのだろう

さらに知りたい方のために

Baglioni C, Nanovska S, Regen W, et al. Sleep and mental disorders: a meta-analysis of polysomnographic research. Psychol Bull. 2016; 142 (9) : 969-90.

Krystal AD. Psychiatric disorders and sleep. Neurol Clin. 2012; 30 (4) : 1389-413.

Schierenbeck T, Riemann D, Berger M, et al. Effect of illicit recreational drugs upon sleep: cocaine, ecstasy and marijuana. Sleep Med Rev. 2008; 12 (5) : 381-89

第28章

睡眠に影響する薬物

Medications influencing sleep
Elaine Lyons and Grainne d'Ancona

はじめに　*300*
Introduction

眠気を生じる薬物　*300*
Drugs causing sleepiness

不眠を生じる薬物　*302*
Drugs causing insomnia

睡眠関連疾患で使われる治療薬　*304*
Drugs used in sleep disorders

はじめに
Introduction

　加齢に伴って睡眠の構築や睡眠時間は変化する．しかし，それだけではなく，生涯続く経過の長い疾患では，ポリファーマシーがよく起こり，薬理学的な負荷が増大することがよくある．薬物が睡眠/覚醒の障害を引き起こす機序は十分には解明されていないが，処方薬剤の多くは，十分に認識されないまま神経伝達物質機能に作用し，睡眠構築を変化させるという形で睡眠に影響を与える．多くの場合は簡単な用法の修正（服用タイミングの変更など）だけで解決できるが，それでうまくいかない場合，他薬への変更を検討しなければならない．睡眠関連の症状を訴える患者では，処方箋が必要な薬と処方箋なしで手に入る薬との両方の薬物履歴を注意深く確認する必要がある．本章では，以下の項目について簡単に述べる．

- 眠気を生じる薬物
- 不眠を生じる薬物
- 睡眠関連疾患で使われる治療薬

眠気を生じる薬物
Drugs causing sleepiness

　薬物の中には傾眠を生じることが知られているものがあり，服用者に告知されるべきである（服用中は運転など危険な作業を避けるよう，警告の表示が義務付けられている）．また，眠気の副作用が認知されていない薬物でも，患者が服用後の眠気を訴えることがときどきあり，臨床医は，薬物によっては（特に血中濃度の治療域が狭いものでは），中毒域で眠気を生じうるものがあることも知っておくべきである．

　鎮静の副作用は，かえってあったほうがよい場合もあるし，耐性が形成されれば軽減していく．しかしそれでも鎮静が問題となる場合は，同じ薬のまま服用時間を就寝前に変更するか，鎮静作用のないほかの薬に変更するとよい．表28.1に，鎮静作用のある一般的な処方薬と，その影響を最小にする対策方法を示す．このリストはすべてを網羅しているわけではないため，必ず製品資料を参照すること（例： https://www.medicines.org.uk/emc/section4.7and4.8）．

眠気を生じる薬物　301

表28.1　眠気の原因になることが知られている薬

薬物の種類	想定される睡眠への影響	改善策
抗うつ薬 三環系抗うつ薬 ミルタザピン トラゾドン	REM睡眠を抑制する 神経伝達物質〔セロトニン，ドパミン，ノルアドレナリン（ノルエピネフリン）など〕の不均衡を直接または間接的に引き起こす 神経伝達物質の枯渇が長期化すると易疲労につながる可能性がある 正常なメラトニン分泌パターンを攪乱する可能性がある 一部の薬剤は，抗ヒスタミン作用も有する	就寝時に服用するか，ほかの鎮静作用の弱い抗うつ薬（SSRIなど）に変更する
抗ヒスタミン薬 クロルフェナミン（クロルフェニラミン）など	旧世代抗ヒスタミン薬は血液脳関門（BBB）を通過し，ヒスタミンの正常な睡眠覚醒調節機能を攪乱するために眠気が生じる	BBBを通過しにくい新世代の抗ヒスタミン薬に変更する（ロラタジン，セチリジンなど）
制吐薬 抗ヒスタミン薬 抗コリン薬 フェノチアジン系薬 ドパミン拮抗薬など	フェノチアジン系薬とドパミン拮抗薬はREM睡眠を抑制し十分に眠れなくする．その結果，二次的に日中の眠気をもたらす	オンダンセトロンなど，眠くならない制吐薬に変更する
抗精神病薬 ハロペリドールなど	抗精神病薬の鎮静作用は様々で，主にヒスタミンH_1受容体への親和性に依存する．眠気の強さは通常は用量による	抗精神病薬は睡眠の質を改善しうるが，非定型抗精神病薬（クエチアピン，リスペリドン，オランザピンなど）に関しては，奏効率も鎮静力も比較的軽くなる
抗けいれん薬 バルプロ酸ナトリウム	NREM睡眠を増加，REM睡眠を減少させ，日中の眠気をもたらす可能性がある	徐放剤として就寝時に服用する
α-2-δリガンド（ガバペンチン，プレガバリンなど）	機序は完全には解明されていないが，SWSを増加させる可能性がある	
ベンゾジアゼピン系薬 ジアゼパムなど **非ベンゾジアゼピン系睡眠薬** ゾピクロン，ゾルピデムなど	中枢神経系のGABA$_A$受容体に結合する	就寝時に服用し，乱用を避ける
オピオイド モルヒネ，オキシコドン	中枢神経系におけるMu2受容体へのオピオイド結合	就寝時に服用し，乱用を避ける
ドパミン受容体作動薬 ロチゴチン，ロピニロール，プラミペキソール	通常は覚醒を促進するが睡眠構造に影響を与え，睡眠潜時を延長し，特にREM睡眠に影響を与える可能性がある．睡眠発作と関連する場合がある	代替の準備を検討する
ロイコトリエン受容体拮抗薬 モンテルカストなど		夜に服用する
5-HT1受容体アゴニスト スマトリプタン，リザトリプタンなど		薬物または片頭痛そのものによっても眠気は引き起こされるが，通常は軽度から中等度で，短期間の使用であれば自制内である

不眠を生じる薬物
Drugs causing insomnia

　すべての患者でそうなるわけではないが，ほかの適応症に処方された薬が覚醒度を高めたり夜間の睡眠を妨げたりすることがある．こういった薬の睡眠への影響は，朝に服用するようにさせる，あるいは必要な場合は用量を最小限にしたりほかの薬に変更することで最もうまく調整される．**表28.2**に，よく処方される薬物で覚醒作用をもつ可能性のあるものの一覧を示す.

不眠を生じる薬物　303

表28.2　不眠の原因となる薬

薬物の種類	睡眠への影響	改善策
α遮断薬 ドキサゾシン，タムスロシンなど	REM睡眠の減少	朝に服用する
β遮断薬（脂溶性） メトプロロール，プロプラノロールなど	メラトニンの産生分泌の減少 REM睡眠の減少	朝に服用する
ステロイド プレドニゾロンなど	メラトニンの分泌を抑制する	朝に服用する
選択的セロトニン再取り込み阻害薬（SSRI） セルトラリン，fluoxetine，パロキセチンなど	REM睡眠の抑制 睡眠潜時の延長 睡眠効率の有意な低下を伴う覚醒および覚醒反応（awakenings and arousals）の増加	朝に服用する 薬物を変更する
コリンエステラーゼ阻害薬 ドネペジル，ガランタミン，リバスチグミンなど	REM睡眠の増加 異常な夢	朝に服用する 短時間作用型製剤に変更する
スタチン類 アトルバスタチン，ロスバスタチン，シンバスタチンなど	筋肉痛に関連して睡眠パターンが乱れ，身体が休まらず異常な夢を見る	可能であれば薬物を減量するかフィブラート系に変更する
ニコチン 喫煙またはニコチン代替療法（nicotine replacement therapy，NRT）など	入眠困難の増悪，睡眠潜時の延長，興奮作用	禁煙指導 就寝前の喫煙やNRTを避ける
H_1受容体拮抗薬 セチリジン，フェキソフェナジン，ロラタジンなど	REM睡眠の減少 不安の増大	朝に服用する 可能なかぎり必要時のみの服用にとどめる
抗マラリア薬 アトバキオン，メフロキン，クロロキン，プログアニル，ドキシサイクリンなど		朝に服用する
カフェイン Pro Plus®[※1]，市販の風邪薬やインフルエンザ治療薬の一部	アデノシンは睡眠を促し血管を拡張するが，カフェインはアデノシン受容体拮抗作用がある	午後以降の服用を避ける
中枢神経刺激薬 デキサンフェタミン，メチルフェニデート，モダフィニルなど	入眠困難 入眠時間の延長，睡眠時間全体の短縮	必要最限の用量にする 午後2時以降は服用しない
甲状腺ホルモン チロキシンなど		朝に服用する

[※1]：水に溶かして飲むタイプのカフェインタブレット．

睡眠関連疾患で使われる治療薬
Drugs used in sleep disorders

薬物で治療されるこれが最も通例である睡眠関連疾患は，レストレスレッグズ症候群（restless legs syndrome，RLS）/周期性四肢運動異常症（periodic limb movement disorder，PLMD），REM睡眠行動異常症（rapid eye movement sleep behaviour disorder，RBD），NREMパラソムニア，ナルコレプシーである．表28.3〜28.6に，これらの疾患の治療に使用される薬物を示す．適応外の薬物が多いため[※2]，処方の可否や使用については，必ず製薬メーカーや各使用指針を参照すること．また，以下の表は包括的なリストではないので，睡眠専門医は状況に応じてほかの薬剤を選択してもよい．

表28.3　ナルコレプシー治療薬

初期量	最高用量	作用発現時間	半減期
モダフィニル®			
1日100 mg（午後3時まで）	1日400 mg（分割投与で午後3時まで）	2〜4時間	15時間
メチルフェニデート			
徐放剤XL®Ⓧ 18 mg（朝）	毎朝108 mg（分割投与で午後2時まで）	1〜2時間	3.5時間
非徐放剤®（instant release） 10 mg（分割投与，午後2時まで）	1日60 mgを分割投与—午後2時まで	1〜2時間	2時間
デキサンフェタミン®Ⓧ			
1日10 mg（分割投与）—午後2時まで	1日60 mg（分割投与）—午後2時まで	1.5時間	10時間
Sodium oxybate（適応は1型ナルコレプシー）			
2.25 g．1日2回（1回目は就寝時，2回目は3時間後）	4.5 g．1日2回（1回目は就寝時，2回目は3時間後）	0.5〜1時間	6〜8時間
Pitolisant			
9 mg（朝）	36 mg（朝）	3時間	10〜12時間
記号	意味		
®	処方医師・薬局登録制		
Ⓧ	日本ではナルコレプシーへの投与は認められていない		

[※2]：日本では未承認の薬物や，承認されていても睡眠関連疾患には保険適応されていない薬物が混ざっているため，記号は日本の医療者の参考になるように変更した．

睡眠関連疾患で使われる治療薬　305

表28.4　レストレスレッグズ症候群/周期性四肢運動異常症治療薬

初期量	最高用量	作用発現時間	半減期
ロピニロール			
0.25 mg	4 mg	4～10日	6時間
プラミペキソール◎			
0.088 mg	0.54 mg	4～10日	8～12時間
ロチゴチン貼付薬◎			
1 mg	3 mg	1週間	5～7時間
ガバペンチン			
300 mg	1200 mg	3～6日	5～7時間
プレガバリン			
25 mg	300 mg	3～6日	10時間
クロナゼパム			
0.25 mg	4 mg	初回投与	18～50時間
ゾピクロン			
7.5 mg	15 mg	初回投与	6時間
ゾルピデム			
5 mg	10 mg	初回投与	2.5時間
リン酸コデイン			
30 mg	90 mg	初回投与	3～4時間
トラマドール			
50 mg	200 mg	初回投与	5～9時間
Targinact® (オキシコドン/ナロキソン)			
5 mg/2.5 mg	60 mg/30 mg	初回投与	1日2回投与できれば終日安定 徐放剤あり
記号	意味		
◎	日本でRLS治療への保険適応が認められている		

表28.5　NREMパラソムニア治療薬

初期量	最高用量	作用発現時間	半減期
メラトニン徐放剤			
0.5 mg（就寝3時間前）	6 mg（就寝3時間前）	3時間	3～4.5時間
クロナゼパム			
0.25 mg	4 mg（就寝時）	初回投与	18～50時間
ゾピクロン			
3.75 mg	15 mg（就寝時）	初回投与	6時間
イミプラミン			
50 mg	300 mg（就寝時）	3～12日	12～54時間
クロミプラミン			
10 mg	75 mg（就寝時）	2～3週間	12～36時間
Fluoxetine			
20 mg（朝）	60 mg（朝）	数週間	4～6日
セルトラリン			
25 mg（朝）	150 mg（朝）	4.5～8.4時間	22～36時間

表28.6　REM睡眠行動異常症治療薬

初期量	最高用量	作用発現時間	半減期
メラトニン徐放剤			
0.5 mg（就寝3時間前）	6 mg（就寝3時間前）	3時間	3～4.5時間
クロナゼパム☆			
0.25 mg（就寝時）	4 mg（就寝時）	初回投与	18～50時間
ジアゼパム			
2 mg（就寝時）	10 mg（就寝時）	30～90分	20～200時間
ゾピクロン			
3.75 mg（就寝時）	15 mg（就寝時）	初回投与	6時間
プラミペキソール			
0.088 mg	0.54 mg	4～10日	8～12時間
ロチゴチン貼付剤			
1 mg	3 mg	1週間	5～7時間
記号	意味		
☆	正式には保険適応されていないが，2011年の厚生労働省「保医発0928第1号」において，RBDの診断名での使用を認められている		

さらに知りたい方のために

American Society of Health-System Pharmacists Drug Information. Available at: ⚠ https://about. medicines-complete.com/publication/ahfs-drug-information/

Aronson AK. Meyler's Side Effects of Drugs: The International Encyclopedia of Adverse Drug Reactions and Interactions, 16th ed. Philadelphia, PA: Elsevier Science; 2015.

Buckingham R (Ed). Martindale: The Complete Drug Reference. Pharmaceutical Press; 2020. Available at: ⚮ https://about.medicinescomplete.com/publication/martindale-the-complete-drug-reference/

第29章

睡眠と職場，そして運転

Sleep, the workplace, and driving

Michael Farquhar and Adrian Williams

はじめに *310*
Introduction

交代勤務の長期的な影響 *311*
Long-term consequences of shift work

緩和策 *313*
Mitigation strategies

眠気と運転 *318*
Sleepiness and driving

おわりに *323*
Conclusion

はじめに
Introduction

　英国では，労働者の8人に1人にあたる約300万人が定期的に夜間に働いている．ロンドンでは，この首都の労働力の3分の1にあたる160万人が常に夕勤や夜勤で働いている．

　彼らの仕事は生活の維持や緊急事態への対応に必要なものばかりか，昼間の生活をより便利にするものにまでわたる．具体的には，看護師，医師，警察官，消防士，救急隊員，工場労働者，輸送・整備員，清掃員，パン屋，警備員，コールセンター職員などで，昼間の私たちの生活を支えている．

　ロンドンのような都市の経済をさらに収益化し，24時間365日機能する高い生産性を目指し，本当に「眠らない」都市を作ろうという動きがある．この経済効果は英国で年間660億ポンド［約13.6兆円（2024年時点）］に上ると推定されている．ただし，こうした動きには人的コストがかかる．

　2017年，ノーベル生理学・医学賞はHall，Rosbash，Youngの3人が「概日リズムを制御する分子機構の発見」で受賞した．彼らの研究は昼間と夜間で異なるニーズや需要に対応する生理機能を制御する体内時計の遺伝子と分子の働きを明らかにするものである．私たちの心身の健康のあらゆる側面が，どのように概日リズムと密接に結びついているかについて，ますます明らかになってきている．私たちの生活が体内時計と同期していない場合，重大な影響が生じる．それは世界各地を旅行して時差ボケになったときに，多くの人が経験することである．

　時差ボケのように体内時計と同期していない状態では，混乱し，だるく，イライラし，不安になり，目覚めたり眠くなったりするタイミングがおかしくなる．また，嘔気，鈍痛，疼痛など，身体的な症状も現れる．体内時計が周囲の外界と調和するまでに数日かかることもあり，それまではうまく機能しないため苦労することになる．

　夜勤で働くよう依頼するのは，生理学的にみれば，あたかも昼間のように，夜間によく機能することを求めているのと同じである．夜勤者にとって，体内時計に逆らって機能しようとしたり，時差ボケを感じたりすることは，旅行でたまに起こる困ったことではなく，絶えず起こる紛れもない現実と言える．

交代勤務の長期的な影響
Long-term consequences of shift work

　最適な健康のためには，夜間に7〜8時間の睡眠をとることが推奨されているが，労働人口の3分の1は睡眠時間が短く，その多くは交代勤務（通常の昼間以外の時間帯での雇用）で働いている．特に夜勤者は昼間によく眠るのが難しいため，睡眠時間は短くなりがちになる．さらに，交代勤務の望ましくない影響は単に睡眠制限によるものだけではなく，概日リズムの乱れにも関係し，結果として生理的な変化が起こり，次の3つの面に重大な影響を及ぼすことを示唆するエビデンスが増えている．

- 健康
- 生産性
- 安全

健　康

　質のよい十分な睡眠をとれなければ（睡眠の短いことや適さない時間帯に睡眠をとること），以下に述べるように健康に大きな影響が生じる．

心臓血管系

　最近のメタ解析によると，7〜8時間の睡眠は心血管疾患のリスクが最も低いことと関連している．睡眠時間が短いと交感神経が過剰に緊張し，その結果，糖尿病，高血圧症，冠状動脈性心疾患，脳卒中が起こる．これらはすべて，不眠症を含む短時間睡眠，および睡眠呼吸障害（SDB）に伴う睡眠の分断と関連している．

代謝系

　肥満のまん延は睡眠時間の大幅な短縮と並行して進行している．夜間の睡眠は平均で，20世紀初頭の9時間から現在は8時間未満にまで短縮している．生物学的に妥当な説明として，断眠実験の知見が有用である．断眠中には満腹ホルモンとされるレプチンは減少するとともに，食欲を刺激するホルモンのグレリンは増加する．このような変化によって，食欲は増加し食事の選び方も変わる．

　耐糖能異常は睡眠を実験的に短くすると増加することが示されている．これと一致するように，7〜10日間の夜勤を終えた北海油田労働者では耐糖能異常が判明している．

がん

睡眠時間の短さは乳がん，大腸がん，前立腺がんと関連している．長期間にわたって追跡しているNurses' Health Studyのような疫学調査によると，これらの発がんリスクは夜勤者で増加すると報告されている．20年を超えて循環型交代夜勤で働く労働者では乳がんの相対リスクは1.8，15年を超えて月3日以上の夜勤を行う労働者では大腸がんの相対リスクは1.35である．研究者らはメラトニン濃度の低下がこうした関連を促進することを示唆している．

生産性

睡眠時間不足は究極の「パフォーマンスキラー」とみなせる．睡眠不良によって生産性が損なわれるのは確かで，2016年の米国での試算では411億ドル［約6.6兆円（2024年時点）］と100万日の労働損失が発生する．この損失は以下の要因と関連している．

- 寝坊や遅刻
- 病気による欠勤
- 疲労に起因するエラー（医療や運輸など特定の業種では特に深刻になりうる）

安　全

睡眠不良は身体的および認知的な反応時間や正確さを鈍らせ，職場での怪我の危険性を高める．

仕事にかかわる「疲労」の危険因子は以下のとおりである．

- 長時間労働
- 大量の仕事量
- 睡眠時間不足
- その他の疾患

疲れている労働者は反応が遅くなり，生産性が下がり，より間違いが起こりやすくなり，安全上のインシデントの起こる危険性が大幅に高まる．特に，仕事の一環として車を運転する人や，通勤・通学で車を利用する人にとって，居眠り運転の問題は大きい（◯眠気と運転，p.318）．

緩和策
Mitigation strategies

交代勤務に伴う各種のリスクを低減するための方策は大別して2つある．1つは24時間勤務に対応する能力を向上させるために個人ができること，もう1つは雇用主が従業員を支援する方策である．

とりわけ，救命救急サービスに従事する人々には，できるだけ効果的に機能できるよう，自己責任がある．一方，雇用主が以下を受け入れることが絶対的に必要である．スタッフが夜間に適切かつ十分な休息をとり，そのために適した施設を利用できるようにすることは妥協の余地のない領域である．スタッフがそれぞれの限界を超えると，疲労に起因するエラーの起こる確率は急速に高まる．このことは病院のような様々な負荷の高い労働環境によく当てはまる．

個人での対策

循環型交代勤務として夜勤で働く場合，強調すべきこととして，睡眠の習慣とルーティンの強化が夜間によりよく働く能力を高めるカギになる（良質な睡眠衛生の原則は➡第2章を参照）．良好な睡眠が慢性的に奪われていると，疲労は高まりやすく，その後の望ましくない事態も起こりやすくなる．

常夜勤で働く場合，長期的な健康被害の危険性がさらに高まるため，寝室環境を快適にするなどして，できる限り良好な睡眠をとることが重要である．

循環型交代勤務の夜勤であれ常夜勤であれ，以下のような寝室環境の条件を重視する必要がある．

- 快適なベッドを確保する
- できるだけ暗くする（遮光ブラインドやカーテン，アイマスクの利用）
- 騒音を防ぐ（耳栓，ホワイトノイズ，高性能なノイズキャンセリングヘッドホンの利用）
- 室温をできるだけ調節する

なお，夜間に働く労働者は自らが昼間は眠っていることを同居者等に伝えるとともに，昼間の空間を共有する者は同居の夜勤者が睡眠をしっかりとれるよう，配慮すべきである．

夜勤のための準備

夜勤に入る前に質の高い中核となる睡眠を確保することは，夜勤への準備として最も重要と言える．可能であれば，夜勤に入る前の24時間の中で長めの睡眠をとって「睡眠の貯金」をすることを目的に，就床している時間を長くしたり，体内時計によって昼食後に眠くなる傾向を利用して午後の仮眠をとったりすることも勧められる．

夜勤中

一貫したルーティンとして，計画された休憩を規則的にとるべきである．休憩の回数は仕事の種類によって異なるが，9時間を超えるシフトの場合，最低でも30分の休憩を2回とるようにすべきである．計画された休憩をとらないのは特別な事情のあるときのみとすべきである．

休憩は従業員が安全に，効果的に，効率的に働くために必要不可欠なものであり，決してオプションとしての贅沢と見なしてはいけないことを強調しなければならない．

多くの人にとって，夜勤の休憩時間に15〜20分の短い仮眠「パワーナップ」をとることは望ましい効果があり，疲労や体内時計に関係した「夜勤時差ボケ」の影響を相殺するのに役立つ．短い仮眠では，通常，深いNREM睡眠にまで到達しない．もし到達すると，仮眠から目覚めにくく，しかも期待される機能のレベルに戻りにくくなる．仮眠が浅いNREM睡眠で終わることは救命サービスで働くスタッフにはとても重要である．仮眠の適切な長さを定めるには試行錯誤が必要だが，実際の労働場面では目覚ましをセットしたり，一定の時間が過ぎたら同僚に起こしてもらったりすると有効である．また，長時間の仮眠は翌日の睡眠に悪影響を及ぼす可能性もあるため避ける必要がある．このことは特に，夜勤が連続する場合に重要である．もしパワーナップをとれなければ，暗くて静かな部屋で短時間の休息をとることも有効である．病院現場でこの種のパワーナップを活用することは，Royal College of Physicians, Royal College of Nursing, そして British Medical Association が特に推奨している．

夜勤中は職場環境をできるだけ明るくしたほうがよいものの，病院のような環境では眠っている患者のために夜間は暗くすることが優先されるため，バランスをとる必要がある．

カフェインは疲労を一時的に和らげ，覚醒度を高める効果がある．しかし，時間が経つとともにその効果は薄れ，とり過ぎるとイライラしたり，効果が低下したりすることがある．また，カフェインの半減期は6時間であるため，摂取後の睡眠の質と長さを低下させ，次のシフトでの疲労を増大させる可能性もある．したがって，カフェインは適量を夜勤の前半にとる必要がある．カフェインの効果が現れるまでに約15分

かかるため，15〜20分のパワーナップの直前がカフェインをとる最適なタイミングである．そうすれば，仮眠から目覚めたあとに仮眠とカフェイン双方の効果を受けられる．

夜間の食事には注意が必要である．睡眠奪取と疲労は，上述のとおり，食欲と満腹感を調節するホルモンであるレプチンとグレリンの分泌パターンを変化させ，空腹感を増大させる．「慰めとなる」食べ物を欲しがるのは夜勤時に頻繁に起こる現象−「真夜中の空腹感」と言える！　耐糖能はもともと夜に低下する，つまり身体は食事ではなく眠ることを求めている．この事実により，夜間に働くことが心臓血管と代謝系の問題につながる．さらに，最良のアドバイスは午前0時から午前6時までの間に何も口にしないことではあるが，もし食べるのであれば，より健康的なメニュー（例，スープ，全粒粉サンドイッチ，ヨーグルト，果物，サラダ，ナッツなど）が望ましい．また，定期的に水を飲み，しっかりと水分補給を行うことが大切である．

最後に，午前3〜4時に「睡魔に襲われる」のは体内時計が最低の時点になることに関連している．この時間帯は心身の機能が生理的に最も低下する．特に安全が不可欠な仕事の場合，この時間帯には細心の注意を払ってダブルチェックとクロスチェックを行う必要がある．

夜勤後

夜勤の終了後に直接的な被害をもたらす主なリスクとして，疲労による路上交通事故が挙げられる．もし疲れ過ぎて運転できなければ，運転すべきではない．16〜18時間にわたって覚醒していれば，反応時間は飲酒運転と判定される血中アルコール濃度があるのと同じような状態である．さらに，自分自身の機能低下の程度を評価し，関連するリスクを正確に考慮する能力も低下する．この感覚は，体内時計の自然なリズム，つまり夜勤が終わって「昼」モードに移行中であることで，本当は疲れている交代勤務者があたかも「元気を取り戻した」かのように感じてしまうことで強化される．

可能であれば，公共交通機関または同種の代替手段を利用して帰宅する必要がある．交代勤務者は疲労時の運転に関する法律にも留意すべきで，それは疲労時の運転によって引き起こされた事故は運転者の責任であることを前提としている．疲労していた夜勤者が夜勤明けに運転して帰宅する際に死亡事故を起こし，過失致死罪で有罪判決を受けた例がある．

帰宅時にサングラスをかけると，明るい光が，脳の自然な概日リズムに与える影響（覚醒効果や概日リズム位相の前進）を軽減できる．ただし，それによって運転に支障がないか，十分な注意が求められる．

帰宅途中の電子機器の使用は避けるべきである．さらに，アルコール，ニコチン，

カフェインの使用も避けるべきである.

夜勤が終わったあとに望まれるのは，帰宅したらできるだけ早く眠りにつくことである．睡眠開始が遅れれば遅れるほど，質のよい睡眠は得られにくくなる可能性がある.

睡眠開始前のこってりした，量の多い食事は控えるべきであるが，寝る30分前に軽い食事をとれば，空腹によって睡眠の質が乱される可能性は少なくなる.

なお，起床したら，目が覚めた状態で少なくとも最初の20分は明るい光に当たるよう心がける.

回復

循環型交代勤務者では，夜勤を終えたら比較的早いうちに次の勤務として日勤に戻ることが多い（病院では，48時間未満）．そうなると，できるだけ早くに通常の覚醒・睡眠パターンを確立し直すことが重要である．睡眠のあらゆる側面と同様に，最善の対策についてはかなりの個人差がある.

最終の夜勤のあと，短い（1睡眠サイクルに対応する約90分）昼寝をとって，昼前までには目覚めているようにする．そして，運動（自然光の下であると，より望ましい）など通常の昼間の活動を行ってから，通常の就床時刻にできるだけ近い時刻で就床するようにする.

翌朝，起床時刻はできるだけ通常の起床時刻に近づけ，その夜はできるだけ通常の就寝時刻に近い時刻に就床することを目指す．通常の睡眠パターンを再確立させるには，少なくとも2晩の「通常の」睡眠が必要と考えられる.

夜勤明けは判断力が鈍るので，浪費しないよう気をつけること！

その他の考慮すべき事項

夜間に働くスタッフを支援するために処方薬剤（メラトニンなど）を使用するのは有効かもしれない．ただし，医師による適切なアセスメントを経たあとにのみ使用するのが原則である．市販の，あるいはインターネットで入手した薬や，薬物ではないが鎮静作用のあるアルコールなどを自らの判断で服用するのは控えるべきである.

不規則な交代勤務，なかでも夜勤はほかの睡眠関連疾患や睡眠問題を発症するリスクを高めることになる.

人口のごく一部は体内時計からみて，遺伝的に夜勤に適応できないことが知られている．こうした一群は交代勤務障害と診断される可能性がある．ただし，この診断は睡眠専門医または産業医が徹底した評価のあとにのみ行うべきである.

雇用主の責任

雇用主が労働者に夜勤を求める場合，その短期的および長期的な結末を認識しておかなければならない．その上で，夜勤は生物学的には自然に反するものであることから，派生するリスクを可能な限り軽減するための対策を講じなければならない．

交代勤務の編成

循環型の交代勤務パターンを利用する場合には，日勤→夕勤→夜勤というように正循環（時計回り）にすべきである．そうすることで，体内時計の自然な特性を反映できる．日勤と夜勤の切り替え回数は最小限にする．可能であれば，夜勤は8時間以内とする．夜勤の期間が終了したあとには十分な回復時間を確保しなければならない．

教育

良好な睡眠の重要性，睡眠のルーティンや習慣の改善策，そして夜勤への対処法に関する基本的な教育は夜間に働くことを指示されるすべてのスタッフに定期的に提供する必要がある．

休息/休憩

労働者が休息や休憩をとる権利をもつことは明白であり，雇用主はこの事実に前向きな態度を保つべきである．同時に，休憩は決して贅沢なものではなく，仕事のパフォーマンスを最適にするためのみならず，スタッフの短期的・長期的な健康悪化を軽減するためにも不可欠であると強調できる．

施設

スタッフには夜勤中に適切な休息/休憩をとる施設を利用できるようにすべきである．具体的には，温かくて健康的な食事メニューや，休憩中に「パワーナップ」をとれるスペースが含まれる．

安全運転

労働者が夜勤後に車で帰宅する場合，それが安全かどうかを日勤で働く管理部門のスタッフは真剣に検討しなければならない．もし安全でないと判断された場合は，安全に運転できるようになるまで職場で仮眠をとるか，帰宅のための代替手段を用意する必要がある（英国では，これは現在，国民保健サービスの雇用主が研修医のために行わなければならない法的要件になっている）．

スクリーニング

定期的に夜勤で働くすべてのスタッフには，原発性の睡眠関連疾患に対する職場検診を毎年実施する．

眠気と運転
Sleepiness and driving

十分に覚醒していることは，明確な認知，運動，意思決定の各技能を伴う複雑な作業である運転を安全に行うために欠かせない．眠気はこれらの技能の一部またはすべてに影響するため，居眠りではないにしても，過度の眠気が自動車事故の増加に関連することはなんら不思議ではない．実際，死亡事故の5件に1件は居眠り運転，2件に1件は事業用大型貨物車のドライバーによるものとなっている．

睡眠関連自動車事故に関する疫学的知見

全米睡眠財団などは次のように報告している．

- 60％のドライバーは眠気を感じながら運転したことがあると認めている
- 40％のドライバーは居眠り運転をしたことがある
- 25％のドライバーは居眠り運転を月に1回したことがある
- 15％のドライバーは居眠り運転を週に1回したことがある
- 自覚的な眠気があると自動車事故のリスクは2.5倍高まる

眠たさの運転に与える影響

居眠りするほどの眠たさ（drowsiness）/眠気（sleepiness）は認知機能を低下させ，以下のようなものを含む．

- 判断力
- 注意力
- 実行機能
- 反応時間
- 協調運動

認知機能への影響はマイクロスリープによってさらに深刻になる．マイクロスリー

プとは意識・認識が一時的に途切れることで，脳波には背景のアルファ活動や覚醒に重畳するシータ活動が現れる．本人は気づかないものの，うとうとしたり，まぶたがゆっくり閉じたり，まぶたが下垂したりする．

睡眠時間との関連

17〜18時間に及ぶ連続覚醒のあとに精神運動看視検査（psychomotor vigilance test, PVT. 持続的な注意と看視能力の検査）を行うと，その結果は多くの欧州諸国における飲酒運転の法定制限値（血中アルコール濃度0.05%）に相当するドライバーから得られる結果に近くなる（図29.1参照）．

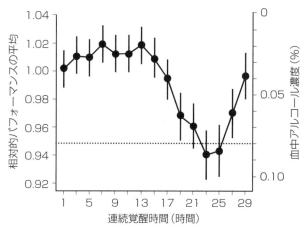

図29.1　連続覚醒時間に対する相対的パフォーマンスの平均と血中アルコール濃度．睡眠の中程度の損失によるパフォーマンスへの影響は，中程度のアルコール酩酊による影響と明らかに同様である．Dawson, Drew, and Reid, Kathryn, Fatigue, alcohol and performance impairment, (17 July 1997) Nature; 388: 235より許可を得て転載

概日リズムの要因との関連

睡眠傾向は午前3〜5時，また午後2〜4時に最も高まる．こうした傾向は強固な概日リズムのメカニズムによって駆動されていて，これらの時間帯に睡眠関連事故が増加することによく現れる．

誰にリスクがあるか？

- 10代
- 睡眠関連疾患患者，なかでも睡眠時無呼吸（obstructive sleep apnoea, OSA）．睡眠時無呼吸があると，自動車事故の危険性は2～3倍高まる．関連要因には年齢，BMIの増加，AHIの高値，低酸素血症の重症度がある．眠気は予測できる場合もあるが，そうでない場合もあり，眠気がないからといってリスクがなくなるわけではない
- データは乏しいが，ドライバーが不眠症などほかの睡眠関連疾患を有していることも除外できない
- 職業ドライバー．断眠状態にある運転は商業輸送や軍隊で大きな問題となっている．実際，職業パイロットの20％，鉄道運転士の18％が疲労による重大なミスを認めている．職業トラックドライバーは特に，居眠り運転をしがちである．米国とカナダの長距離トラックドライバー80人を対象にした最近の調査によれば，ドライバーは平均して1日に5時間未満の睡眠であった．米国運輸安全委員会はトラックドライバーの死亡事故の半分以上は居眠り運転が原因である可能性が高いと報告している．もっと深刻なのはトラックドライバー1人が死亡するごとに，さらに3～4人がその事故に関連して死亡することである．

居眠りドライバーの評価

- 根本的な原因の特定と治療
- 睡眠時間不足，鎮静剤の使用，職種などのハイリスク行動の特定
- 多くの国では睡眠時無呼吸やその他の睡眠関連疾患に関する特定の質問を含む医療基準があるが，統一した法的規制はない．米国では全米睡眠財団がBMI $35\,\mathrm{kg/m^2}$ 超の人に対して客観的な検査を推奨している．主観的な評価では不十分で，例えば，トラックドライバー514人を対象に2カ所のトラックターミナルで評価したオーストラリアの研究では，12％が眠気を認め，4.4％が睡眠時無呼吸の診断ありと申告したのに対して，実際に検査を行うと45％が睡眠時無呼吸と判明した．

予防と対策

- 居眠り運転の認識

- 注意集中の困難
- 頻繁なまばたき
- 重いまぶた
- デイドリーミング（運転とは関係ないことをぼんやり考える）
- 直近数kmの状況や出口見落としなどを思い出しにくい
- あくび
- ヘッドボビング（頭を上下に振ること）
- 車線の逸脱
- 事前の計画立案
  - 事前に十分に眠る
  - 眠気が現れやすい時間帯の運転を避ける
  - 短時間の仮眠とカフェインの摂取
- 診断のついているOSAの治療
- 中枢神経刺激薬（例えば，モダフィニル）の利用：一晩断眠した8名にモダフィニル300 mgを投与した研究では，偽薬条件より車線逸脱は減少したが道路逸脱は減少しなかった．なお，英国ではこうした使用は認可されていない[※]
- その他
  - 接触型路面表示〔例えば，ランブルストリップス（切削型注意喚起舗装）〕：交通事故を20〜50%減少させる可能性あり
  - 規制：ニューヨーク州のように，法的に許容される覚醒時間の設定

法的側面

　どの社会や法体系でも，車両の運転をするために得る許可は権利ではなく，与えられる権限である．その特権には責任が伴い，その1つとして，車両を制御しているときには完全に目覚めていて，十分に注意することができなければならない．したがって，運転中に眠くなるのは受容も許容もされない．

　このような行動を規定する実際の規則は国や米国では州によって異なる．とは言え，どのような場合でも医師は睡眠関連疾患の観点から運転と届け出に関する地域の規則を知っておく必要がある．British Thoracic Societyによる「運転と閉塞性睡眠時無呼吸に関する意見表明」(2018)は参考にすべきであり，ここにその一部を再掲する．

[※]：日本ではモダフィニルは処方医師，処方薬局とも登録制になっており，居眠り運転の予防のために処方されることはない

「眠気が過度であり，そして運転に悪影響を及ぼすのはどういうときか？」

エプワース眠気尺度（Epworth Sleepiness Scale，ESS）は主観的な評価であるため，それだけでは適当とは言いがたい．

American Thoracic Societyの診療ガイドラインは有用な手引きである．このガイドラインが強調するのは，医師が直接に問診してハイリスクドライバーを特定することの重要性である．ハイリスクドライバーとは昼間の眠気が中程度から重度（ESS 24点中17点超）で，最近の自動車衝突（motor vehicle collision，MVC）または眠気，疲労，不注意に起因するニアミスを経験しているドライバーである．一方で，自動車衝突やそれに準ずる出来事がなかった場合，OSA患者の運転権限を制限する有力な証拠はないことも示している．

うとうとしたり，ランブルストリップに衝突したり，覚醒するための行動（例えば，窓を開けておく，飲み物やストレッチのために停車する，大音量の音楽を聞く）を常にとったりする人は眠気によって運転が妨げられている可能性が高い．

専門医の中には運転に制限を設けながらも，「運転距離を短くする，運転時間は1時間未満にする，最も目覚めていると自覚する時間帯に運転する，夜間の十分な睡眠とともに昼間の仮眠をとることで，過度の眠気を回避できる人もいる」と示唆することもある．

専門家による覚醒度や運転シミュレーションの検査は，こうした議論に役立つかもしれないが，法的な根拠はなく，MVCの可能性を予測するという証拠はない．

歴史的に見れば，睡眠潜時反復測定検査（MSLT）と覚醒維持検査（Maintenance of wakefulness test，MWT）は眠気と覚醒度をそれぞれ測る最も重要な客観的な検査である．MWTでは，脳波を記録しながら，対象者は静かで薄暗い部屋で椅子に座り，覚醒し続けるよう教示される．その間に声を出したり，動いたりすることは許されない．のべ4〜5回の試行は起床してから1時間半から3時間後に始まり，2時間ごとに繰り返される．各回の試行は40分間経っても睡眠が認められない場合，または入眠した直後に終了する．患者に対して眠りにつくようにではなく，覚醒し続けるようにと教示するため，運転のようなほとんど動かない状況において各種の機能を駆使し，覚醒度を維持する能力がより正確に検査結果には反映されると考えられる．しかし，健常者を対象とした研究は乏しいだけでなく対象者数も少ないため，平均睡眠潜時の異常値の定義も難しいのが現状である．

一般に，過度の眠気の診断は，細心の注意を払い，可能な限り多くの臨床情報を基に行われるべきである．現在のエビデンスに基づけば，平均睡眠潜時は眠気を判断し

たり，診断や治療への反応を証明したりするための唯一の基準であってはならない．
検査結果は個々の患者の病歴をよく勘案しながら，またほかの医療情報や検査結果も
含めて，解釈されるべきである．

おわりに
Conclusion

　睡眠奪取と概日リズムの乱れはともに深刻な影響を及ぼす．しかし，これらの問題
は個人に限ったことではなく，健康，生産性，公共の安全という面から，社会全体に
広くかかわる．このことは安全を最重視すべき役割を担う人々やドライバーに特に当
てはまる．個人，組織，社会のすべてが十分な睡眠の質と量を確保し，睡眠奪取と概
日リズムの乱れに伴うリスクを軽減する義務を負っていることに留意する必要がある．

さらに知りたい方のために

British Thoracic Society Position Statement: Driving and Obstructive Sleep Apnoea. 2018. Available at: 🔖 https://www.brit-thoracic.org.uk/document-library/governance-and-policy-documents/position-statements/position-statement-on-driving-and-obstructive-sleep-apnoea/

Driving and Vehicle Licensing Agency (UK). Assessing Fitness to Drive-A Guide for Medical Professionals. 2021. Available at: 🔖http://www.gov.uk/government/publications/assessing-fitness-to-drive-a-guide-for-medical-professionals/

Horrocks N, Pounder R. Working the night shift: preparation, survival and recovery-a guide for junior doctors. RCP Working Group. Clin Med (Lond) 2006; 6 (1) : 61-7.

Kecklund G, Axelsson J. Health consequences of shift work and insufficient sleep. BMJ. 2016; 355: i5210.

Lee M, Howard M, Horrey W, et al. High risk of near-crash driving events following night-shift work. Proc Natl Acad Sci U S A. 2016; 113 (1) : 176-81.

あとがき

　本を手にとって，買おうかどうか迷っている人は，必ずまえがき（序文）とあとがきとを読むものであるという思い込みから，この本の翻訳に至った前史をあとがきとさせていただきたい．監訳者としては，翻訳されるべき時期に翻訳されるべき本がやってきて，翻訳するだけの実力のある人々がそろっていて，翻訳と刊行にこぎつけてくれる出版社もそばにいたということで，足掛け2年弱かかってしまったが，なるべくしてなったとの思いを強く持っている．

　現在，40歳以上の読者の方々なら2003年2月26日に山陽新幹線の運転士が居眠り運転をしていて岡山駅でオーバーランしたという事故を覚えておられるかもしれない．幸い大事には至らなかったが，「居眠りの原因は睡眠時無呼吸症候群であった可能性が高い」となり，この事故を端緒として日本中が睡眠時無呼吸症候群（決して睡眠関連疾患全体ではない）に注目するようになった．実際にはそれまで日本では，睡眠関連疾患やその基盤となる睡眠のしくみについて地道に研究してきた者が少数は存在したが，日常業務として睡眠診療を行っている者は絶対的に少なく，また，臨床としての睡眠医学の卒前教育も卒後のトレーニングも全く行われていない状況であった．したがって，メディアによって眠気による事故がセンセーショナルに取り上げられ，その情報が独り歩きしてしまってもその誤解や偏った情報を是正することもできない中，少しでも睡眠医学に取り組んでくれる人をつくりたいという思いから，当時の仲間とともに2006年に『睡眠医学を学ぶために－専門医の伝える実践睡眠医学』（永井書店）を上梓した．それ以前から日本語で書かれた良い教科書がないことを強く感じていたことも大きな動機付けとなった．自画自賛になるが，この本は今読んでみてもよくできており，改訂版をつくることも薦められたのだが，一番の問題は「睡眠診療に専門的に従事している人には役に立っても，睡眠関連疾患について自分の専門分野に関係するところだけ少し知っておきたい非睡眠専門医には難しすぎる」ことであった．

　睡眠医学が取り扱う範囲は広く，その後，監訳者自身が一般総合病院に勤務するようになり，他科の先生方やレジデントとの接点が多くなったことから，さらに日本語の教科書の必要性を感じるところとなった．しかし，1人で書くだけの能力も時間もなく，2006年から7年がかりで形にした院内の睡眠センターを維持していく毎日の業務をこなすのに精一杯であった．

そんな中で転機が訪れる．2006年秋に偶然知り合い，「日本の睡眠医学確立のために戦いましょう」という誓いをたてた盟友，河合真先生（スタンフォード大学）が2016年9月に丸善出版より極論シリーズの一冊として『極論で語る睡眠医学』を上梓した．これは，非医療従事者が読んでも睡眠と睡眠医学についての平易にみえて奥が深い入門書となっていて，この本をきっかけに監訳者の周囲に睡眠医学を志す若手（年齢的には若手ではないが，睡眠医学に関しては若手の人も多い）が少しずつやってきて，月に2回の睡眠勉強会を立ち上げることができた．そして2022年10月に監訳者も少しかんでいる睡眠医学に関係する2冊目の本『睡眠専門医がまじめに考える睡眠薬の本』がこれも丸善出版から河合先生著で出版された．Oxford Handbook of Sleep Medicineと出会ったのは，ちょうどこの頃である．インターネットで見た瞬間，翻訳すべきだ，そして，周囲には翻訳する実力がある人たちがたくさんいるじゃないか！　と思った．さらに丸善出版からの河合本とかかわったことで，編集者の程田靖弘氏とのメールのやりとりが何度もあり，売り込んでみようと決めるまで数分かからなかった．

決めるのは数分だったが，仕上げるのに2年かかるとは思っておらず，長い苦しみの時期が続いた．各翻訳担当者の内容をチェックしていくのだが，「え，睡眠医学ってこんなに広かったの！」と思うことしきりであり，逆に「この本なら，どの専門分野の人にも役に立つな」とさらなる価値を見出した．一番の地獄は校正段階であり，訳語をそろえるのにこんなに苦労をするとは思ってもいなかった．睡眠医学はまだ成立してからの歴史が浅く，いろいろなところから借りて成り立っている（「どこかの科の養子」と河合先生は表現している）ので，これは避けられないことであった．原書そのものも，各章を書いている方たちの出身は様々なので，同じ用語でもニュアンスの違い（例：depressionといっても状態を指しているのか，病名として使っているのか）を見分けなければならず，かといって各科で使われてきているが，他の科の医師やメディカルスタッフには理解しづらい翻訳語を平易にする作業も必要であった．翻訳担当者全員が力を尽くしたことは言うまでもないが，中でも「○○障害」を排しつつある精神科分野の疾患名や状態像について，深く議論していただいた杉田尚子先生，上床輝久先生，植野司先生には，心から感謝する次第である．

最後に，気分が乗れば集中的に働けるが，すぐにグダグダになってしまう私にあきれることなく，一貫したペースメーキングをして下さった丸善出版の渡邉美幸氏にこの場を借りて感謝を申し上げたい．

2024年9月吉日

立花　直子

索　引
Index

●あ行

アクチグラフ ……………………… 135, 153
アクチグラフィ ………… 30, 144, 226, 233
悪夢 ……………………………… 219, 291
頭打ち（head banging）…………………… 188
頭横振り（head rolling）………………… 188
圧リリーフ ……………………………… 93
アデノイド …………………………… 213, 215
アデノシン …………………………………… 3
アドヒアランス ………………………… 93
アミトリプチリン …………………… 66, 68
アミロイドβ ……………………… 250, 256
アルコール …………………………………… 79
アルコール依存 …………………………… 294
アルツハイマー病 ………………………… 86
アルファ2デルタリガンド ……………… 128
アルファ-デルタ睡眠 …………………… 282

移行対象 ………………………………… 207
異常運動 ………………………………… 15
胃食道逆流 ……………………………… 236
居眠り運転 ……………………………… 320
いびき …………………………………… 73
インスリン抵抗性 ……………………… 85

うつ病（MDD）………………………… 287
ウルトラディアン ………………………… 3
運転 ……………… 315, 317, 318, 320

エストロゲン …………………………… 254
エプワース眠気尺度（ESS）…… 18, 44, 233

オスラー検査（OSLER）………………… 29
オピオイド ………… 77, 79, 128, 282, 295
オペラント条件づけ …………………… 199
オレキシン（ヒポクレチン）……………… 4
オレキシン拮抗薬 ……………………… 63
オンディーヌの呪い …………………… 78

●か行

概日 ………………………………………… 3
概日リズム …………………… 4, 272, 310
概日リズム障害 ………………… 30, 256
概日リズム睡眠・覚醒障害（CRSWDs）
…………………………………………… 152
下顎前方移動装置（MAD）………… 90, 94
顎顔面骨格手術 ………………………… 106
覚醒・睡眠パターン …………………… 316
覚醒維持検査（MWT）………………… 28, 322
覚醒維持時間帯 ………………………… 153
覚醒時周期性四肢運動（PLMW）
…………………………………………… 124, 126
覚醒-睡眠移行期 ……………………… 193
覚醒反応 …………………………… 74, 91
加湿 ……………………………………… 93
カスタムメイド装置 …………………… 101
カタプレキシー ………………… 19, 132
カフェイン ……………………………… 314

過眠症 ················ 21, 224
ガラニン ················ 4
がん ················ 86, 312
—— の発症リスク ················ 86
眼球運動脱感作・再処理（EMDR）···· 291
間欠的低酸素血症 ················ 82
関節痛 ················ 235
眼電図（EOG）················ 26

偽カタプレキシー ················ 137
脚橋被蓋核 ················ 181
逆説志向法 ················ 52
逆説的不眠症 ················ 35
嗅覚鈍麻 ················ 179
休息ルール ················ 207
筋強直性ジストロフィー ················ 145
筋電図（EMG）················ 26
筋攣縮 ················ 235

空気スプリント ················ 90
クリノフィリア（clinophilia）············ 153
グリンファティックシステム ······· 6, 250
グレリン ················ 311, 315
クロイツフェルト・ヤコブ病 ··········· 258
クロナゼパム ············· 128, 172, 183, 239
クロニジン ················ 238
クロノタイプ ············· 157, 162, 262
群発頭痛（CH）················ 264

経済的影響 ················ 40
継続的強化 ················ 200
軽度認知障害（MCI）················ 255
経皮的電気刺激 ················ 115

外科的治療 ················ 111
血管拡張症状（ホットフラッシュ）···· 254
結節性硬化症 ················ 246

抗IgLON5関連疾患 ················ 180
抗うつ薬 ················ 66, 172, 239, 296
口腔内装置 ················ 102
抗コリン作用 ················ 65
高周波凝固治療 ················ 109
恒常性 ················ 3, 4
抗精神病薬 ················ 68, 296
抗躁薬 ················ 288
交代勤務 ················ 311, 317
交代勤務障害 ················ 161
交代性下肢筋活動（ALMA）············ 191
交通事故 ················ 82, 315
抗てんかん薬 ················ 276
行動誘発性睡眠不足症候群（BIISS）···· 18
行動療法 ················ 48
更年期 ················ 254
抗ヒスタミン作用 ················ 65
抗ヒスタミン薬 ················ 65, 68, 238
呼吸器症状 ················ 15
呼吸機能 ················ 72
呼吸障害指数（RDI）················ 74, 91
呼吸生理学的変化 ················ 72
呼吸努力 ················ 74
呼吸努力関連覚醒 ················ 77
呼吸ポリグラフ検査 ················ 25
国際疾病分類（ICD）················ 286
国際頭痛分類（ICHD-3）················ 267
古典的条件づけ ················ 199
孤発性（isolated RBD）················ 178

コリン………………………………………… 4

コンプライアンス……………………………… 92

●さ行

再発防止………………………………………… 59

錯乱性覚醒…………………………………… 168

酸化ストレス………………………………… 82

三環系抗うつ薬…………………… 137, 239

酸素飽和度低下指数（ODI）…… 75, 91

残存無呼吸低呼吸指数（AHI）………… 92

シーソー（See-saw）呼吸パターン… 214

視覚障害者…………………………………… 158

歯科睡眠医学………………………………… 99

子癇前症……………………………………… 79

刺激制御法………………………… 48, 49, 50

視交叉上核（SCN）………………………… 4

自己免疫疾患………………………………… 180

時差障害……………………………………… 163

時差調整……………………………………… 164

自殺…………………………………… 68, 288

時差ボケ……………………………………… 310

思春期の睡眠・覚醒相後退障害……… 229

ジストニー姿勢……………………………… 274

ジストロフィー……………………………… 78

持続陽圧呼吸（CPAP）……… 76, 83, 90, 106

舌保持装置（TRD）……… 99, 100, 101, 102

質問票………………………………………… 20

自動行動……………………………………… 226

シナプスホメオスタシス…………………… 5

シヌクレイノパチー………………………… 178

自閉症………………………………………… 232

自閉スペクトラム症………………………… 240

シャルル・ボネの幻覚…………………… 187

周期性呼吸…………………………………… 213

周期性四肢運動（PLMS）…… 124, 221, 275

周期性四肢運動異常症（PLMD）

………………………… 125, 126, 221, 304

重症筋無力症………………………………… 78

縦断的観察研究……………………………… 86

循環型交代勤務……………………………… 313

純粋消去……………………………………… 203

松果体…………………………………………… 4

上気道抵抗症候群（UARS）…… 24, 76, 106

常同行動……………………………………… 274

衝動制御障害………………………………… 128

情動脱力発作………………………………… 225

小児期の行動性不眠症…………………… 35

小児

　　――の睡眠………………………… 198

　　――の睡眠関連疾患…………… 232

小児睡眠習慣質問紙……………………… 233

小児用睡眠ポリグラフ検査…………… 213

常夜勤………………………………………… 313

ショートスリーパー……………………… 34

食行動の異常………………………………… 147

職場の健康…………………………………… 40

徐波…………………………………………… 272

徐波睡眠（SWS）

………………… 3, 167, 169, 250, 281, 286

神経遮断薬…………………………………… 297

神経伝達物質………………………………… 62

神経発達症…………………………………… 156

神経変性疾患…………………………… 178, 180

心血管疾患…………………………………… 311

心血管疾患リスク………………………… 83

心血管リスク ……………………… 84
進行性核上性麻痺 ………………… 258
寝室の安全対策 …………………… 182
心的外傷後ストレス症 (PTSD) …· 39, 291
心電図 (ECG) …………………… 27
真の概日性DSWPD ……………… 154
心不全 ……………………… 77, 78
心理生理学的不眠症 ……………… 35
心理療法 …………………………… 48

睡眠
　高齢期の—— …………………… 252
　——の条件づけ ………… 201, 203
　——の断片化 …………………… 82
　——の貯金 ……………………… 314
睡眠・覚醒周期 ……… 152, 158, 160
睡眠・覚醒相後退障害 (DSWPD) …… 152
睡眠・覚醒相前進障害 (AWPD) …… 156
睡眠圧縮法 …………………… 49, 51
睡眠維持困難 ……………… 14, 37, 67
睡眠衛生指導 ……………………… 53
睡眠慣性 (sleep inertia) …………… 13, 19
睡眠関連運動亢進てんかん (SHE)
　…………………………… 182, 273
睡眠関連幻覚 ………………… 186, 187
睡眠関連呼吸障害 …………… 212, 214
睡眠関連疾患国際分類 (ICSD-3) … 12, 36
睡眠関連摂食異常症 ……………… 169
睡眠関連てんかん ………………… 273
睡眠関連疼痛性陰茎勃起 ………… 195
睡眠関連歯ぎしり ………… 189, 190
睡眠関連律動性運動異常症 (SRRMD)
　…………………………… 188, 222

睡眠教育 …………………………… 53
睡眠呼吸障害 (SDB) …… 91, 98, 106, 114
　——の併存疾患 ………………… 79
睡眠時間不足症候群 ……………… 34
睡眠時頭痛 ………………………… 266
睡眠時性行動 (sexsomnia) ……… 169
睡眠時無呼吸 (OSA) …………… 320
睡眠時遊行症 (somnambulism)
　…………………… 168, 189, 217, 220
睡眠制限法 …………………… 49, 50
睡眠潜時反復測定検査 (MSLT)
　…………………… 28, 134, 226, 322
睡眠奪取 …………………… 251, 252
睡眠導入剤 ………………………… 56
睡眠日誌 ………… 44, 57, 135, 144, 153
睡眠の機能的転帰に関する質問票
　(FOSQ) ………………………… 92
睡眠負債 …………………………… 252
睡眠不足症候群 ……………… 139, 144
睡眠妨害因子 ……………………… 235
睡眠紡錘波 ………………………… 272
睡眠ポリグラフ (PSG)
　…………………… 91, 132, 171, 234, 287
睡眠麻痺 …………………… 132, 186, 225
睡眠酩酊状態 ……………………… 19
睡眠薬 ……………………………… 67
　——の作用機序 ………………… 63
　——の中止 ……………………… 69
　——の持ち越し効果 …………… 68
　——への依存 …………………… 69
睡眠歴 ……………………………… 10
　——の聴取 ……………………… 11
頭痛 ………………………………… 262

スボレキサント ················· 63

精神運動看視検査 ··············· 319
精神刺激薬 ······················· 293
精神疾患 ····················· 38, 286
──に伴う過眠症 ············· 144
精神障害の診断と統計マニュアル
（DSM）························· 286
成長痛 ····························· 221
正の強化 ·························· 199
青斑下核 ·························· 181
生理的過覚醒 ····················· 39
脊髄運動ニューロン ············· 181
脊髄固有ミオクローヌス ········· 193
脊髄損傷/外傷 ···················· 78
セクソムニア ····················· 294
舌下神経刺激 ····················· 116
セロトニン ·························· 4
セロトニン・ノルエピネフリン再取り込
み阻害薬（SNRI）··········· 66, 290
全身性炎症 ························· 82
選択的セロトニン再取り込み阻害薬
（SSRI）···················· 66, 290
先天性中枢性低換気症候群 ······· 212
前頭側頭型認知症 ················· 257
全般性不安症（GAD）············· 289

双極症（BPAD）········ 39, 58, 148, 149, 288
早朝覚醒 ···························· 14
ゾピクロン ························· 63
ゾルピデム ···················· 63, 171

●た行
体位 ······························· 78
体位療法 ··························· 94
体幹ゆすり（body rocking）····· 188
体幹横振り（body rolling）······ 188
大細胞網様核 ····················· 181
代替療法 ·························· 120
耐糖能異常 ······················· 311
体内時計 ·························· 230
多系統萎縮症（MSA）············· 176
段階的消去 ······················· 204
断続的強化 ······················· 200
断片的ミオクローヌス ··········· 194
断眠療法 ·························· 288

注意欠如多動症 ··················· 241
中枢性睡眠時無呼吸（CSA）········ 77
中枢性無呼吸 ····················· 295
鎮静下睡眠内視鏡検査（DISE）··· 100, 108
鎮静剤 ···························· 79

低換気 ···························· 78
適応補助換気（ASV）··········· 77, 95
鉄欠乏 ···························· 126
鉄剤 ······························ 128
てんかん ··············· 232, 242, 272
てんかん性放電 ··············· 272, 276
てんかん発作 ····················· 219

統合失調症 ····················· 38, 292
疼痛 ······························ 235
糖尿病 ····························· 85
頭部爆発症候群 ··············· 192, 268

特発性RBD（IRBD） ················ 176, 178
特発性過眠症（IH） ···· 19, 28, 139, 142, 228
ドパミン受容体作動薬 ···················· 127
ドパミントランスポーターシンチグラ
　　フィ（DAT-SPECT） ··················· 179
トラゾドン ···························· 66, 239

● な行
内視鏡検査（DISE） ····················· 106
ナルコレプシー
　　··················· 19, 28, 221, 224, 293, 304
　　── の有病率 ······················· 133
軟部組織手術 ···························· 106

二次性/行動起因性DSWPD ············· 154
二次性RBD ·························· 176, 179
二次性頭痛 ···························· 268
西方向への移動 ························ 163
二相性陽圧呼吸 ·························· 93
日中の過度な眠気（EDS）
　　·············· 11, 17, 132, 152, 224, 253, 275
入眠儀式 ························· 200, 206
入眠困難 ···················· 14, 37, 67
入眠時/出眠時幻覚 ···················· 225
入眠時幻覚 ···························· 133
入眠時足振戦（HFT） ···················· 191
入眠時ひきつけ ····················· 190, 193
入眠時ぴくつき ························ 190
入眠直後のREM睡眠（SOREMP）
　　································· 28, 139
妊娠中 ································· 79
認知・情動的覚醒 ······················· 39
認知機能 ···························· 255

認知機能障害 ····················· 86, 250
認知療法 ···························· 49, 52

寝言 ································· 176
眠気を生じる薬物 ······················· 300

脳幹網様体 ···························· 191
脳血管性認知症 ·························· 257
脳性麻痺 ·························· 232, 242
脳卒中 ································· 78
脳波（EEG） ························· 26, 274
ノルアドレナリン ························· 4

● は行
パーキンソン症状 ······················· 180
パーキンソン病（PD） ··· 145, 176, 250, 257
肺高血圧症 ···························· 78
バイブロック ···························· 100
ハイリスクドライバー ···················· 322
歯ぎしり ························· 223, 268
パニック症 ···························· 289
パニック発作 ·························· 289
パラソムニア ····················· 21, 166, 274
パルスオキシメトリ ···················· 24, 91
パワーナップ ···························· 314
反跳性不眠 ···························· 57

非24時間睡眠・覚醒リズム障害
　　（Non-24） ························ 158
東方向への移動 ························ 163
光曝露 ································· 155
ひきつけ ···························· 194
ヒスタミン拮抗薬 ······················· 63

ビデオ記録付き睡眠ポリグラフ検査
　（vPSG）……………………………… 25
ヒト白血球抗原（HLA）…………… 133
非ベンゾジアゼピン系睡眠薬………… 239
ヒポクレチン（オレキシン）…………… 4
ヒポクレチン-1（オレキシンA）
　……………………………………… 133, 138
肥満 ……………………………………… 311
肥満低換気症候群 …………………… 78, 95
病歴 ……………………………………… 41
疲労 ………………………………… 17, 312

フェリチン ……………………………… 127
フェリチン値 …………………………… 222
不規則睡眠・覚醒リズム障害（ISWRD）
　……………………………………… 160
不規則な痙攣 …………………………… 194
腹外側視索前野（VLPO）………………… 4
不適切な睡眠衛生 ……………………… 35
負の強化 ………………………………… 199
部分覚醒を伴うNREMパラソムニア
　……………………………………… 216
不眠 ……………………………………… 21
　―― の有病率 ………………………… 36
　―― を生じる薬物 …………………… 302
不眠症 …………………………… 34, 237, 275
　―― の影響 …………………………… 37
　―― の危険因子 ……………………… 37
　―― の基準 …………………………… 41
　―― の持続因子 ……………………… 43
　―― の診断 …………………………… 41
　―― の増悪因子 ……………………… 42
不眠症重症度指数（ISI）………………… 44

不眠症治療 ……………………………… 48
不眠に対する認知行動療法（CBT-I）
　……………………………… 48, 53, 263
フリーラン ……………………………… 159
ブレインフォッグ ……………………… 142
プロセスC ……………………………… 4
プロセスS ……………………………… 4

平均睡眠潜時（MSL）……………… 28, 134
閉経 ……………………………………… 253
米国睡眠医学会（AASM）……………… 48
閉塞性睡眠呼吸障害（閉塞性SDB）… 213
閉塞性睡眠時無呼吸（OSA）
　……… 11, 24, 75, 82, 90, 98, 106, 275, 286
閉塞性睡眠時無呼吸症候群（OSAS）… 75
ペロニー病 ……………………………… 195
片頭痛 …………………………………… 262
片頭痛誘発因子 ………………………… 262
片頭痛様症状 …………………………… 266
ベンゾジアゼピン ………………… 57, 63
ベンゾジアゼピン系薬剤 ……… 239, 290
扁桃体 …………………………………… 181
扁桃肥大 …………………………… 213, 215
便秘 ……………………………………… 236

ボイル＆バイト …………………… 100, 101
傍腫瘍性神経症候群 …………………… 180
抱水クロラール ………………………… 238
発作間欠期 ……………………………… 272
発作性覚醒 ……………………………… 273
発作性夜間徘徊 ………………………… 273
ポピュレーションヘルス ……………… 82
ポリファーマシー ……………………… 300

●ま行

マイクロスリープ …………………… 226
マスクフィッティング ……………… 93
慢性疼痛 ……………………………… 280
慢性疲労症候群 ……………………… 145
慢性不眠症 …………………………… 35
慢性閉塞性肺疾患 …………………… 78

ミオパチー …………………………… 78
脈拍変動 ……………………………… 91
ミュラー手技 ………………………… 108
ミルタザピン ………………………… 66
民族と文化の役割 …………………… 36

無呼吸低呼吸指数（AHI）………… 24, 74

迷走神経刺激 ………………………… 276
メチルフェニデート ………………… 135
メラトニン ………… 4, 65, 155, 183, 237
メラトニンアゴニスト ……………… 65
メラトベル …………………………… 65

モダフィニル ………………………… 135
モノブロック ………………………… 100

●や行

夜間頭打ち（jactatio copitis nocturna）
……………………………………… 188
夜間覚醒 ……………………………… 202
夜間前頭葉てんかん ………………… 273
夜間発作性ジストニア ……………… 273
夜驚症 ………………………… 168, 216
夜勤 …………………………… 310, 314

夜勤時差ボケ ………………………… 314
薬剤誘発性RBD ……………………… 181
薬物治療 ……………………………… 236
薬物履歴 ……………………………… 300

夕暮れ症候群 ………………………… 256
夢見 …………………………………… 177

●ら行

ラメルテオン ………………………… 63, 65
ランプ時間 …………………………… 93

リチウム …………………………… 149, 289
リラクゼーション …………… 48, 49, 51

レストレスレッグズ症候群（RLS）
……………………… 124, 221, 275, 304
レビー小体 …………………… 179, 181
レビー小体型認知症 ………… 176, 257
レプチン ……………………… 311, 315

労働衛生 ……………………………… 162
労働環境 ……………………………… 313
労働損失 ……………………………… 312

欧　文

●A〜G

adaptive servo-ventilation（ASV）…… 77, 95
ADHD ………………………… 221, 241
advanced sleep-wake phase disorder
（ASWPD）…………………………… 156
Alzheimer's disease（AD）……… 250, 255
andemrix® …………………………… 225

Angelman症候群 ································ 244

apnoea hypopnoea index（AHI）
·· 24, 74, 92

augmentation ···································· 128

camping out ······································ 205

Central sleep apnoea（CSA）················ 77

Charles Bonnet hallucination ············ 187

Cheyne-Stokes 呼吸 ···························· 77

circadian rhythm sleep-wake disorders
（CRSWDs）································ 152

cocaine ··· 295

cognitive behavioural therapy for
insomnia（CBT-I）·············· 48, 53, 263

complex sleep apnoea ························· 78

continuous positive airway pressure
（CPAP）························ 76, 83, 90, 106

CPAP治療 ·· 91

delayed sleep-wake phase disorder
（DSWPD）································· 152

Down症候群 ······································ 243

drug-induced sleep endoscopy（DISE）
·· 100, 108

DSM-5 精神疾患の診断・統計マニュア
ル（DSM-V）································ 56

Epworth Sleepiness Scale（ESS）
··· 18, 44, 233

excessive daytime sleepiness（EDS）
············· 11, 17, 132, 152, 224, 253, 275

Functional Outcomes of Sleep
Questionnaires（FOSQ）················ 92

GABA ·· 4, 63

GABA$_A$受容体 ····························· 143, 146

glymphatic system ······················ 6, 250

●H～N

H1N1 ワクチン ·································· 134

idiopathic hypersomnia（IH）
···························· 19, 28, 139, 142, 228

idiopathic RBD（IRBD）············· 176, 178

International Classification of Headache
Disorders, third edition（ICHD-3）
··· 267

Kleine-Levin 症候群 ················· 146, 228

Klüver-Bucy症候群 ························· 149

Maintenance of wakefulness test（MWT）
··· 28, 322

mandibular advancement devices（MAD）
··· 90, 94

mean sleep latency（MSL）··········· 28, 134

MIBG心筋シンチグラフィ ··············· 179

mild cognitive impairment（MCI）······ 255

multiple sleep latency test（MSLT）
······································· 28, 134, 226, 322

multisystem atrophy（MSA）············· 176

NREM睡眠 ··· 2

NREMパラソムニア ············· 16, 167, 304

●0~Z

OA療法 ……………………………… 98, 99

—— の合併症 ……………………… 102

—— の副作用 ……………………… 102

Obstructive sleep apnoea（OSA）

……… 11, 24, 75, 82, 90, 98, 106, 275, 286

Oxford Sleep Resistance Test（OSLER）

………………………………………… 29

parasomnia overlap disorder ………… 182

Parkinson's disease（PD）

…………………………… 145, 176, 250, 257

pavor nocturnus …………………… 168, 216

periodic limb movement disorder

（PLMD）……………… 125, 126, 221, 304

periodic limb movements of sleep

（PLMS）…………………… 124, 221, 275

periodic limb movements of wakefulness

（PLMW）……………………… 124, 126

polysomnography（PSG）

………………………… 91, 132, 171, 234, 287

post-traumatic stress disorder（PTSD）

………………………………………… 39, 291

REM睡眠 …………………………………… 2

REM睡眠行動異常症（RBD）

…………………… 176, 189, 257, 297, 304

REM睡眠奪取 ……………………………… 288

REMパラソムニア ………………… 16, 186

respiratory disturbance index（RDI）

………………………………………… 74, 91

restless legs syndrome（RLS）

…………………………… 124, 221, 275, 304

Rett症候群 ………………………………… 245

selective serotonin reuptake inhibitor

（SSRI）……………………………… 66, 290

SERVE-HF試験 ……………………… 120

SHE ………………………………………… 273

sleep disordered breathing（SDB）

…………………………… 91, 98, 106, 114

sleep inertia ……………………………… 13, 18

sleep-onset REM period（SOREMP）

………………………………………… 28, 139

slow-wave sleep（SWS）

………………… 3, 167, 169, 250, 281, 286

Smith-Magenis症候群 ……………… 244

STOP-Bang質問票 ……………………… 90

suprachiasmatic nucleus（SCN）………… 4

The American Academy of Sleep

Medicine（AASM）……………………… 48

two-process model ……………………… 4

Upper airway resistance syndrome

（UARS）…………………………… 24, 76, 106

vPSG ……………………………………… 182

Williams症候群 ………………………… 245

Zeitgeber ………………………………… 5

Z薬 ………………… 54, 57, 63, 64, 171, 172, 239

αシヌクレインタンパク ………………… 178

1型ナルコレプシー ……………… 132　　2型ナルコレプシー ……………… 138, 144
2型糖尿病 ……………………………… 85

オックスフォード睡眠医学ハンドブック

令和6年10月30日　発　行

監訳者　　立　花　直　子

発行者　　池　田　和　博

発行所　　丸善出版株式会社
〒101-0051　東京都千代田区神田神保町二丁目17番
編集：電話（03）3512-3261／FAX（03）3512-3272
営業：電話（03）3512-3256／FAX（03）3512-3270
https://www.maruzen-publishing.co.jp

ⓒ Naoko Tachibana, 2024

組版印刷・株式会社真興社／製本・株式会社 松岳社

ISBN 978-4-621-31006-9　C 3047　　　　　Printed in Japan

本書の無断複写は著作権法上での例外を除き禁じられています.